Bernd Muschinsky

Massagelehre in Theorie und Praxis

Massagelehre in Theorie und Praxis

Klassische Massage
Bindegewebsmassage
Unterwasserdruckstrahlmassage

Bernd Muschinsky

3., bearbeitete Auflage

274 Abbildungen

SEMPER BONIS ARTIBUS

Gustav Fischer Verlag
Stuttgart · Jena · New York · 1992

Anschrift des Autors:

Dr. med. Bernd Muschinsky
Massageschule
Uferstraße 61–63
3422 Bad Lauterberg im Harz 1

Die Deutsche Bibliothek – CIP-Einheitsaufnahme

Muschinsky, Bernd:
Massagelehre in Theorie und Praxis : klassische Massage, Bindegewebsmassage, Unterwasserdruckstrahlmassage / Bernd Muschinsky. – 3., bearb. Aufl. – Stuttgart ; Jena ; New York : G. Fischer, 1992
ISBN 3-437-00681-9

Umschlaggestaltung und Zeichnungen: Cornelia Frank, graphic + product design, Stuttgart
Gesamtherstellung: Graph. Großbetrieb Friedrich Pustet, Regensburg

Vorwort

Grundlage für die Entstehung dieses Buches ist die in über 30 Jahren ärztlicher Tätigkeit erworbene Erfahrung, daß zwischen der Schulmedizin und den sogenannten Naturheilverfahren (Synonyma: Physikalische Therapie oder Physiotherapie) nach wie vor eine erhebliche Kluft besteht, die durch die Spezialisierung in den einzelnen medizinischen Fachdisziplinen weiter vergrößert wird unter Verlust des für einen Arzt unerläßlichen Gesichtspunktes der ganzheitlichen Betrachtungsweise eines Patienten. Dabei wird die Diskrepanz deutlich, daß im Grunde heute die Physiotherapie im Rahmen der therapeutischen Pluralität unumstritten ist, Forschung und Lehre jedoch weitgehend an ihr vorbeigehen. Unter den physiotherapeutischen Maßnahmen nimmt die Massage eine Sonderstellung ein. Die Problematik dieser so effizienten Therapie ist allerdings die weitgehende Nichtbeherrschung durch Ärzte, die sich dann in der Verordnung und im therapeutischen Repertoire als Ignoranz oder als Halbherzigkeit («ein bißchen Massage») darstellt. Ich empfinde es immer wieder unter Berücksichtigung einer ausgewogenen Therapie als bedrückend, wenn ärztliche Kollegen auf Grund fachlicher Unkenntnis und mangelnder Erfahrung abwertend oder mit vorgefaßter Meinung physiotherapeutischen Überlegungen gegenüberstehen.

Schon Hoffa – auf dessen Methode der klassischen Massage dieses Buch abstellt – forderte Ende des vorigen Jahrhunderts «Massage den Ärzten!» und auch anerkannte Autoren, die in der Beschreibung der Geschichte der Massage im Folgenden Erwähnung finden, wiesen immer wieder darauf hin, wie wesentlich die eigene Beherrschung der einzelnen Formen der Massage für deren Indikationsstellung sowie für die Beurteilung der Verlaufs- und Therapieergebnisse ist.

Die Begründung der Fehleinschätzung physiotherapeutischer Maßnahmen liegt einerseits im Gegenstandskatalog unserer Universitäten, andererseits aber auch in der Tatsache, daß diese Therapie weitgehend «nur» auf einer jahrhundertealten Empirie basiert, wobei sich die wissenschaftliche Grundlagenforschung erst in den letzten Jahrzehnten und auch nur zögernd mit dieser Problematik befaßt.

Die praktische Konsequenz dieser Fehlbeurteilung («Sport statt Massage») stellen die in den Jahren 1978 und 1981 in Kraft getretenen Kostendämpfungsgesetze dar, die letztlich dazu führten, daß es zu einem Darniederliegen der Physiotherapie mit einer Fülle von wirtschaftlichen und medizinischen Konsequenzen im praeventiven, curativen und rehabilitativen Bereich gekommen ist.

Dieses Buch will versuchen, eine Lücke mit ausfüllen zu helfen, die zwischen Empirie und überliefertem Elementarwissen dem medizinischen Causalitätsbedürfnis entgegenkommt, und es soll auch dem Arzt die grundlegenden Massageformen für seine therapeutischen Überlegungen ins Gedächtnis rufen. Es wurde versucht, neuere anatomische und neurophysiologische Erkenntnisse in therapeutische Überlegungen zu übersetzen.

Mit einer klaren Gliederung und einer übersichtlichen Darstellung der klassischen Massage, der Bindegewebsmassage und der Unterwasserdruckstrahlmassage und aufbauend auf dem heutigen Wissensstand soll zu einer auch wissenschaftlichen Forderungen standhaltenden Fundierung beigetragen werden in der Hoffnung, der Massage zu dem Stellenwert in der Therapie zu verhelfen, der ihr nach ihrer Indikationsstellung gerade in der heutigen Zeit der erdrückenden Übermacht der Chemotherapie und apparativen Therapie gebührt.

Das Buch soll weiterhin dem Arzt, dem Masseur, dem die Massage ausübenden Krankengymnasten, dem Massage Lehrenden wie Lernenden eine Grundlage für die auch wissenschaftlich abgesicherte Berechtigung dieser Therapieform geben, ja beweisen, daß die spezifische Wirkung von Massagen bei bestimmten Erkrankungen des vom Volumen größten Organs unseres Körpers, der Muskulatur, die causale Antwort auf ein pathologisches Geschehen darstellt. Auch dem Heer vegetativ gestörter Patienten mit einer Fülle von funktionellen Erkrankungen kann durch Beeinflussung von Massagen auf vegetative Zentren grundlegend geholfen werden.

In diesem Zusammenhang möchte ich betonen, daß die Qualifikation eines in der manuellen

Therapie tätigen Arztes, Krankengymnasten oder Masseurs neben der theoretischen und technischen Fundierung die Ausprägung seines Tastempfindens ist. Wenn nach H. STORCK Massage das «Geheimnis der Schichten» ist, so kann eine Therapie erkrankter Schichten der Körperdecke nur auf Grund einer genau differenzierenden Tastung mit den daraus resultierenden erforderlichen manuellen Maßnahmen durchgeführt werden. Diese Maßnahmen müssen dann vom Erfahrenen mit einer gewissen Virtuosität dem Tastbefund des Einzelfalles entsprechend individuell angepaßt werden. Es gilt, wie es A. MÜLLER 1926 in seinem Lehrbuch schon forderte, «den Tastsinn zu bewaffnen».

Abschließend möchte ich feststellen, daß Massage nicht die Ausübung einer schematischen, mechanischen manuellen Technik darstellt, sondern daß sie als eine wissenschaftlich fundierte Therapie anzusehen ist. Eine hin und wieder anklingende Abwertung gegenüber einer vordergründig handwerklichen Methode ist nicht angebracht.

Es muß jedoch auch festgehalten werden, daß die heutige vom Gesetzgeber vorgeschriebene Ausbildung für Masseure und medizinische Bademeister modernen Anforderungen innerhalb eines Ausbildungsjahres nicht mehr entspricht. Es entbehrt nicht einer gewissen Ironie, daß schon MURRELL 1890 schrieb, «daß ungefähr 2 Jahre zum Erlernen derselben (Massage) nötig sind und das viele in Folge mangelnder Geschicklichkeit oder mangelnder Allgemeinbildung sie niemals bemeistern».

Trotz enormer Fortschritte und der damit verbundenen Spezialisierung auf allen Gebieten der Medizin gelang es bis heute nicht, diese Forderung, die man mit einer Fülle von Kriterien stützen könnte, zu realisieren. Vielleicht trägt dieses Buch mit dazu bei, der Notwendigkeit einer verlängerten und damit intensiveren, gezielteren schulischen Ausbildung Nachdruck zu verleihen.

Es ist selbstverständlich, daß anatomische, physiologische und neurophysiologische sowie pathologische Grundkenntnisse die Voraussetzung für die Ausübung der Massage darstellen. Dieser Conditio sine qua non will ich mit meiner Arbeit in Wort und Bild versuchen zu entsprechen. Ich hoffe, daß sie in Zustimmung und sachgerechter Kritik in positivem Sinn einen Denkanstoß gibt und der Massage zu dem Platz in der Therapie verhilft, der ihr gebührt. Ich darf heute den Wunsch A. MÜLLERS meinen Gedanken voranstellen: «Möge dieser Forschungsweg recht viele Sucher anlocken».

Es ist mir ein echtes Bedürfnis, meiner Frau, Dr. CHRISTA MUSCHINSKY-NEBEL, für viele besonders aus dem konservativen orthopädischen Bereich stammende praktische und theoretische Hinweise zu danken, die mir erst das Verständnis funktioneller Zusammenhänge zwischen innerer Medizin und Bewegungsapparat erschlossen haben, wie auch meinen Massagelehrern GÜNTER MERX und THOMAS BRAATZ für kompetente Zuarbeit. Herrn Dr. THOMAS STAMM danke ich für Hinweise bezüglich der Effizienz der klassischen Massage im psychosomatischen Bereich. Vergessen werden sollte auch nicht die subtile Mitarbeit meiner Sekretärin, Frau MARLIES WERGER, von der das Hineindenken in diese medizinische Problematik gefordert wurde.

Weiter danke ich dem Fotografen JENS QUEDENS, Norddorf/Amrum, für die Darstellung prägnanter Momentsituationen aus einem fließenden Bewegungsablauf heraus, sowie der wissenschaftlichen Zeichnerin, Frau CORNELIA FRANK.

Mein abschließender Dank gilt dem Verlag, vertreten durch die Herren BERND VON BREITENBUCH und Dr. WULF D. VON LUCIUS, die mir mit ihrer Erfahrung und fachlichen Kompetenz zur Seite gestanden und mir besonders bei der Gestaltung und Ausstattung sowie bei den Problemen der bebilderten Darstellung medizinischer Sachverhalte mit viel Einfühlungsvermögen geholfen haben.

B. Muschinsky

Vorwort zur 3. Auflage

Nachdem die 2. Auflage in unveränderter Form erschienen ist, war das Ziel für die Überarbeitung der 3. Auflage, weitere neurophysiologische Erkenntnisse im Gefäßsystem und der Muskulatur zur wissenschaftlichen Fundierung der Massagetherapie zu verwerten, um die bisher bekannten Wirkungen und Wirkwege aufzuzeigen.
Da offenbar teilweise Unklarheiten bezüglich der Indikationsstellung bestehen, wurden diese in dem entsprechenden Kapitel überarbeitet und systematisch herausgestellt. Es soll des weiteren belegt werden, daß die Massagetherapie – entgegen anders lautender Stimmen insbesondere auf dem Heidelberger Massagekongreß 1990 – aus dem Stadium der Empirie längst heraus ist.
Unbestritten ist, daß im neuroanatomischen, neurophysiologischen und histochemischen Bereich noch offene Fragen bestehen. Weitere wissenschaftliche Grundlagenforschung ist daher erforderlich. Das kann jedoch die Akzeptanz dieser Therapie nicht infrage stellen, da die Effizienz der Massagemethoden unter versierten Fachleuten bei entsprechender Indikation eindeutig erwiesen ist. Die einzelnen Formen der Massage sind – gezielt eingesetzt – gerade im Zeitalter der Chemotherapie und der nüchternen Apparatemedizin eine ausgezeichnete medizinische alternative Maßnahme und kein «Lustgewinn auf Kosten der Krankenkassen», wie es K. L. Schmidt, Bad Nauheim, so treffend formulierte.
Bedanken möchte ich mich auch für die positive Resonanz aus dem In- und Ausland, wobei ich darauf verweisen darf, daß auf die Darstellung der manuellen Lymphdrainage bewußt verzichtet wurde, da diese den Rahmen des Lehrbuches gesprengt hätte. Ich habe bei entsprechenden Indikationen auf diese ausgezeichnete und unverzichtbare Therapieform hingewiesen und bitte, sich in dem mittlerweile sehr umfangreichen Schrifttum zu informieren.

B. Muschinsky

Inhalt

Die klassische Massage in moderner Sicht

Die Unterwasserdruckstrahlmassage

Die klassische Massage

in moderner Sicht

Eine alte, bewährte manuelle Therapie
vorwiegend organischer Erkrankungen
des Stütz- und Halteapparates

Einführung

Die Massage ist eine alte, differenzierte Heilmethode, die jedoch erst in der zweiten Hälfte dieses Jahrhunderts in verschiedenen Disziplinen der Schulmedizin Anerkennung im Therapieplan von Klinik und Praxis gefunden hat. Sie ist in ihren verschiedenen Variationen – angefangen bei der sogenannten klassischen Massage über die Bindegewebsmassage zur Unterwasserdruckstrahlmassage neben den vielfältigen Spezialmethoden – in fast allen großen ärztlichen Fachbereichen ein unverzichtbarer Therapiebestandteil geworden. Ihr besonderer Indikationsbereich liegt in den Fachgebieten der Orthopädie, Chirurgie, inneren Medizin, Neurologie und Gynäkologie und zwar sowohl in kurativer (behandlerischer), wie auch in präventiver (vorbeugender) und rehabilitativer (wiederherstellender) Hinsicht. Auch in dem neu entwickelten Fach der Geriatrie (Altersmedizin) mit den daraus resultierenden, vielfältigen degenerativen Erkrankungen wird sie ihren festen Platz haben. Über die Notwendigkeit im therapeutischen Repertoire kann heute – auch in der Zeit der «Kostendämpfung» im Gesundheitswesen – nicht mehr diskutiert werden. Aus der Empirie lassen sich – bei richtiger Indikationsstellung und Handhabung – ihre Erfolge erkennen.
Schon 1890 schrieb der Londoner Kliniker WILLIAM MURRELL: «Wenn die Massage unter Leitung eines wissenschaftlichen Arztes angewandt wird, der in dieser Behandlungsmethode Erfahrung hat, so ergibt sie ausgezeichnete Resultate, aber in den Händen eines unwissenden Empirikers degeneriert sie in elende Quacksalberei». Murrell schlug schon damals eine gründliche, zweijährige schulische Ausbildung vor – eine Forderung, die auch bei uns nach wie vor im Raume steht und endlich realisiert werden sollte.
Um der Massage endgültig wissenschaftlich zum Durchbruch zu verhelfen, insbesondere an Universitäten und großen Kliniken als Lehrbestandteil bei der Ausbildung der Medizinstudenten und Jungärzte, bedarf es der Beweisbarkeit ihrer Wirkungsintensität in neuro- und muskelphysiologischer Hinsicht sowie ihrer humoralen und vaskulären Effekte.
Im Rahmen dieses Lehrbuchs soll versucht werden, diesen Leitgedanken mit einigen Grundüberlegungen gerecht zu werden, wobei die Kompliziertheit der Materie eine gewisse Simplifikation erfordert. Im Vordergrund muß, wie bei allen unseren Überlegungen, die Praxisbezogenheit stehen. Aber eine Praxisbezogenheit ohne entsprechende theoretische Grundlage reicht nicht aus, um Krankheiten behandeln und heilen zu können. Die heutige Auffassung von den einzelnen Massagemethoden – insbesondere von der klassischen Massage – zu verstehen, heißt einen Rückblick in die Geschichte der Massage zu tun.
Im allgemeinen werden in der modernen Medizin Heilmethoden über die Forschung und wissenschaftliche Kontrolle zum therapeutischen Einsatz am Patienten gebracht. Die Massage – wie alle anderen Naturheilverfahren – ist den umgekehrten Weg in der Historie gegangen: Nach der jahrhundertealten Be-*Hand*-lung, in alten Überlieferungen festgehalten, stehen wir heute vor dem Problem der wissenschaftlichen Beweisbarkeit. Bevor hierzu Stellung genommen wird, sollen zunächst einige geschichtliche Fakten und Namen vorausgeschickt werden.

Geschichte der Massage

Historischer Ursprung

Der Ursprung der Massage ist sicher im Altertum im fernen Osten bei den damaligen asiatischen Kulturvölkern zu suchen (Chinesen, Persern, Ägyptern). *2700 v. Chr.* beschrieb der *Chinese* KONG FU ausführlich Massagehandgriffe und gymnastische Übungen, die für die folgenden Jahrhunderte von Bedeutung waren. Zur Zeit der großen griechischen Ärzte, insbesondere durch HIPPOKRATES (460–377 v. Chr.) gelangte die Massage nach Europa. Später nahmen sich auch die römischen Ärzte und insbesondere der Grieche GALEN (131–201 n. Chr.) der manuellen Therapie an, wobei ihr Einfluß bis ins Mittelalter reichte und dazu führte, daß die Massage nicht in Vergessenheit geriet. Ab dem neunten Jahrhundert waren die *Araber* in der Ausübung der Massage führend und folgten mehrere Jahrhundertelang den Lehren GALENS.

Ihr Siegeszug

Im sechzehnten Jahrhundert versuchte der Wissenschaftler AMBROISE PARÉ in Frankreich die erste anatomische und physiologische Untermauerung der Massage, wobei sich in Deutschland auch PARACELSUS *(1493–1541)* dieser Behandlungsform mit Erfolg bediente. Aus dem siebzehnten Jahrhundert sind viele Schriften bekannt, die die Massage teilweise unkritisch überbewerten, teilweise aber auch unseriös und unter kosmetischen Gesichtspunkten zur Anwendung bringen wollen. Ich achtzehnten Jahrhundert wurde die Massage unter der Behandlungssparte «Mechanotherapie» weitergeführt und erlebte insbesondere in *Frankreich* eine Blütezeit, in der wahrscheinlich das Wort Massage wie auch die französische Bezeichnung der *einzelnen Handgriffe* entstand.

Sprachliche Herkunft

Über die Herkunft des Wortes Massage herrscht Unklarheit.

Die Wurzel könnte im Griechischen *μασσειν* liegen, aber auch im Arabischen «mass» oder im Sanskrit (einer alten indogermanischen Sprache) «maksch». Das eigentliche Wort Massage wurde wohl im 18. Jahrhundert aus dem Französischen übernommen wie auch die Bezeichnung der einzelnen Handgriffe wie Effleurage, Petrissage, Tapotement, Friktion und Vibration.

Der Begriff *«klassische» Massage* wird unterschiedlich interpretiert. Eine Version will damit ausdrücken, daß diese Methode aus dem «klassischen» Altertum stammt. Eine andere bezeichnet diese Form der Massage als «klassisch» gegenüber vielfältigen Sonderformen und Spezialmethoden manueller Therapie.

Ihre Verbreitung und Weiterentwicklung

Hier gibt es außerordentlich verschiedene Auffassungen, die sich z. T. in den Lehrmeinungen der Schulen unterschiedlich niederschlagen. Die Lehrmeinung meiner Schule basiert im wesentlichen auf den Vorstellungen von LING und HOFFA.
Die sogenannte «Schwedische Epoche» auf dem Gebiet der Mechanotherapie begann mit P. H. LING *(1776–1839)*. LING war zunächst als Gymnastik- und Fechtlehrer tätig und gründete später im Jahre 1813 das «Gymnastische Zentralinstitut» in Stockholm, wo er seine Auffassungen von Massage und Gymnastik lehrte. Die von ihm angewendeten Handgriffe wurden als «Reiben, Drücken, Walken, Hacken und Kneipen» bezeichnet. Daraus entwickelten sich wahrscheinlich die heutigen Formen der Ausstreichungen, Ein- und Zweihandpetrissage und der Friktion.
Der Schwede KLEEN setzte sich 1890 in seinem «Handbuch der Massage» sehr kritisch mit seinem Landsmann LING auseinander und beschuldigte ihn der medizinischen Unkenntnis und des Plagiates. Die von ihm angegebenen Heilmethoden sollen bereits 4500 Jahre früher, insbesondere von dem Chinesen KONG FU beschrieben worden sein. Es ist für uns heute unerheblich, ob LING diese Schriften kannte oder nicht. Entscheidend ist, daß er der Massage und Bewegungstherapie in Europa neue Impulse gab und seine Methode unter dem Namen «Schwedische Massage» ein Begriff wurde. Wir sehen LING als Nestor der bei uns gelehrten Massagetechnik an. Schulmäßig wurde nach LING die Massage später von MEZGER *(1839–1901) in Amsterdam* gelehrt und von v. MOSENGEIL *1875 in Berlin* experimentiell untermauert.
Beim Studium der Literatur des 19. Jahrhunderts fällt allerdings auf, daß v. MOSENGEIL (1840–1900) die deplethorische und resorptionsfördernde Wirkung der klassischen Massage – auch in seinen Versuchsanordnungen an Tieren – in den Vordergrund stellte. Er wollte manuell Venen- und Lymphflüssigkeit in zentripetaler Richtung entleeren. In einer Veröffentlichung von 1875 schrieb er: «Die Flüssigkeit wird zentral vorwärtsgeschoben und rückt peripher nach». (Verhandlungen der Deutschen Gesellschaft für Chirurgie, Berlin 1876).
Als lokale Wirkung der Massage wurde ihr «ein grob mechanischer Effekt auf Haut und Unterhautzellgewebe zugeschrieben. Hierher gehörte die Befreiung der Haut von den Anhäufungen desquaminierter abgeschilferter Epidermiszellen durch die Streichung. Die hierdurch bedingte Erhöhung der Permeabilität des Hautorganes, die Steigerung der «Perspiratio insensibilis», der unsichtbaren Hautatmung, der durch Anwendung von Fetten, Talg und dergleichen dosierbare Hautreiz bewirkt die Lösung pathologischer Verlötungen und Verklebungen sowie die morphologische Beeinflussung von Produkten traumatischer und entzündlicher Natur und ihre Versetzung in für ihre Resorption günstigere Bedingungen».
Ende des 19. Jahrhunderts erlernte HOFFA von v. MOSENGEIL Massagetechniken und reduzierte diese auf 5 wesentliche Handgriffe, die noch heute die Grundlage der Technik unserer klassischen Massage darstellen:

Effleurage	=	Ausstreichung
Petrissage	=	Knetung
Friktion	=	Reibung
Tapotement	=	Klopfung
Vibration	=	Erschütterung

ALBERT HOFFA wurde am 31. März 1859 in Richmond am Kap der Guten Hoffnung geboren, er starb am 31. 12. 1907 in Köln (auf einer Rückreise von Amsterdam nach Berlin).
Mit den Namen Freiburg–Würzburg–Berlin sind die Städte seiner medizinischen Ausbildung und seines ärztlichen Wirkens umschrieben.

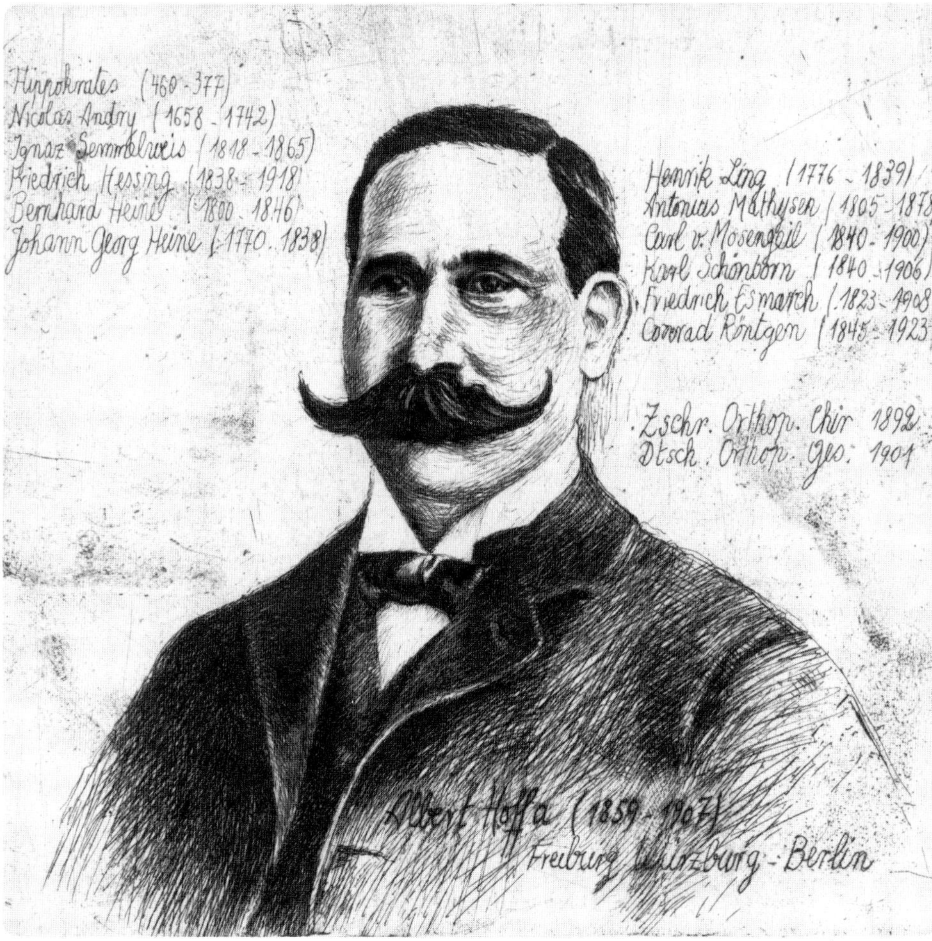
Hippokrates (460-377)
Nicolas Andry (1658-1742)
Ignaz Semmelweis (1818-1865)
Friedrich Hessing (1838-1918)
Bernhard Heine (1800-1846)
Johann Georg Heine (1770-1838)
Henrik Ling (1776-1839)
Antonius Mathysen (1805-1878)
Carl v. Mosengeil (1840-1900)
Karl Schönborn (1840-1906)
Friedrich Esmarch (1823-1908)
Conrad Röntgen (1845-1923)
Zschr. Orthop. Chir 1892
Dtsch. Orthop. Ges. 1901
Albert Hoffa (1859-1907)
Freiburg Würzburg - Berlin

Abbildung 1: Professor Dr. A. HOFFA

Die Porträt-Radierung wurde angefertigt nach einem Foto, das in der Inaugural-Dissertation von NICOLAE BUSCHINGER, Würzburg, enthalten ist mit dem Titel: «Albert Hoffa, eine biographische Darstellung und Interpretation seines Lebens und Wirkens in Würzburg». 1900.

In die Graphik der Abb. 1 sind Namen eingearbeitet, die für die Entwicklung der Medizin und der Orthopädie von Bedeutung sind.

Neben der linken Kopfseite sind Personen aufgeführt, die für das persönliche ärztliche Wirken ALBERT HOFFA's von Bedeutung waren. BERNHARD HEINE war in Würzburg der 1. deutsche Universitätslehrer des Fachgebietes Orthopädie.

Die Namen auf der rechten Seite haben folgende Bedeutung: HENRIK LING war Wegbereiter der Übungsbehandlung, Mathysen hatte Bedeutung durch die Erfindung des Gipsverbandes. Bei v. MOSENGEIL erlernte HOFFA Massagetechniken. KARL SCHÖNBORN war sein letzter chirurgischer Chef, die Esmarch'sche Blutleere war ein Sprung nach vorn besonders für das orthopädische Operieren.

Röntgenuntersuchungen waren in der Klinik von HOFFA in Würzburg schon 1896 möglich, da C. W. RÖNTGEN in diesem Jahre die nach ihm benannten Strahlen in Würzburg entdeckte.

HOFFA gründete die Zeitschrift für Orthopädische Chirurgie, war Mitbegründer der Deutschen Gesellschaft für Orthopädische Chirurgie und brachte 1893 unter anderem das Lehrbuch «Technik der Massage» heraus.
Aus der Hoffa'schen Schule stammt auch die Technik der «Zweifingerpetrissage», die für uns eine ganz besondere Bedeutung gewonnen hat. BÖHM, ein Schüler von HOFFA, veröffentlichte bereits 1911 in seinem Buch «Leitfaden der Massage» fotografische Darstellungen, die unserer heutigen Technik der klassischen Massage, insbesondere der Fingerspitzenpetrissage, weitgehend nahekommen (s. Abb. 44–64, S. 80–90). HOFFA postulierte weiter die spezielle Bezogenheit der Massage auf den Bewegungsapparat und kombinierte sie mit einer gelenkspezifischen Übungsbehandlung, die er seinerzeit «Gymnastik» nannte. Auf diese Kombination legen wir in Ausbildung und Therapie ebenfalls besonderen Wert. HOFFA unterschied bereits eine örtlich mechanische Wirkung der Massage – bei der er besonderen Wert auf das Palpieren von sogenannten «Verschwielungen» vor der Massagetherapie legte – von einer Fernwirkung, die wir heute als Allgemeinwirkung mit vielfältigen Reaktionen auf den Organismus kennen.
Die schroffe Forderung HOFFAS «Massage den Ärzten» dürfte längst überholt sein, da sie praktisch nicht zu realisieren ist. Nichtsdestoweniger aber wurde dadurch die Förderung und schulmäßige Ausbildung des Berufsstandes des Masseurs, also des Nichtarztes, erheblich verzögert. So glaubte HOFFA, daß nur Ärzte «pathologische Produkte der Muskulatur palpieren und massieren» könnten. Er bestand darauf, daß seine Assistenzärzte die Massage erlernten und praktizierten. Die medizinischen Nachfahren der Hoffaschen Schule (GOCHT, STORCK) haben neben der örtlichen Therapie der Verschwielungen andere behandlerische Überlegungen eingeführt. In Verbindung mit anderen Autoren kam es zu Begriffen wie Hartspann, Verquellung, Gelose, Gewebsmüdigkeit u. a., wodurch neue Behandlungsmöglichkeiten durch spezielle Massagegriffe entstanden.
So entwickelte RUHMANN 1929 die sogenannte «Fingerspitzen-Tastmassage». Die Fingerspitzentastung des Internisten RUHMANN war primär nicht als Massagemethode konzipiert, sondern für Hautverschiebungen gedacht. Sie wurde nur mit der Kuppe des Mittelfingers durchgeführt und sollte eine nervliche (neurale und vegetative) Umstimmung erzielen unter Freisetzung von Gewebshormonen, vor allem Azetylcholin.

Spezielle Massagemethoden

Die Nutzung der klassischen Massage wurde also bereits in den 20-er und 30-er Jahren unseres Jahrhunderts unter verschiedenen Gesichtspunkten gesehen. Neben der Therapie der alleinigen myalgischen Indikation über myoneurale Reflexbögen, besonders den myostatischen Reflexbogen, entwickelten sich Handgriffe zur Therapie der Haut- und Muskelzonen nach HEAD *(1889)* und MACKENZIE *(1917)* über den kutiviszeralen Reflexbogen.
In diese Zeit fällt die Entwicklung der *Bindegewebsmassage* nach E. DICKE, H. TEIRICH-LEUBE und W. KOHLRAUSCH, die eine andere Therapieauffassung darstellt und unter anderen reflexmäßigen Gesichtspunkten und Indikationen zu sehen ist. Im Kapitel Bindegewebsmassage wird hierauf noch besonders Bezug genommen.
Bevor auf die eigentliche Massagelehre näher eingegangen wird, soll noch ein Rückblick auf weitere Autoren getan werden, deren Namen und Auffassungen für die Entwicklung der klassischen Massage Bedeutung haben und die auch in unsere Überlegungen mit eingeflossen sind. Aus didaktischen Gründen wird bewußt gekürzt, da sich eine Vielzahl von Autoren um die Massage verdient gemacht hat.
1908 beschrieb CORNELIUS an der Charité in Berlin die *«Nervenpunktmassage»*, die er als sogenannte Kontaktmassage propagierte. Mit bestimmten Handgriffen legte er zunächst besonderen Wert auf das Ertasten von Schmerzpunkten der Haut und der Körperdecke (Head- und Mackenzie-Zonen). Anschließend wurden gewisse kreisförmige Zirkelungen unterschiedlicher Intensität mit den Fingern zwei und drei an Schmerzpunkten der Haut und Körperdecke durchgeführt, die

nervale Verbindung zu bestimmten inneren Organen haben. Damit versuchte er, «mechanische Hindernisse» zu beseitigen und Nerven aus ihrer «mechanischen Umklammerung» zu befreien. Wir sehen hierin eine Methode, die der segmentalen Wirkung der klassischen Massage entspricht. Sie ist als Vorläufer der heutigen Reflexzonenmassage anzusehen, die *1952 von* GLÄSER *und* DALICHO veröffentlicht wurde (s. S. 40/41).
1914 beschrieb der Internist A. MÜLLER in seinem «Lehrbuch der Massage» die wissenschaftliche Palpation der Körperdecke mit dem Ziel der Detonisierung der Muskulatur. MÜLLER sah also als Indikation für die Massage den Hypertonus der Muskulatur *(«Müller'scher Hartspann»)*. Wir bezeichnen heute diesen pathologischen Befund als «physikalische Myalgie». Chemische Veränderungen in Form von Gelosen erkannte er nicht an, sondern bezeichnete sie als «rheumatoide Gebilde». *1926* beschrieb KIRCHBERG in seinem «Handbuch der Massage und Heilgymnastik» die Kombination von Massage und Übungsbehandlungen. Er nahm die Hoffa'sche Lehrmeinung auf und führte den Begriff der *«Nervendehnung»* ein. Es wurde somit eine Therapieform geschaffen, die wir heute auch bei der Ischiasbehandlung durchführen. Zusätzlich stellte KIRCHBERG fest, daß die Massage nicht nur den Hypertonus der Muskulatur oder deren Verquellungen beeinflußt, sondern auch die Entfernung von Ermüdungsstoffen auf dem Blut- und Lymphwege beschleunigt. Er propagierte damit eine komplexe Auffassung, die unserer Lehrmeinung der Allgemeinwirkung der klassischen Massage nahekommt. *1928* formulierte SCHADE in Kiel den Begriff der *«Myogelose»* in zwei Arbeiten: «Objektiver Nachweis von rheumatischen Erkrankungen» und «Molekularpathologie der Entzündungen».

Neue Erkenntnisse über Gelosen

Damit wurde eine Unterscheidung zu der bisherigen Auffassung der hypertonen Muskelerkrankung herbeigeführt und es wurden völlig neue Überlegungen in die Massagetherapie eingebracht. SCHADE behauptete, daß Myogelosen sich von anderen muskulären Prozessen dadurch unterschieden, daß sie auf rheumatischer Basis durch chemische Fehlentwicklungen in der Muskelfaser entstehen würden. Sie besäßen bestimmte *Prädilektionsstellen* (bevorzugte Stellen), und würden weiter einen Elastizitätsmangel im Muskel nachweisbar machen. Damit wurde die Grundlage zu unserer Auffassung der «chemischen Myalgie» geschaffen und die Brücke zu den sogenannten «Triggerpoints» geschlagen, die als Foci für vertebragene (Wirbelsäulen-bedingte) oder myogene (rein muskuläre) Syndrome bzw. auch als Irritationspunkte für periphere arterielle Durchblutungsstörungen gelten. Schade ist es nicht gelungen, die Gelosen biochemisch zu klären. Er sprach von einer «Entmischung der kolloidalen und humoralen Bestandteile des Bindegewebes und der Körperdecke», eine Ansicht, die unserer anatomisch-physiologischen Ansicht von Sol- und Gelzustand in den Grundzügen entspricht. 1931 führte der Orthopäde MAX LANGE in München den Begriff der Gelotripsie als Therapie der Gelosen ein, nachdem er unabhängig von SCHADE Gelosen beschrieben hatte. Interessant ist weiter eine Veröffentlichung von W. KOHLRAUSCH, der Gelosen bei arteriellen Durchblutungsstörungen an amputierten Beinen nach einem Morbus Winiwarter-Buerger untersucht hat. Diese Gelosen waren prä- und postoperativ – also noch als Bestandteil des Gesamtkörpers wie auch nach der Amputation – gleichermaßen zu tasten und unverändert nachweisbar. KOHLRAUSCH hat dann die umgebende Kapsel an der amputierten Extremität gespalten, und die Gelose am pathologischen Institut in Berlin histologisch untersuchen lassen, ohne daß seinerzeit feingewebliche Veränderungen gefunden wurden. Nach der Spaltung der Gelosen fiel jedoch auf, daß das gelotische Gewebe einen normalen Muskeltonus aufwies, so daß KOHLRAUSCH davon ausging, daß durch die pathologisch veränderte Kapsel eine Kompression auf die Muskelfasern ausgeübt wurde.
Der seinerzeit beschriebene histologische Befund kommt uns heute bezüglich der molekularbiologischen Struktur zweifelhaft vor. Wir nehmen an, daß eine bindegewebige Quellung und Ödeme im perifibrillären Gewebe des «Muskelfaserstrumpfes» und des interstitiellen Bindegewebes der

Muskulatur und lokale, periphere, arterielle Durchblutungsstörungen bei der Entstehung von Myogelosen eine wesentliche Rolle spielen. Beide Vorgänge (Quellung und Durchblutungsstörung) führen zu einer Änderung des Dispersionsgrades (s. S. 11) im Inneren der Fibrille und damit zur Umwandlung des physiologischen Solzustandes in den pathologischen Gelzustand. Auf die unterschiedliche Genese (Entstehung und Entwicklung) von derartigen pathologischen Muskelveränderungen wird noch später im einzelnen eingegangen werden.

Als Voraussetzung zum Verständnis der Massagelehre soll zunächst die Anatomie und Physiologie der quergestreiften Muskulatur beschrieben werden, wobei nochmals darauf hingewiesen wird, daß eine Vereinfachung zum besseren Verständnis des Lernenden beitragen soll.

Anatomie der quergestreiften Muskulatur

Entwicklungsgeschichtlich entsteht die quergestreifte Muskulatur aus dem mittleren Keimblatt, dem Mesoderm, das nach dem Ektoderm (Haut, Haare, Nägel, Nervensystem) und dem Endoderm (innere Organe) gebildet wird und aus dem weiter das Bindegewebe und Epithelgewebe, z. B. der Bauchhöhle, etc. entsteht.
Die Muskelmasse macht etwa 30–40% des Körpergewichtes des Menschen aus. Sie besteht aus 20–25% festen Bestandteilen (davon ca. 15% Protein, ca. 3% Glykogen, ca. 2% Lipoide, ca. 1% Mineralien, z. B. Na, K, Ca, Mg) und *75–80% Wasser*. Der Skelettmuskel ist quergestreift und besteht aus einem aktiven Teil zur reversiblen (wiederholbaren) Kontraktion (phasenweise Verkürzung und Verdickung) und einem bindegewebigen passiven Teil, der Sehne, die die Muskeltätigkeit auf das Skelett überträgt. Die Kontraktion der Muskelfaser erfolgt physiologischerweise *nicht in toto* – d. h. nicht auf einmal in der gesamten Faser – sondern phasenweise durch eine Vielzahl von rhythmischen, fließenden Kontraktionen. Bestimmend für die Geschwindigkeit und Intensität des ablaufenden Rhythmus sind die Anzahl der Synapsen (motorische Endplatten), die dem *«Alles oder Nichts Gesetz»* bei der Innervation folgen.
Bei der experimentellen Erzeugung einer Muskelkontraktion durch galvanischen Strom ergibt sich folgende Kurve, deren Verlauf von der Temperatur und dem Trainingszustand der Muskulatur abhängig ist:

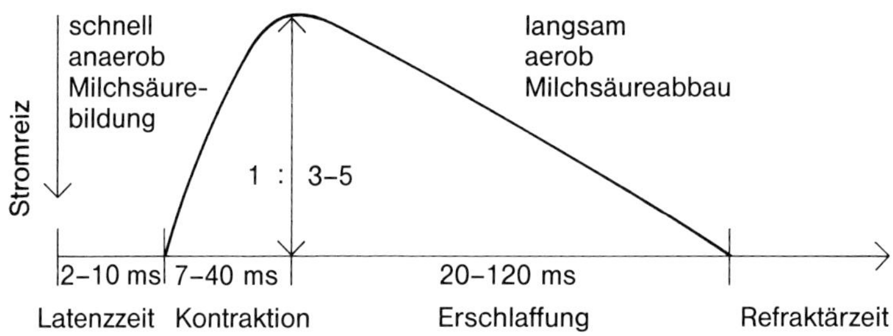

Abbildung 2: Muskelkontraktionskurve

Die Erschlaffungsphase ist zeitlich etwa drei- bis fünfmal so lang wie die Kontraktionsphase. Ziel des therapeutischen Bemühens muß es sein, die Latenzzeit zu verkürzen, die Kontraktion als Phase wachsender Energie zu intensivieren, die Erschlaffungsphase abzukürzen und die Zeitintervalle für folgende Reize in der Refraktärzeit zu verringern. Durch Massage wird ein ermüdeter Muskel wesentlich schneller und vermehrt leistungsfähig sein, als dies durch einfaches Ausruhen in der Erschlaffungsphase erreicht werden kann. Es ist schon 1906 in einer Arbeit von Bum (Wien) festgehalten, daß Massage einen Muskel leistungsfähiger, «flinker» und ausdauernder macht. So wurde beschrieben, daß im Versuch maximaler Muskelbelastung (Heben eines Gewichtes von 1 kg von einem Tisch durch maximale Beugung im Ellenbogengelenk), eine fünfzehnminütige Ruhepause nicht den Erholungseffekt hatte wie eine fünfminütige Massage. Also wurde die sogenannte

«Ermüdungskurve», wie sie auch nach Märschen, sportlichen Höchstleistungen etc. auftritt, durch eine klassische Massage deutlich positiv modifiziert, d. h. verkürzt. In neuerer Zeit haben die Arbeitsphysiologen E. A. Müller und J. Schulte am Esch 1966 experimentiell bewiesen, daß Erholungsvorgänge in der Muskulatur durch Massagen erheblich beschleunigt werden können. So konnte nach Ergometriebelastungen nachgewiesen werden, daß infolge vermehrter Kapillarisierung eine Vergrößerung der O_2 Aufnahme und eine Verbesserung des Abtransportes der Milchsäure im Muskel erfolgt.

Um die halbflüssige, quergestreifte Muskulatur, die aus einer Vielzahl von Myofibrillen besteht, bildet sich ein bindegewebiges Skelett mit verschiedenen Verschiebeschichten. Diese stellen «innere bindegewebige Gelenke» dar, die durch Narben evtl. teilweise oder ganz außer Funktion gesetzt werden und dann zur Atrophie ganzer Muskelgruppen führen können. Die quergestreifte Muskulatur hat einen komplizierten histologischen Zellaufbau. Die *kleinste Einheit* ist die Muskelfaser, die ein *Synzytium*, d. h. einen Zellverband darstellt und auch *Myon* genannt wird. Der Zellverband besteht aus einer Vielzahl von Einzelzellen, die eigene Mitochondrien («Kraftwerke der Zelle») zur Energie-Adenosintriphosphat-(ATP)-Bildung besitzen. Bradytrophes, d. h. langsam wachsendes Gewebe mit geringer oder fehlender Kapillarversorgung wie Knorpel, Bandscheiben, Zähne, Hornhaut, wird immer weniger oder keine Mitochondrien haben als ergotrophes, schnell und häufig arbeitendes Gewebe, das zum Energiegewinn mehr «Kraftwerke» benötigt. So richtet sich die Zahl der Mitochondrien in den Muskelfasern nach deren Arbeitsintensität. Mitochondrien sind besonders im sarkoplasmatischen Retikulum und in der Nähe der kontraktilen Elemente zu finden.

Die zentrale Einheit der Muskelfaser stellt die *Myofibrille* dar, die aus den kontraktilen Elementen, dem *Myosin* (dick), den *Aktinfilamenten* (dünn), und dem *Sarkoplasma* besteht. Die Myofibrillen stellen die kontraktile Masse des Muskels dar und ergeben die typische Querstreifung der Muskulatur. Ihre Eiweißmoleküle können sehr empfindlich reagieren und neigen zur *Aggregation* (Zusammenballung) und *Denaturierung*, d. h. zu einer Veränderung der Struktur der Moleküle, die zur Ausflockung und Verklumpung führt.

Die Myofibrillen und das Sarkoplasma bilden ein *Dispersionssystem* und verfügen über einen bestimmten Dispersionsgrad. Ein disperses System beinhaltet, daß sich zwei oder mehr Stoffe in einer bestimmten Relation nebeneinander befinden. Das Verhältnis dieser Stoffe zueinander – bestehend aus Dispersionsmittel und disperser Phase – wird *Dispersionsgrad* genannt. In der Muskelfibrille stellt das *flüssige Sarkoplasma das Dispersionsmittel* dar und die *Kolloide der kontraktilen Elemente die disperse Phase*. Diese Feinstverteilung fester Teile (Kolloide = Vielzahl von Eiweißmolekülen, z. B. von Aktin/Myosin-Filamenten) im flüssigen Milieu (Plasma) ist konstant und wird als *Solzustand* bezeichnet. Bei einer Veränderung des Dispersionsgrades kommt es zu einer Entartung durch Denaturierung der Kolloide. Die so entstehende gallertartige Masse wird als *Gel* bezeichnet. Durch Ausflockung entstehen größere Verklumpungen des Gelzustandes, die im pathologischen Geschehen letztlich irreversibel, d. h. nicht mehr in den Solzustand überzuführen sind. Sie müssen physiotherapeutisch durch bestimmte Maßnahmen über den Blut-Lymphweg aus dem Körper transportiert werden. (Klassische Massage, Hydro- und Balneotherapie).

In diesem Zusammenhang soll darauf verwiesen werden, daß bestimmte myalgische Prozesse aufgrund chemischer Veränderungen medikamentös nicht causal therapiert werden können, sondern lediglich symptomatisch/analgetisch. **Physiotherapeutische Maßnahmen sind daher bei diesem Krankheitsgeschehen unverzichtbar (s. Seite 56ff.).**

Definition Sol/Gelzustand

Der Solzustand der Myofibrille setzt ein physiologisch intaktes Disperses System voraus, wobei die Relation *Dispersionsmittel = Sarkoplasma («flüssig»)* zu *Disperser Phase = kolloidaler Zustand* der kontraktilen Elemente *(«fest»)* den *Dispersionsgrad* ergibt. Wird dieser Dispersionsgrad im Plasma oder in den Aktin-Myosin-Filamenten durch pathologische Eiweißausfällung verschoben (z. B. durch Kälteagglutination = Verklumpung), so liegt ein Gelzustand vor.
Es bietet sich hier der Vergleich des *Aggregatzustandes* (Erscheinungsform einer Materie, z. B. in flüssiger oder fester Form) eines rohen und eines gekochten *Eies* an, wobei das gekochte Ei durch Veränderung dieses Aggregatzustandes (der Eiweißmoleküle) nicht wieder in ein rohes Ei zurückgeführt werden kann, da es einen *irreversiblen Prozeß* durchlaufen hat. Ähnlich verhält es sich auch bei einem rohen oder gebratenen *Steak*, bei dem der Aggregatzustand des Muskeleiweißes je nach Intensität des Bratens verändert wird.
Eine *Massage* sollte bei beginnender chemischer Veränderung (inkomplette Eiweißagglutination) möglichst *frühzeitig* durchgeführt werden, damit der kolloidale Zustand nach Entfernung des gelotischen Eiweißes wiederhergestellt wird. Geschieht das nicht, so kann es zu einer kompletten Veränderung des Aggregatzustandes in der Myofibrille kommen und damit zur Degeneration und *Muskelatrophie.*
Die kontraktilen Elemente = *Myofibrillen* können also nur dann in Tätigkeit treten, wenn ein Solzustand vorhanden ist. Dabei schieben sich die Filamente bei der Dilatation auseinander und bei der Kontraktion ineinander, wie aus folgender Zeichnung ersichtlich ist.

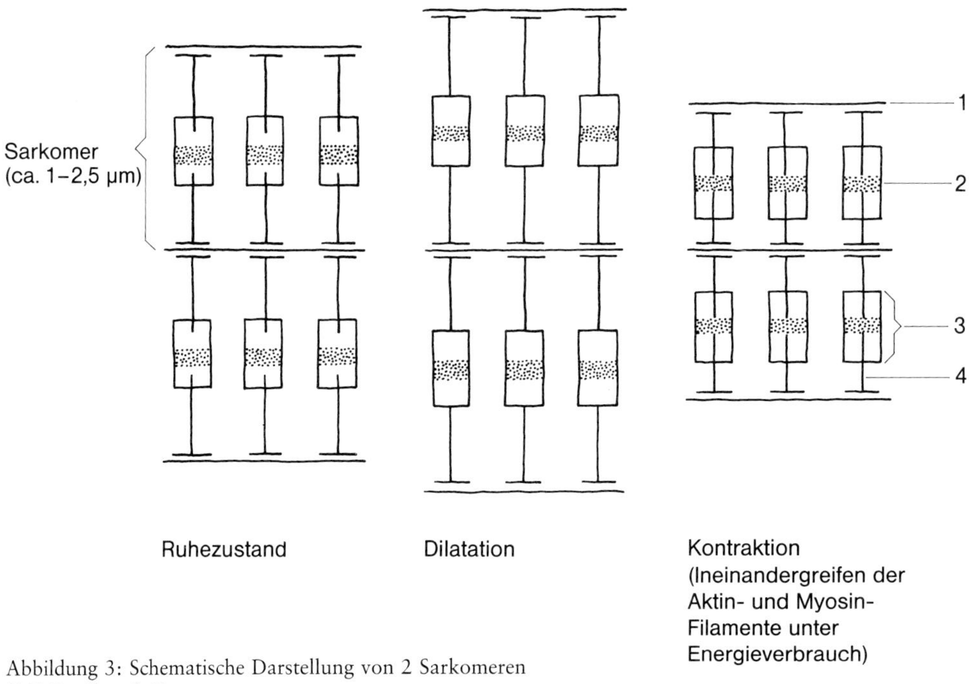

Abbildung 3: Schematische Darstellung von 2 Sarkomeren
1) Z-Streifen als Begrenzung
2) M-Streifen = Im Elektronen-Mikroskop dichte, dicke Myosinfilamente
3) A-Band = die Kombination von Aktin- und Myosinfilamenten stellt sich als helle, stark doppelbrechende, anisotrope Schicht dar
4) I-Band = dünne Aktinfilamente zeigen eine isotrope, geringer brechende Schicht

Feinaufbau der Muskelfaser

Das die Muskelfibrille umgebende *Sarkoplasma* geht in das *sarkoplasmatische Retikulum* über, das Myoglobin (= Atmungspigment) enthält und als Sauerstoff- und Energiespeicher dient. Im Retikulum befinden sich außerdem wie im Sarkoplasma *Mitochondrien*, die teilweise auch den Z-Streifen angelagert sind, Adenosintriphosphat (ATP) und Glykogen. Außerdem besitzt das Retikulum ein sogenanntes *T-* (= transversales-querverlaufendes) und *L-* (= longitudinales-längsverlaufendes) System, das der *Fortleitung von Erregungen* der motorischen Endplatte in das Zellinnere und der Freisetzung von *Ca-Ionen* aus dem *L-System* dient. Das *Sarkolemm* besteht aus Plasma und feinstem Bindegewebe und umgibt das Retikulum. Es dient wahrscheinlich als Trennscheiben dem intra- und extrazellulären Stoffwechselaustausch sowie der Leitung elektrischer Impulse. Den *Muskelfaserstrumpf* um die innere halbweiche Masse bildet das *Sarkolemm und das Endomysium.* Das *Perimysium internum* dient mehreren Fasern als Außenschicht. Es besteht aus kollagenem Bindegewebe und elastischen Fasern und führt außerdem Gefäße und Nerven. Diese Gefäße versorgen die Myofibrillen, indem sie schräg zur Längsachse aus dem Perimysium internum nach innen in das Endomysium und sarkoplasmatische Retikulum treten. Die meist sehr kurzen Kapillaren haben einen Durchmesser von 6–15 μ, wobei zu berücksichtigen ist, daß der Längsdurchmesser von Erythrozyten bereits 7 μ beträgt, der Querdurchmesser 2 μ.
Die Muskulatur enthält pro mm^2 etwa 2000 Kapillaren, die im Ruhezustand zum größten Teil blutleer sind, bei Belastung aber erschlossen und intensiv durchblutet werden. Nach *Bargmann* besitzt das gesamte Kapillarsystem eines Menschen ungefähr eine Länge von etwa 100 000 km und eine Gesamtoberfläche von ca. 6300 m^2 (s. Seite 21).
Sogenanntes *«rotes Fleisch» besteht vorwiegend aus Sarkoplasma* und dem Fibrillenstrumpf und ist für Dauerarbeit bestimmt. Dieser anatomische Aufbau ist z. B. bei den tonischen Rücken-Haltemuskeln gegeben. Eine Muskulatur, die *viele Myofibrillen* und wenig Sarkoplasma hat, wird als *«weißes Fleisch»* bezeichnet und ist besonders für Kurzarbeit mit schnellen Kontraktionen geeignet. Tiere in freier Wildbahn haben meist «rotes Fleisch», während wir bei unseren Haustieren das «weiße» weniger leistungsfähige Fleisch finden.
Wir unterscheiden *lange und kurze Muskelfasern.* Die *dynamische* Extremitätenmuskulatur, die evtl. über zwei Gelenke reicht, besteht aus langen Muskelfasern, die makroskopisch erkennbar sind und eine Länge von 10–12 cm haben. Die vorwiegend *statische* Haltemuskulatur der Wirbelsäule verfügt über kurze Muskelfasern von ca. 3–5 cm Länge. Der Durchmesser der Fasern ist nur mikroskopisch sichtbar und liegt zwischen 20–30 μ, maximal bis 100 μ. Die *Dehnbarkeit* der Muskelfasern ist bis zu *150%* über ihre Ruhelänge hin möglich.

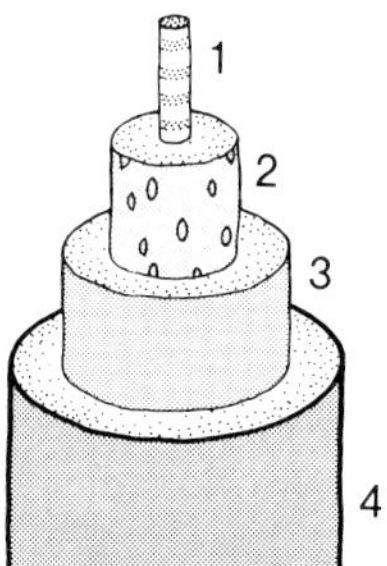

Abbildung 4: Schematisch vereinfachte Darstellung des Aufbaues einer Muskelfaser (Synzytium oder Myon) in Längsansicht

1) Myofibrille
2) Sarkoplasmatisches Retikulum mit Zellkernen
3) Sarkolemm oder Myolemm } Fibrillenstrumpf
4) Endomysium }
Mehrere Myone werden als «Primärbündel» vom Perimysium internum umschlossen.

dieses bindegewebigen Muskelskeletts stellen die schon beschriebenen *«inneren bindegewebigen Gelenke»* beim Muskelspiel dar. In der folgenden Zeichnung ist der bindegewebige Anteil der quergestreiften Muskulatur schematisch dargestellt. Es soll damit nochmals verdeutlicht werden, daß die Muskulatur aus einem *hohen Anteil von Bindegewebe* besteht, das von der äußeren Begrenzung einer Extremität, der Gliedmaßenfaszie, bis in den Feinstaufbau der Muskelfaser, das Sarkolemm und Endomysium («Faserstrumpf») reicht (s. Abb. 5, Seite 14).
Der Übergang vom Muskel zur Sehne stellt sich so dar, daß Muskelfasern zapfenförmig und unregelmäßig in Sehnenfasern (= *Tendofibrillen*) übergehen. *Beim Übergang verdickt sich der Muskelfaserstrumpf (Sarkolemm und Perimysium internum)* und geht mit einer dichten, bindegewebigen Hülle, der *Lamina basalis,* fingerförmig in das Sehnengeflecht über. Diese fingerförmigen Ausstülpungen, die die Verbindung zwischen Muskel und Sehne darstellen, werden als *Halbdesmosome* bezeichnet. Die Tendofibrillen selbst bestehen aus gewundenen, bindegewebigen Fasern, die eine Dehnbarkeit von nur *4%* und eine Belastbarkeit von *6–12 kg* pro mm^2 haben. Sie setzen im allgemeinen an der Knochenhaut (= Periost) an. (s. Abb. 8, S. 17)

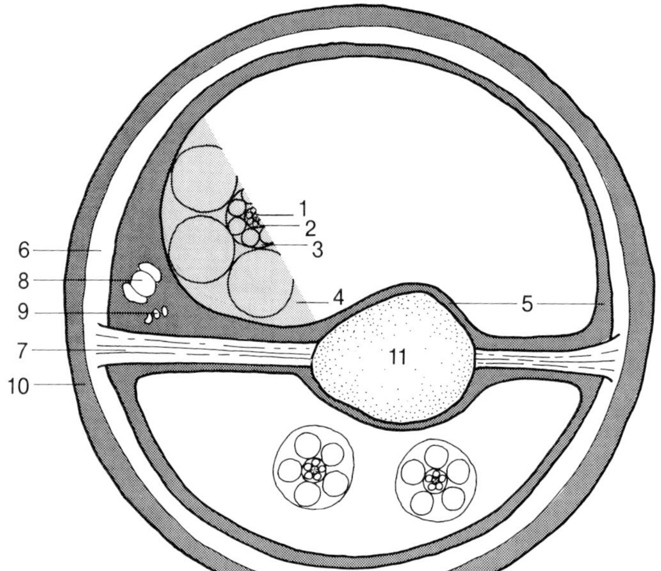

Abbildung 7: Grob schematischer Querschnitt durch einen Oberarm, Darstellung der bindegewebigen Umhüllungen der Muskulatur

1) Endomysium
2) Perimysium internum
3) Perimysium externum mit Faszikel
4) Interstitium
5) Gruppenfaszie = Epimysium
6) Gliedmaßenfaszie
7) Septum intermuskulare (lat/med)
8) Gefäße
9) Nerven
10) Unterhautfettgewebe und Haut
11) Humerus

In den Sehnen und Faszien befinden sich Dehnungs- oder Druckrezeptoren, die *Golgi-Körperchen* oder Tensorezeptoren (= Spannungsfühler), die den Spannungszustand auf sensiblen, afferenten Bahnen dem Gehirn melden. Sie sind in der Längsrichtung in Serie angeordnet und verfügen nur über *eine afferente, sensible Bahn.* Sie treten bei Muskelspannung in Tätigkeit, wobei der Spannungszustand zwischen Dilatorezeptoren der Muskelspindeln und Tensorezeptoren der Sehnenfibrillen ausgewogen sein muß. Bei einem Hypertonus der Muskulatur (Hartspann) können die Golgikörper durch Eigenregulation eine *Blockade der* γ-Motoneurone bzw. eine *Hemmung der* α*-Motoneurone* hervorrufen, um überschießende Verspannungen zu verhindern. Ähnliche Rezeptoren sind auch an *Bändern und Gelenken* als sogenannte *Ruffini-Körper* bekannt, die sowohl die Stellung der Gelenke wie auch den Spannungszustand der Bänder mitteilen. Sie verfügen ebenfalls nur über eine afferente Bahn.

Therapeutisch interessant ist, daß bei muskulären Verspannungen – evtl. in Verbindung mit Insertionstendopathien – durch starke permanente gegen den Muskelwiderstand gerichtete Dehnreize mit Hilfe einer dosierten Fingerspitzenpetrissage eine langsame Entspannung bzw. Erschlaffung der hypertonen Muskulatur im Sinne des «Klappmesserphänomens» nach Sherrington eintritt.

Auch nach isometrischen Spannungsübungen wird eine sogenannte postisometrische Relaxation (PiR) beobachtet, die eine schmerzfreie passive Dehnung in der Entspannungsphase ermöglicht. Man kann dabei von der Annahme ausgehen, daß unter der Massagetherapie der sehnigen Ansätze des Muskels (z. B. mit Querfriktionen) über die Tensorezeptoren eine Hemmung der α Motoneu-

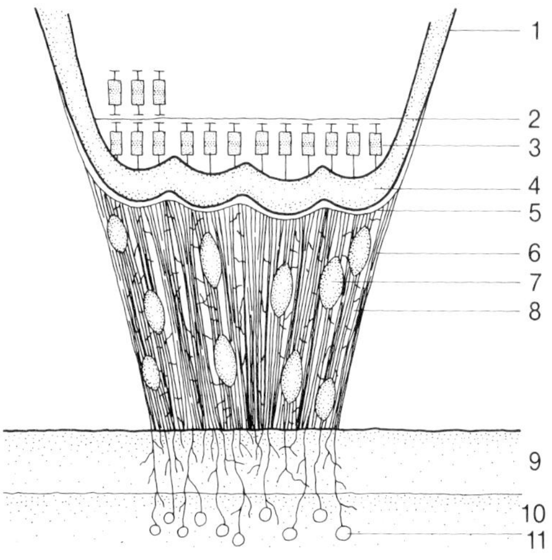

Abbildung 8: Nicht maßstabgerechte schematische Darstellung des Überganges vom Muskel/Sehne
1) Faserstrumpf
2) Z-Streifen
3) Aktin-Myosin-Filamente
4) Lamina basalis
5) Halbdesmosome (Desmosome = Haftkörper benachbarter Zellen), umgeben von Fibroblasten und interzellularer Kittsubstanz
6) Tendofibrillen mit Fibrozyten (Sehnenzellen)
7) Golgikörper (Tensorezeptoren) mit sensiblen Afferenzen
8) Interfibrilläre Haftsubstanz
9) Periost
10) Knorpelgewebe
11) Ossäre Verankerung der Sehnenfibrillen

ermöglichen (s. Abb. 10). Das venöse Blut fließt über die postkapillaren Sammelvenülen, Venolen, kleinen und großen Venen zur rechten Herzkammer zurück. Durch die Kontraktion der rechten Kammer in der Systole wird der rechte Vorhof in der Diastole gedehnt und bewirkt eine Sogwirkung auf den venösen Kreislauf. Diese Sogwirkung bezeichnet man als *Vis a fronte*. Sie kann

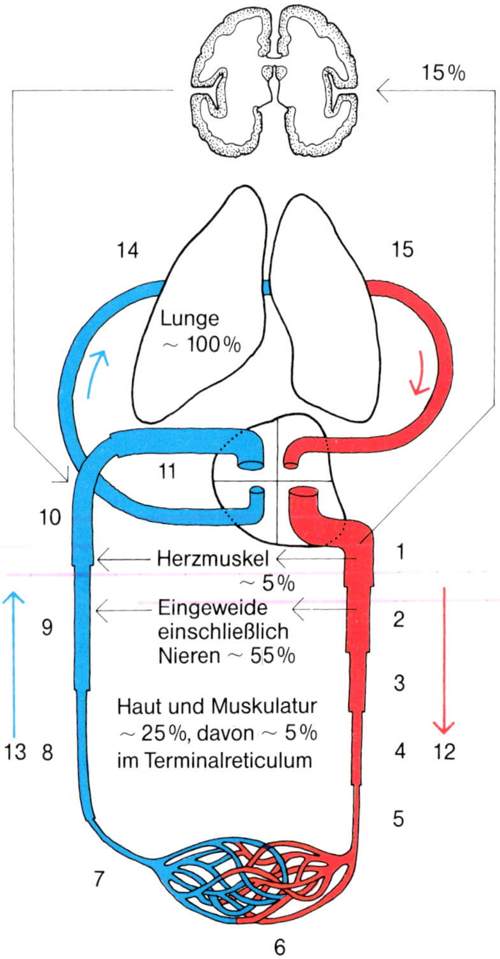

Abbildung 9: Nicht maßstabgerechter schematischer Gefäßaufbau im großen Körperkreislauf und kleinen Lungenkreislauf mit anteiliger arterieller Blutversorgung einzelner Organe von der gesamten zirkulierenden Blutmenge (~ 6 l) im Ruhezustand. Die Durchblutungsanteile sind nicht konstant und werden sich beim Verdauungsvorgang oder unter körperlicher Belastung, besonders im Bereich der Muskulatur, deutlich verlagern.

1) Aorta mit Windkesselfunktion, beginnend an der Aortenklappe der linken Kammer
2) Große Arterien
3) Kleine Arterien
4) Arteriolen
5) Arterielle Kapillaren
6) Terminalretikulum (Kapillarschlingen)
7) Postkapillare Sammelvenülen
8) Venolen
9) Kleine Venen
10) Große Venen
11) Obere große Hohlvene, endend im rechten Vorhof
12) Vis a tergo
13) Vis a fronte
14) A. pulmonalis
15) V. pulmonalis

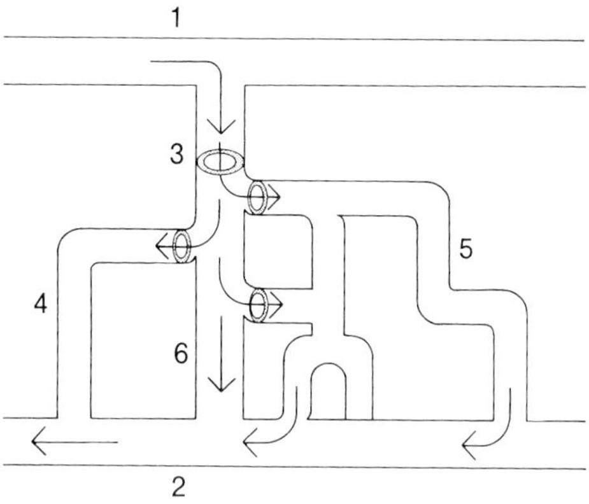

Abbildung 10: Schematische Darstellung des Terminal-Retikulums (Endstromgebiet = Arteriolen/Kapillaren/Venolen) mit vielfältigen kapillären Anastomosen, die als Netz-, Strom- oder Sphinkter-Kapillaren unter dem Oberbegriff «Schaltstücke» zusammengefaßt werden (modifiziert nach A. HAMANN)

1) Arteriole
2) Postkapilläre Sammelvenülen und Venolen
3) Strom-Kapillare mit präkapill. Sphinkter
4) Sphinkter-Kapillare
5) Netz-Kapillare
} ca. 5% der Gesamtblutmenge
6) Kurzschlußverbindungen = Anastomosen für Kollateralkreislauf

noch durch die Atmung, d. h. durch Änderung der intrathorakalen Druckverhältnisse, unterstützt werden. Das arterielle und venöse Kapillarsystem bezeichnet man zusammenfassend als Endstromgebiet bzw. als *Terminalretikulum*. Es stellt zusammen mit den Arteriolen und Venolen einen wesentlichen Ansatzpunkt der physiotherapeutischen Maßnahmen wie klassische Massage und Hydrotherapie dar. Die Durchblutungsanteile einzelner Organe sind nicht konstant und werden beim Verdauungsvorgang oder unter körperlicher Belastung, besonders im Bereich der Muskulatur (ca. 25% der Gesamtblutmenge) deutlich verlagert. (Morat-Dastre Regel) Bei der Durchführung von Ganzmassagen sind daher unbedingt cardiale Gesichtspunkte zu berücksichtigen, da dem Herzen eine vergrößerte Blutmenge angeboten wird. Bei manifester Herzinsuffizienz ist daher Vorsicht geboten. (s. S. 75, 5)

Die Regulierung der arteriellen Blutversorgung des arbeitenden Muskels geschieht im wesentlichen im Bereich der Arteriolen durch Änderung des PH-Wertes zur sauren Seite hin (Azidose), wodurch die Durchflußmenge infolge Vasodilatation vergrößert wird. Diese PH-Verschiebung wird erreicht

a) durch exogene Metaboliten wie Spurenelemente und Vitamine
b) durch endogene Metaboliten wie Gewebshormone und Fermente
c) durch den CO_2-Gehalt des Blutes.

Metaboliten sind Substanzen, die für Stoffwechselreaktionen eine unentbehrliche Rolle spielen.

a) Exogene Metaboliten

Spurenelemente haben im Muskelstoffwechsel folgende Bedeutung: Kalium (K) ist wichtig für den PH-Wert, wobei eine Hyperkaliämie den Säure/Basen-Haushalt zur sauren Seite verschiebt und eine Vasodilatation bewirkt. Im Extremfall können durch pathologische Azidose Muskelkrämpfe hervorgerufen werden. Eine Hypokaliämie führt zur Alkalose, d. h. zu einer Vermehrung der Basen im Blut und damit zur Muskelinsuffizienz. Kaliummangel entsteht z. B. durch Diuretika (Entwässerungsmittel), Antihypertonika, bei Durchfall und bei ständigem Gebrauch von Abführmitteln. Durch kaliumreiche Diät (Kartoffeln, Bananen, Trockenfrüchte, Gemüse) kann dieser Mangel günstig beeinflußt werden.

Kalzium (Ca) fördert die Kontraktilität der Muskulatur. Es ist der Antagonist vom Kalium und Magnesium. Durch Kalziummangel (Hypokalzämie) entsteht eine relative Hyperkaliämie, die somit die beschriebene Krampfbereitschaft der Muskulatur hervorruft (Tetanie).
Natrium (Na) hat keinen Einfluß auf den PH-Wert, es bindet jedoch Wasser und kann bei einer Verschiebung des K/Na-Quotienten zu Gunsten des Natrium, z. B. bei vermehrter Kochsalzaufnahme (NaCl), zur Wasserretention und damit zum Ödem im Gewebe führen. Bei Herzinsuffizienz und Hypertonie ist daher NaCl-Beschränkung erforderlich.
Außerdem ist Natrium in Verbindung mit Kalium zur Entstehung des Spannungspotentials im Bereich der motorischen Endplatte erforderlich. Kalium liegt im wesentlichen intrazellulär und ist elektrisch positiv geladen. Natrium liegt extrazellulär und ist ebenfalls elektrisch positiv geladen, wobei die Mengendifferenz das Ruhepotential in der Muskelzelle erzeugt. (s. S. 26)
Magnesium (Mg) spielt u. a. bei der Freisetzung von Azetylcholin an den Synapsen und als Ca-Antagonist eine große Rolle. Die vielseitigen Wirkungen dieses Minerals sind noch nicht völlig geklärt. Bei Mg-Mangel unterscheidet man im wesentlichen eine allgemeine, vorwiegend vegetative Form (Nervosität, Müdigkeit, Konzentrationsschwäche, Schwindel, Übelkeit, Erbrechen, Hyperreflexie u. a.) von einer lokalen muskulären, tetanischen Form mit Muskelspastik und Parästhesien.
Bei Muskelarbeit entsteht durch vermehrten Sympathikotonus die ergotrope Phase im Sinne einer Leistungssteigerung. Es kommt zu einer vermehrten Anspannung der Muskelfaser und zwangsläufig durch Adrenalinausschüttung zu einer an sich konstriktiven Wirkung auf die versorgenden Gefäße der arbeitenden Muskulatur. Durch lokale Anhäufung von Milchsäure infolge unvollständiger Kohlenhydrat (KH)-Verbrennung in der anaeroben Phase des Energiestoffwechsels wird der PH-Wert zur sauren Seite verschoben und eine Gewebsazidose erzeugt, durch die eine Vasodilatation im Arbeitsgebiet der Muskulatur gesichert wird. Zusätzlich werden endogene Metaboliten, also Gewebshormone (cholinergische Stoffe) freigesetzt, die diesen Vorgang unterstützen. Hierbei ist wichtig, daß die Blutzufuhr in untätigen Muskelgebieten reflektorisch gedrosselt wird, damit einerseits möglichst viel frisches Blut der arbeitenden Muskulatur zur Verfügung gestellt wird, andererseits auch einem evtl. Kollaps durch zu starke Verlagerung der zirkulierenden Blutmenge in die Peripherie vorgebeugt wird. Bei verstärkter Muskelarbeit kann die Blutversorgung von inneren Organen ebenfalls reflektorisch herabgesetzt werden. Man sollte daher keine größeren körperlichen Anstrengungen nach den Mahlzeiten durchführen und unter therapeutischen Gesichtspunkten keine Massage nach dem Essen verabreichen. (Morat-Dastre-Regel – M. D. R. = gegensinnige Durchblutung zwischen Körperperipherie einschl. Herzkranz-/Nierengefäßen und Kesselgebiet des Körperinnern).

b) Endogene Metaboliten

Als weiteres wichtiges System greift das vegetative Nervensystem (VNS) durch Einwirkung auf die Vasomotoren mit in die Gefäßregulation ein. Für diesen Vorgang ist die Ausschüttung von Gewebshormonen erforderlich, wobei vasodilatorisch wirkende Hormone (cholinergische Stoffe) von den Katecholaminen, den vasokonstriktiven Hormonen, zu unterscheiden sind.
Zu den cholinergischen Stoffen zählt man das Azetylcholin, den sogenannten Vaguswirkstoff, der auch als «Wärmetransmitter» oder «Neurotransmitter» bezeichnet wird, also durch Wärmeanwendungen eine Hyperämie bzw. ein besseres nervales Leitvermögen herbeiführt. Weiter ist das Histamin zu nennen, das ebenfalls eine Gefäßdilatation hervorruft, allerdings verbunden mit einer vermehrten Permeabilität der Gefäßwand, die evtl. ein perivasales Ödem bewirken kann, wie z. B. bei einer Allergie. Umgekehrt können auch andere Stoffe aus der Gefäßumgebung durch Filtration resorbiert werden, ein Vorgang, der z. B. bei der Friktion oder Gelotripsie von Bedeutung ist. Hier kommt es zu einem mechanisch ausgelösten Zellverfall, der über die sogenannten Mastzellen eine Histaminfreisetzung bedingt. Dadurch werden denaturierte Eiweißkörper (Gel) in die Blut- und Lymphbahn resorbiert und rufen die chemisch bedingte Allgemeinreaktion der klassischen Massage im Sinne einer Umstimmung oder Roburierung hervor. Auch die Fermentdiagnostik im Serum

kann durch Erhöhung der Transaminasen (s. S. 61) eine Veränderung erfahren und bei Pseudostenokardien evtl. zu einer diagnostischen Fehlbeurteilung führen.
Eine entgegengesetzte Reaktion bewirken die Katecholamine, also Adrenalin, Nor-Adrenalin sowie Serotonin oder Hypertensin. Diese Stoffe werden z. B. durch Kaltreiz freigesetzt und bewirken bei hoher Freisetzung, z. B. im Streß durch Reizung der α-Rezeptoren der Gefäßwände eine Vasokonstriktion. Adrenalinabkömmlinge werden bei lokalen Anästhesien eingesetzt, um die örtliche Blutung durch Vasokonstriktion möglichst gering zu halten, aber auch als Kreislaufmittel bei hypotonen Zuständen. «Herzanfälle» können bei lokaler Betäubung vor Zahnextraktionen auftreten, wenn dem Anästhetikum Adrenalin beigegeben wird, um die spätere Blutung zu verringern.
Durch vermehrte Freisetzung von adrenergischen Stoffen z. B. unter Streßeinwirkung, bei vegetativ labilen Patienten oder Patienten mit einer ungenügenden Koronarreserve (KHK = koronare Herzkrankheit) bewirkt die Erregung der sog. B_1-Rezeptoren am Herzen eine Tachycardie mit folgender koronarer Mangeldurchblutung. Es kommt somit zur Angina pectoris. (s. S. 34)
F. Hoff hat bewiesen, daß *durch klassische Massage cholinergische Stoffe*, wie z. B. Histamin, freigesetzt werden und zu einer Hyperämie führen. Wenn man vor und nach einer klassischen Massage einem Patienten Blut abnimmt und anschließend Serum gewinnt, so wird dieses Serum, das nach einer Massage gewonnen wurde, bei einem anderen Patienten intrakutan injiziert, zu einer um ca. 50% deutlicheren Quaddelbildung führen. Diese Quaddelbildung kann durch das freigesetzte Histamin erklärt werden. Die Quaddelbildung im Kontrollversuch ohne vorherige Massage ist wesentlich geringer. Sie bleibt nach *Faröк* aus, wenn die behandelte Extremität vor der Massage abgeschnürt wurde, so daß keine Gewebshormone vom Körper resorbiert werden konnten.

c) CO_2-Gehalt des Blutes

Bei Muskelarbeit wird O_2 verbraucht. Durch Verminderung des O_2-Partialdruckes und Herabsetzung der O_2-Sättigung des Gewebes kommt es zu einer Erhöhung des CO_2-Partialdruckes, die zu einer vermehrten Azidose führt und damit zur Vasodilatation. Für den *O_2/CO_2-Austausch* sind die *Kapillarschaltstücke des Terminalretikulums* verantwortlich (s. Abb. 10, S. 21) die den Umschlagpunkt zwischen Arterien und Venen darstellen. Außerdem bewirkt die Erhöhung des CO_2 im Blut einen Reiz auf das Atemzentrum und damit eine Vertiefung der Atmung.

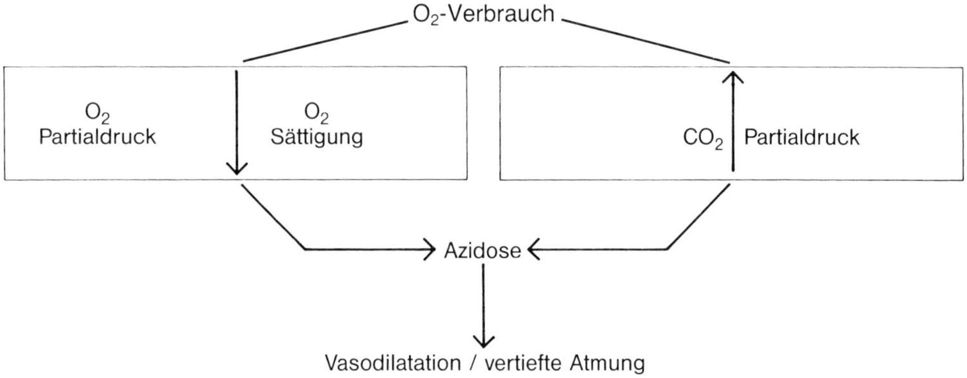

Abbildung 11: Schema des Gasaustausches bei Muskelarbeit

Bei Verabreichung von physiotherapeutischen Maßnahmen muß man berücksichtigen, daß Alkohol eine «Lähmung» der Gefäße in Dilatation bewirkt und Nikotin, besonders bei vegetativ labilen Patienten, eine «Lähmung» in Konstriktion. Es kann somit eine paradoxe Gefäßreaktion ausgelöst werden.

Schema der vaskulären physiologischen Vorgänge bei Muskelarbeit

I. Entstehung einer Vasodilatation durch Azidose:
   1. Durch Milchsäurebildung in der anäroben Phase der Muskelkontraktion bei Eingehen einer lokalen O_2-Schuld
   2. Durch exogene Metaboliten, z. B. Kalium
   3. Durch endogene Metaboliten (cholinergische Stoffe/Vagus-Wirkstoffe)
   4. Durch Verschiebung der Relation des CO_2- zum O_2-Partialdruck zu Lasten des O_2-Druckes

   Die Folge ist ein vermehrtes Blutangebot, eine lokal verlangsamte Strömung und eine bessere O_2-Utilisation.

II. Entstehung einer Vasokonstriktion durch Katecholaminausschüttung:
   Dieser Vorgang wird im wesentlichen durch Sympathikus-Wirkstoffe (Adrenalin und andere) ausgelöst, die in der ergotropen Phase (Arbeitsphase), aber auch im Streß abgegeben werden. Sie führen über die Vasomotoren zu einer Vasokonstriktion und einer Drosselung in nicht arbeitenden Gebieten der Körperperipherie.

Die Nervenversorgung

Das zweite große lebenswichtige System im Muskel stellt die Nervenversorgung dar, die motorisch, sensibel und vegetativ gegeben ist.

a) Motorische Nervenversorgung

Die motorischen Willkürbewegungen gehen von der Großhirnrinde aus, führen über die Pyramidenbahn und nehmen in der Endphase als sogenannte myoneurale Verbindung ihren Weg von den α- und γ-Motoneuronen des Vorderhorns zu den motorischen Endplatten des Muskels. Die Synapsen – also die Kontaktstellen zwischen Nervenleitbahn (Neuron) oder Fortsätzen von Nervenzellen (Axon) und Erfolgsorgan (Effektor) – sind am Muskel zahlenmäßig unterschiedlich vorhanden, je nach motorischer Wichtigkeit des Muskels. Die Innervation der Synapsen geschieht von den motorischen Vorderhörnern, wobei eine Vorderhornzelle mehrere tausend Muskelfasern versorgen kann. Lediglich bei Muskeln mit ausgesprochener Feinmotorik, z. B. Augenmuskeln, werden nur 5–20 Muskelfasern von einer Vorderhornzelle versorgt (s. S. 14). Die Synapsen lösen die Kontraktion aus, die an den Muskelfibrillen nicht in toto (nicht insgesamt) sondern phasenweise in Form von Wellen abläuft, wobei gewisse chemische Veränderungen im Innern der Fibrille beschrieben werden. Die Kontraktion der Muskelfaser wird elektrisch unter Freisetzung von Azetylcholin an den Vesikeln der Synapsen nach dem «Alles oder Nichts»-Gesetz ausgelöst. (s. Abb. 2, Seite 10) Azetylcholin ist erforderlich, um die Zellpermeabilität als Voraussetzung des Stromflusses zu ermöglichen sowie über die Vasodilatation O_2 für den Energiehaushalt bereitzustellen. Bei fehlender Azetylcholinausschüttung kommt es zur sogenannten Synapsen-Ermüdung, und damit zu einer Muskelinsuffizienz. Außer der Freisetzung des Azetylcholins wird weiter Kalzium benötigt, das für die Kontraktilität der Faser von Bedeutung ist. Nach Beendigung der motorischen Impulse wird das Azetylcholin durch die Cholinesterase zu Cholin und Essigsäure abgebaut.

Curare, das Pfeilgift der Indianer, ist das Gegenmittel des Azetylcholins. Es führt zu einer Bewegungsunfähigkeit der Muskulatur durch Blockierung der motorischen Innervation infolge Hemmung der Azetylcholinausschüttung bei völlig erhaltenem Sensorium. Curare wird medizinisch in der Narkosetechnik verwandt, um beim Patienten eine völlige Relaxation (Muskelentspannung) zu erzielen.

Durch pathologische Erhöhung der Cholinesterasen entsteht das Krankheitsbild der *Myasthenia gravis pseudoparalytica*. Es handelt sich dabei um eine pathologisch gesteigerte Ermüd-

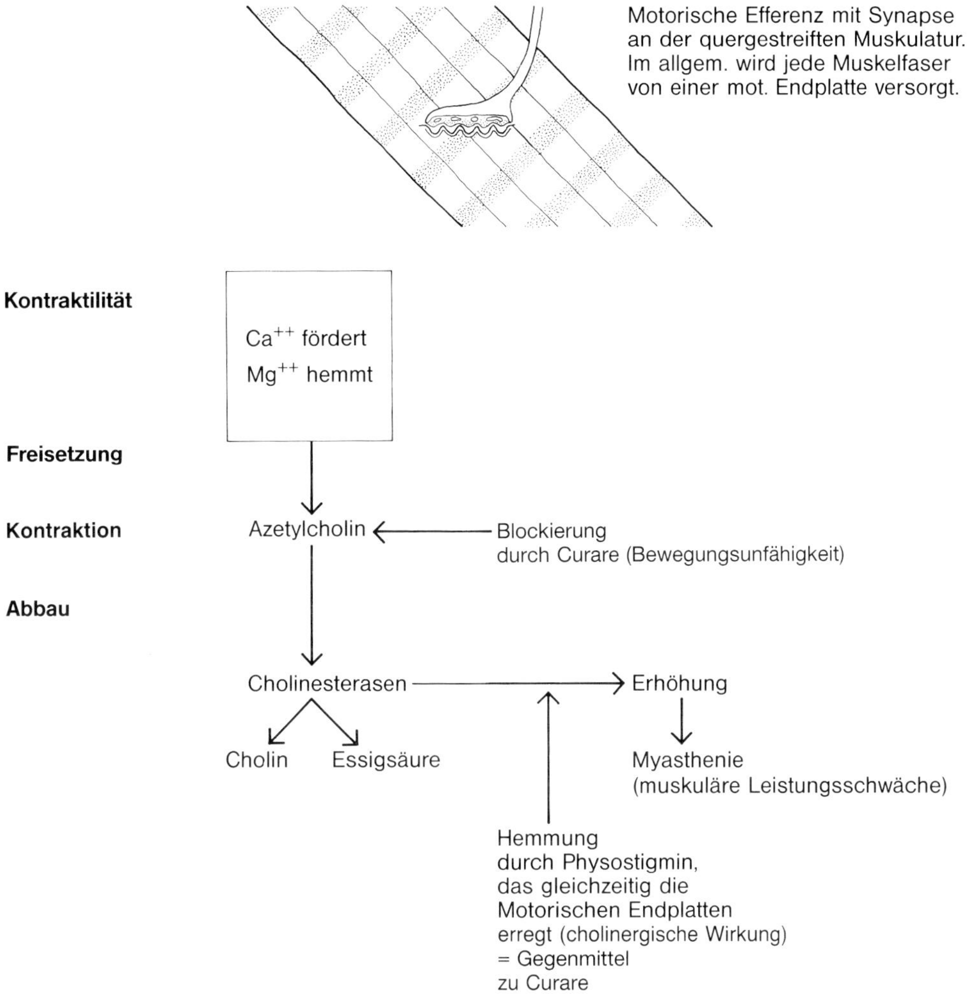

Abbildung 12: Vereinfachte schematische Darstellung physiologischer humoraler und elektrolytischer Vorgänge beim Ablauf der motorischen Innervation.

barkeit der Muskulatur, die relativ rasch zur «Ermüdungslähmung» führt und zum Zusammenbruch der Stütz- und Haltefunktion der Muskulatur. Durch Atemlähmung sind auch tödliche Ausgänge bekannt. Durch das Medikament Prostigmin kann die gesteigerte Ausschüttung der Cholinesterasen blockiert und damit der Zusammenbruch der Muskulatur verhindert werden.

Zur Muskelkontraktion kommt es durch Änderung der elektrischen *Miniaturendplattenpotentiale* an den *Synapsen* (s. S. 15). Es entsteht ein elektrisches Spannungsfeld infolge Mengendifferenz der Ionen zwischen den positiv geladenen vorwiegend extrazellulären Natrium-Ionen und den ebenfalls positiv geladenen vorwiegend intrazellulären Kalium-Ionen, die durch das elektrisch negativ geladene Myosin im Zellinnern gebunden werden. Intrazellulär befinden sich etwa 40–50mal mehr K-Ionen als außerhalb der Zellen, während sich Na-Ionen etwa 3–10mal mehr extrazellulär

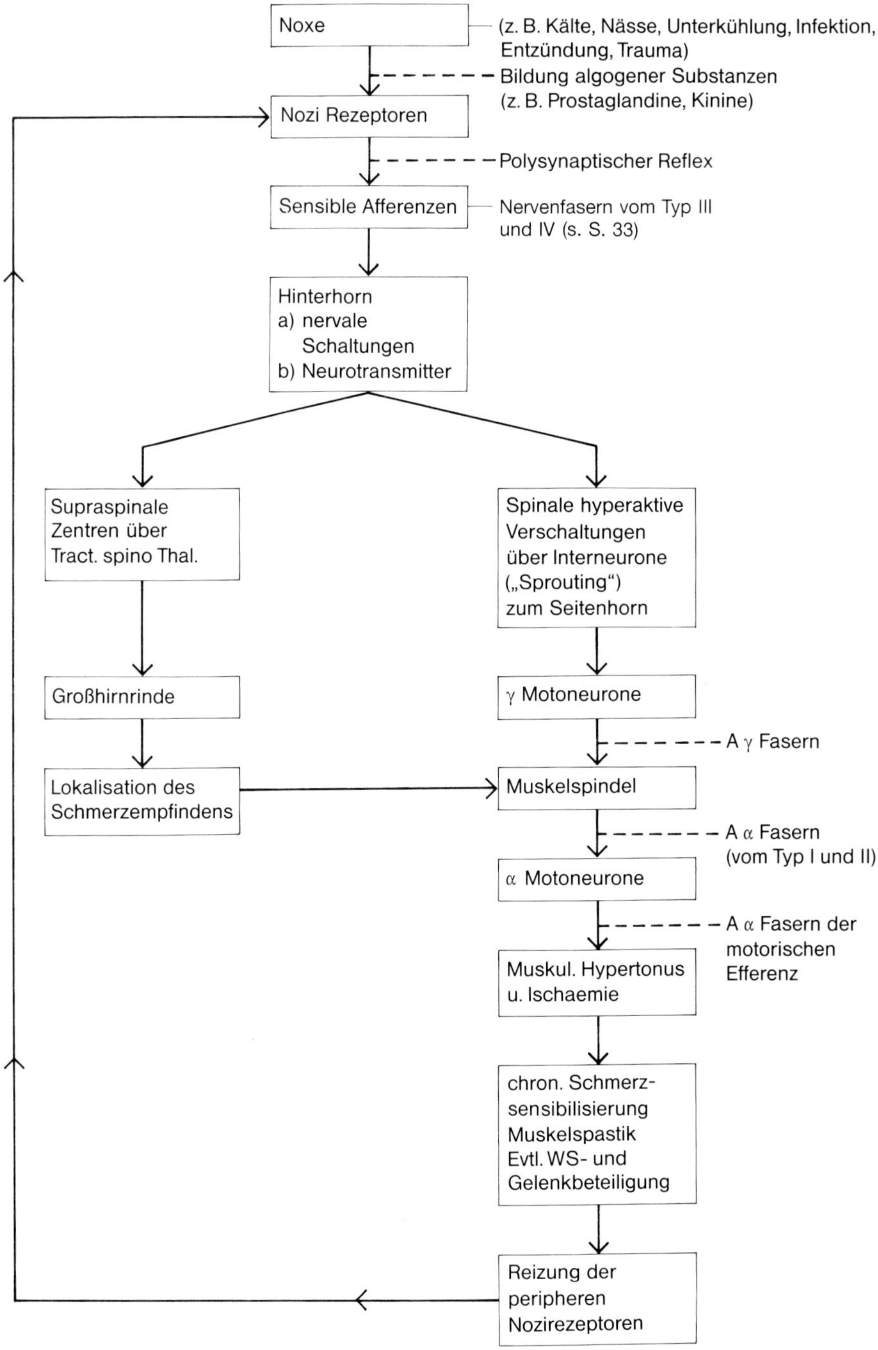

Abbildung 15: Grobschematische Darstellung der Reaktionskette von Schmerzentstehung, Schmerzablauf und Übergang zum Dauerschmerz im Sinne eines Circulus vitiosus

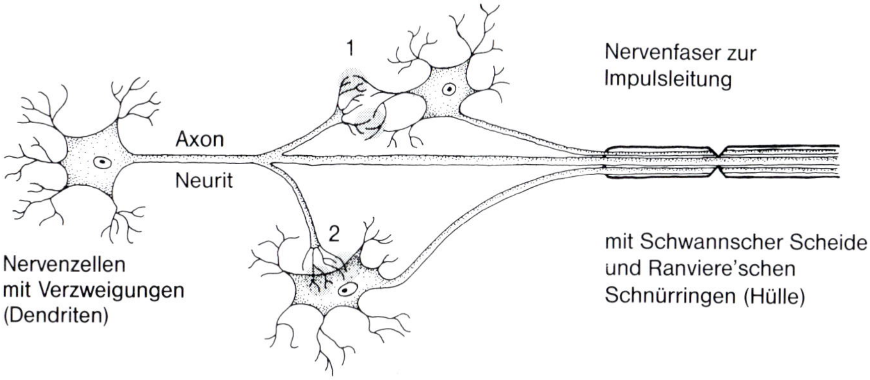

Abbildung 16: Axon-Reflex – Anatomische Kurzschlußmöglichkeiten (modifiziert nach Bartels)
1) Axodendral (von Zweig zu Zweig)
2) Axosomatisch (von Zweig zu Zellkörper)

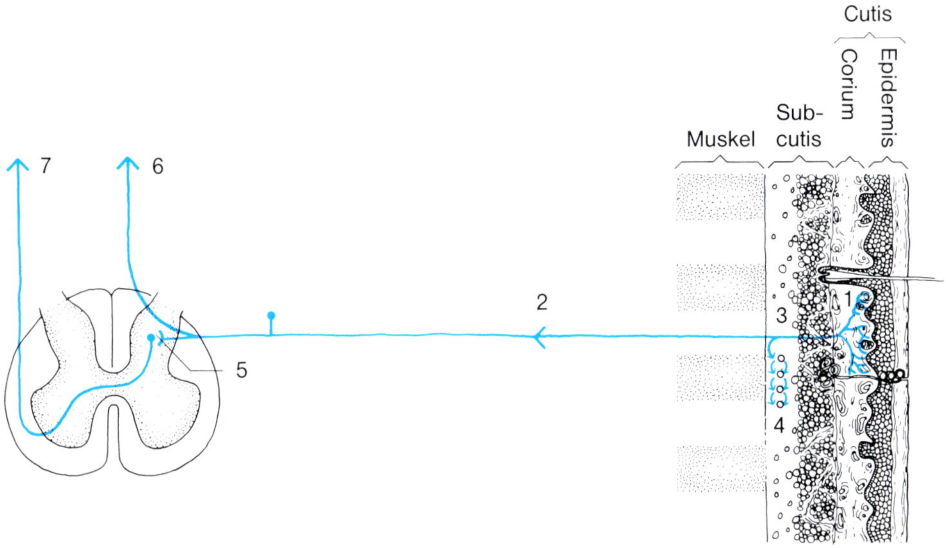

Abbildung 17: Ablauf des Axon-Reflexes und der Schmerzleitung in schematischer Darstellung
1) Nozirezeptoren in der Körperdecke
2) Gemischter Spinalnerv mit sensibler Afferenz (C-Fasern)
3) Nervale Kurzschlüsse (Synapsen) mit Kollateralen am Gefäßsystem
4) Gefäße (Arteriolen)
5) Hinterhorn mit gate control
6) Tractus spino bulbaris – (Hinterstrangbahn)
7) Tractus spino thalamicus – (Vorderseitenstrangbahn) = Schmerzleitung

Synapsen im sensiblen Hinterhorn geleitet. Durch schwach dosierte Massagereize können Erregungen über schnell leitende markhaltige A Delta Fasern mit einer Nervenleitgeschwindigkeit von ca. 20 m/sec. über sensible Hautafferenzen ausgelöst werden, die über den sensorischen Imput das Tor (gate) im Hinterhorn teilweise oder ganz verschließen und damit eine Schmerzweiterleitung hemmen (s. Abb. 207, S. 183)

Bei der Schmerzübertragung durch algogene Substanzen spielen neben den beschriebenen nervalen Impulsen auch Neurotransmitter eine wesentliche Rolle. Man nimmt an, daß Endorphine (s. S. 55) die Substanz P (Transmittersubstanz für die Schmerzauslösung) sowohl zentral wie peripher blockieren können und damit analgetisch wirken. Serotonin dient bei diesem Vorgang als Überträgerstoff.

Beide Substanzen (P und Serotonin) wurden nicht nur im ZNS sondern auch in Zellen des VNS gefunden, womit bewiesen ist, daß ein Schmerzgeschehen nicht nur somatisch auf grund eines Körperbefundes, sondern auch vegetativ, funktionell ausgelöst und unterhalten wie auch reflektorisch manuell positiv beeinflußt werden kann. (S. Kapitel Manager und Psychosomatik, S. 73). Eine weitere Theorie besagt, daß durch starke Massagereize im Schmerzgebiet bestimmte Hirnareale eine absteigende hemmende Wirkung auf das beschriebene Tor-System im Rückenmark ausüben und damit ebenfalls schmerzdämpfend wirken können.

Schmerzempfindungen sind grundsätzlich keineswegs negativ zu werten. Sie sollen den Organismus vor *Gefahren und Schäden* warnen und sind häufig *mit motorischen Bahnen* (schmerzverzerrte krampfhafte Haltung) und *vegetativen Bahnen* (erhöhter Sympathiko-Vago-Tonus mit Blutdruck- und Pulsbeschleunigung, Blässe, Schwitzen etc.) gekoppelt. Neben der Einwirkung von Schmerzen auf Zentren im Gehirn können Schmerzen aus dem Bereich der Körperperipherie auch auf kurzgeschlossenem Wege über den Axonreflex Hautdurchblutung und Gewebsstoffwechsel negativ beeinflussen. Bei allen diesen pathologischen Vorgängen stellt die Massage einen wesentlichen therapeutischen Faktor dar, da sie die Schmerzempfindung hemmt und durch Vasodilatation zu einer Mehrdurchblutung, Entschlackung und verbesserten Gewebsernährung führt. Im folgenden werden Kurzschlußmöglichkeiten im Rahmen des Axonreflexes anatomisch und schematisch dargestellt.

Die Reizung der sensiblen Bahnen kann aber auch innerhalb des gesamten afferenten Nervenverlaufs entstehen und z. B. durch Kompression zu neuralgischen Schmerzen führen. Auch eine segmentale Projektion von Schmerzen innerer Organe auf hyperalgetische Zonen der Haut und Muskulatur (Head und Mackenzie) ist bekannt. (s. Bindegewebsmassage S. 183 und 205) In der Körperdecke finden sich weiter die Meißner'schen Tastkörperchen, die taktile Reize weitergeben (z. B. Effleurage, Ruhmannsche Tastmassage), die Krause'schen Endkolben als Kälterezeptoren und die Ruffini-Körper, die für die Wärmeempfindung zuständig sind. Bei der Thermotherapie durch hydrotherapeutische Anwendungen sind Kurzschlußmöglichkeiten über den Axonreflex auf die Vasomotoren ebenfalls möglich.

In diesem Zusammenhang soll darauf verwiesen werden, daß algetische (schmerzauslösende) Faktoren nicht nur neuro- sondern auch vasoaktiv sind. Sie führen zu einer Vasodilatation und einer vermehrten Gefäßwandpermeabilität. Es kommt zu einer hydro-chemischen Veränderung im Interstitium durch Plasmaaustritt einschl. pathogener biochemischer Substanzen und damit zu einem zusätzlichen Reiz auf die Nozirezeptoren.

Ziel der Physiotherapie muß es also sein, den Teufelskreis des Schmerzgeschehens von der Peripherie her zu durchbrechen. Das kann z. B. durch Detonisierung und Hyperaemisierung der Muskulatur erfolgen, also durch klassische Massage und Hydrotherapie bzw. durch balneotherapeutische Maßnahmen, um damit den Schmerzautomatismus nerval und biochemisch zu blockieren. Therapeutische Beachtung muß auch das bereits beschriebene lokale perivasale Oedem aufgrund der vermehrten Gefäßwandpermeabilität finden, das in Form von Kälteanwendungen mit in die Therapie einbezogen werden sollte.

Die nervalen Mechanismen können zur Unterstützung der physikalischen Therapie auch medikamentös symptomatisch durch Muskelrelaxantien im Sinne einer Impulshemmung beeinflußt werden. Nebenwirkungen sind dabei jedoch u. a. eine starke Sedierung und eine Schwächung der

gesunden, nicht betroffenen Muskulatur. Der Einsatz der therapeutischen Lokalanaesthesie mit Hilfe von Impletolquaddeln kann die pathologische Reaktionskette an den Nozi-Rezeptoren in der Peripherie unterbrechen.
Auf die Wechselbeziehungen zwischen Schmerzen, Muskulatur und Psyche wird in Kapitel Massage und Psychosomatik (S. 73) noch näher eingegangen.

c) Autonome Nervenversorgung

Die autonome Versorgung dient der Tonusregulierung der Muskulatur. Von den vegetativen Zentren wird die Muskelspindel über die γ-Schaltung des Vorderhorns innerviert, die die vegetative Eigenregulation vornimmt. Die Muskelspindeln liegen anatomisch in den Faszikeln parallel zu den Muskelfasern in unterschiedlicher Zahl, je nach funktioneller Aufgabe des Muskels. Sie bestehen im wesentlichen aus halbflüssiger intrafusaler Muskulatur, die von einem Lymphraum und einer bindegewebigen Hülle umgeben ist. An den Enden der Spindeln befinden sich kontraktile Elemente, die über die γ-Motoneurone des Vorderhorns innerviert werden und durch Kontraktion eine Dehnung der Spindel auslösen. Zentral befindet sich ein Dilatorezeptor (Dehnungsfühler), der auf Dehnung hin «feuert» und den Muskeltonus bestimmt. Man spricht hier vom Eigenreflexapparat oder monosynaptischen Reflex der Muskulatur, weil Rezeptor und Effektor, d. h. Empfänger und Erfolgsorgan (Spindel und motorische Endplatte) in einem Muskel liegen und nur einmal im Vorderhorn über die α-Motoneurone bei Hemmung der γ-Motoneurone umgeschaltet werden. Dieser Reflex dient der unwillkürlichen aufrechten Haltung und garantiert die Balance des Körpers. Diagnostisch ist er für den Arzt von Bedeutung z. B. bei der Auslösung des PSR (Patellarsehnenreflex) oder des ASR (Achillessehnenreflex), um die Funktion bestimmter Rückenmarksabschnitte zu überprüfen. (s. S. 45/46) Durch erhöhte übergeordnete Einflußnahme von vegetativen Zentren können Eigenreflexe über Seitenhorn und γ-Schaltung (Starterfunktion für α-Schaltung) verstärkt werden.
Bei der «Reflexsteuerung» spielt die sogenannte Renshaw-Hemmung eine Rolle, die auf Seite 50, Abb. 32, beschrieben wird.

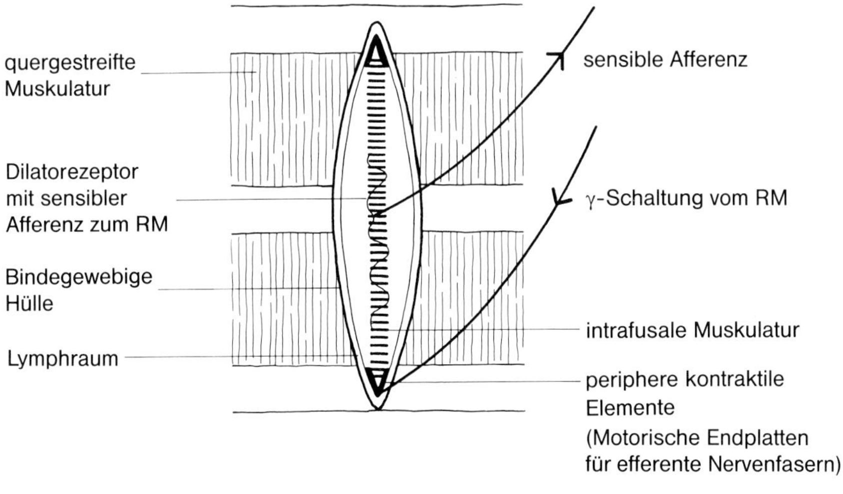

Abbildung 18: Vereinfachte schematische Darstellung einer Muskelspindel im Längsschnitt (ca. 3 mm lang und 0,2 mm dick)

Das Gamma (γ) System

Das γ System wird neben der spinalen Steuerung auch über die Pyramidenbahn gehemmt. Bei einer *Apoplexie* kommt es somit zu einer Enthemmung des γ Systems und damit zu einer Hyperaktivität des α Systems, deren Ergebnis die periphere Muskelspastik ist.

Das γ System kann durchaus auch *psychisch* beeinflußt werden. Der Depressive läßt leicht «den Kopf hängen» oder hat «die Angst im Nacken». Der Muskeltonus wird also psychisch über die γ MN entweder gehemmt oder verkrampft. Beifall eines Publikums kann über vegetative Stimulierung zur muskulären und mentalen Leistungssteigerung führen. Andererseits können Gleichtönigkeit und Monotonie einer Stimme auch zu einer muskulären Erschlaffung führen, da die tonusregulierende Funktion des γ Systems außer Kraft gesetzt wird. Bei langweiligen Vorträgen sinkt der Kopf schon einmal auf die Brust.

Eigenreflexbogen (monosynaptisch/spinal/direkt)

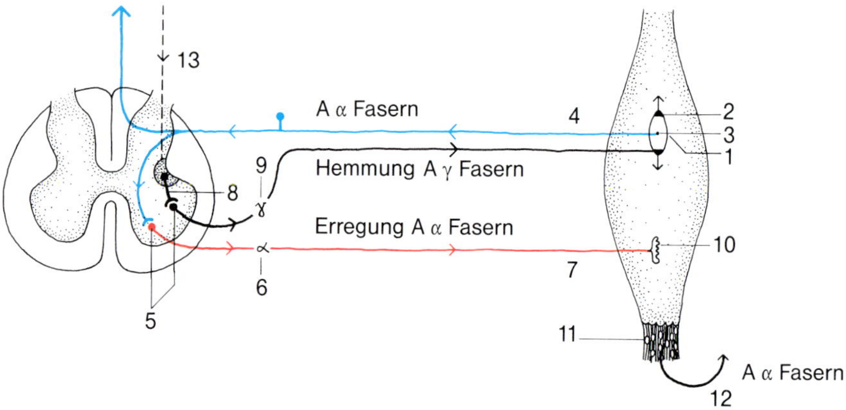

Abbildung 19: Eigenreflexbogen

1) Muskelspindel mit bindegewebiger Kapsel
2) Kontraktile Elemente der intrafusalen Muskulatur (motorische Endplatten)
3) Sensorische Nervenfasern mit Dilatorezeptoren (Dehnungsfühlern)

(1–3:) «sensorisches Organ» der Muskulatur, das eine Erregung der Agonisten und eine Hemmung der Antagonisten durch «Feuerung» bewirkt. Auslösung durch Dehnung

4) Sensible Afferenz
5) Umschaltung im Vorderhorn
6) α-Schaltung zur motorischen Endplatte mit Renshaw-Hemmung
7) Motorische Efferenz
8) Interneuron
9) γ Schaltung zu den kontraktilen Elementen der Spindel (Spindelefferenz)
10) Motorische Endplatte = Effektor
11) Golgikörper der Sehne
12) Sensible Afferenz der Golgikörper (s. S. 51)
13) Vegetative Innervation der γ Motoneurone über die Seitenhornschaltung mit reflektorischer Muskeltonusbeeinflussung (s. auch S. 45)

Nervenfasern

Anatomisch unterscheidet man 4 Nervenfasertypen:

Typ I und II	sogenannte «dicke» markhaltige Fasern (Aα und A Beta), die z. B. die Muskelspindeln (s. Nr. 3) und Golgi Sehnenorgane (s. Nr. 6) innervieren.
Typ III und IV	vorwiegend «feine» markarme oder marklose Fasern, die z. B. die Sensibilität vermitteln (A Delta und C Fasern).

Im physiologischen Bereich ist die Nervenleitgeschwindigkeit nach Aufgabenstellung unterschiedlich, wobei die Grundregel gilt, daß die Leitgeschwindigkeit umso größer ist, je dicker die Faser anatomisch ist.

A Alpha (α) Fasern	Sensible Skelettmuskel- und Spindelefferenz, motorische Efferenzen, ca. 100 m/sec.	Gr. I u. II
A Beta (β) Fasern	Hautafferenzen, z. B. Tastsinn, ca. 50 m/sec.	
A Gamma (γ) Fasern	Spindelefferenz, ca. 20 m/sec.	
A Delta (δ) Fasern	Hautafferenzen, z. B. «schneller» Schmerz, Temperaturempfinden, ca. 20 m/sec.	Gr. III
B Fasern	vegetative praeneurale dünne, markarme Fasern, ca. 10 m/sec. (s. S. 175)	
C Fasern	Hautafferenzen für «langsamen» Schmerz und vegetative postneurale marklose Fasern, ca. 1 m/sec. (s. S. 175)	Gr. IV

Abschließend soll noch einmal zusammenfassend die gesamte nervale Versorgung der quergestreiften Muskulatur und der Sehnen im Schema dargestellt werden, wobei im wesentlichen 2 Gruppen von Rezeptorentypen unterschieden werden. Die Alpha (α) 1+2 und Beta (β) 1+2 Rezeptoren lösen mit Hilfe von Transmitterstoffen unterschiedliche Wirkungen aus:

α 1 Rezeptoren bewirken an der Gefäßmuskulatur eine Kontraktion.

β 1 Rezeptoren lösen am Herzen einen Frequenzanstieg (positive Inotropie) und eine Zunahme der Kontraktilität (positive Chronotropie) aus.

β 2 Rezeptoren bewirken eine Atonie der glatten Muskulatur und damit eine Vasodilatation.

Katecholamine bewirken beim Herzgesunden durch Reizung der β 1 Rezeptoren eine Erhöhung der cardialen Leistungsbereitschaft bei genügender Koronarreserve. Beim Herzkranken (KHK) resultiert aus dem Frequenzanstieg ein O_2 Defizit im Koranarbereich, da die Koronarreserve dem Erfordernis nicht mehr entsprechen kann (s. S. 22).

Nozirezeptoren

Die Lokalisation der Nozirezeptoren ist zum Teil noch ungeklärt. Offenbar sind die Schmerzpunkte anatomisch unterschiedlich innerhalb der einzelnen Organsysteme verteilt. Nachgewiesen wurden sie zum Beispiel in der Haut, der Muskulatur, den Faszien, Bändern, Sehnen, Gelenkkapseln und im Periost sowie in der Adventitia der kleinen Gefäße. Von dort ziehen jeweils dünne afferente markarme Fasern (A Delta der Gruppe III) = «Erstschmerz» und marklose Fasern (C der Gruppe IV) zum Hinterhorn des Rückenmarks = «Zweitschmerz».

Wissenschaftlich unterscheidet man 3 verschiedene Rezeptorentypen, die jeweils auf mechanische, chemische und thermische Reize unterschiedlich ansprechen (s. S. 27).

Zur Verdeutlichung sollen folgende Schemata die Vorgänge des Energiegewinns und -rückgewinns in vereinfachter Form darstellen:

Zuckerstoffwechsel

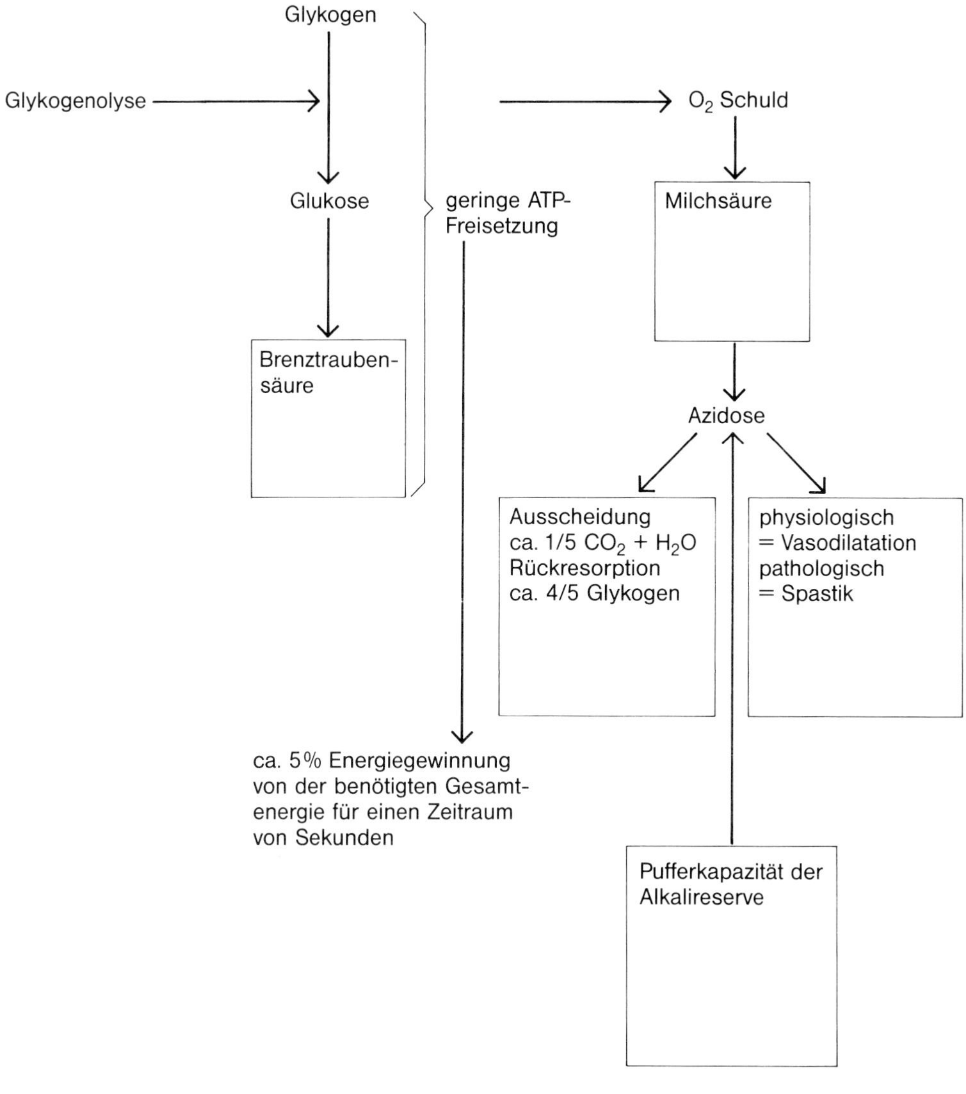

Abbildung 21: Vereinfachtes Schema der 1. Phase der Energiegewinnung

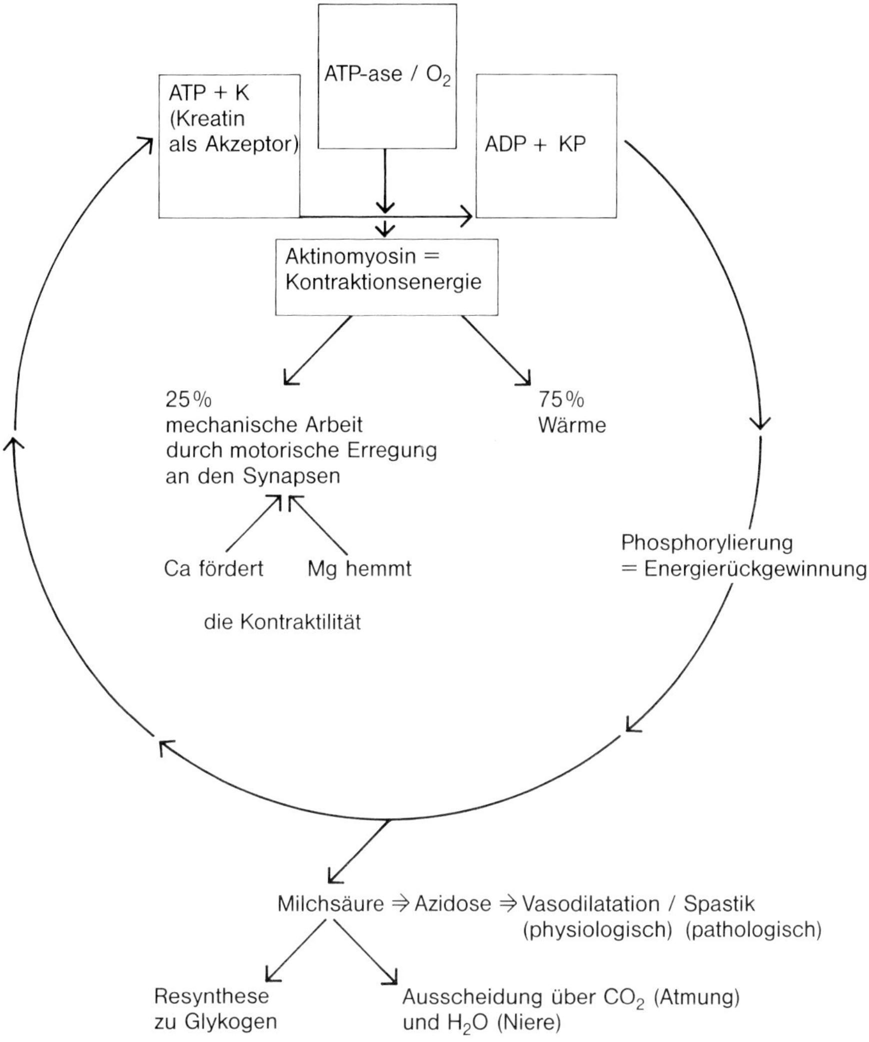

Abbildung 22: Vereinfachte schematische Darstellung der 3. Phase des Energiegewinns

Allgemeine Massagelehre

Nachdem in der Einführung auf die Geschichte der klassischen Massage und auf die Anatomie und Physiologie der quergestreiften Muskulatur eingegangen wurde, soll im Folgenden die allgemeine Massagelehre abgehandelt werden.
Die Massage stellt einen wichtigen Bestandteil der Physiotherapie dar und wird als klassische Massage, Bindegewebsmassage und Unterwasserdruckstrahlmassage an den Massageschulen gelehrt. Als Faustregel gilt im allgemeinen, daß bei Erkrankungen der quergestreiften Muskulatur die klassische Massage und bei vorwiegend funktionellen Erkrankungen der glatten Muskulatur die Bindegewebsmassage eingesetzt wird. Akute Myalgien, Ankylosen, Kontrakturen, bestimmte Verletzungen und sogenannte Entmüdungsbehandlungen nach sportlichen Einsätzen werden mit der Unterwasserdruckstrahlmassage behandelt. Diese Faustregel stellt natürlich für den Lernenden eine bewußte Vereinfachung dar und wird vom erfahrenen Masseur sicher modifiziert. Spezielle Massagemethoden werden im Rahmen von Fortbildungskursen vermittelt. So gewinnt die manuelle Lymphdrainage (MLD), die auf den dänischen Biologen Dr. Vodder zurückgeht, 1932 konzipiert und 1966 in der Arbeit «Die MLD und ihre medizinischen Anwendungsgebiete» veröffentlicht wurde, immer mehr an Bedeutung. Sie dient vorwiegend der Entstauung, Entschlakkung und Regeneration des Gewebes.
Gläser und Dalicho publizierten 1952 in der DDR die Segmentmassage, die funktionelle Wechselbeziehungen auf Grund von modifizierten Handgriffen der klassischen Massage zwischen Körperdecke und inneren Organen darstellt. Die Periostmassage geht seit 1953 auf Vogler in Berlin zurück, der über eine manuelle Behandlung des Periostes eine reflektorische Beeinflussung ferngelegener Organe besonders im Beckenbereich erzielt. Weitere Sonderformen der Massage, wie Fußsohlenreflexbehandlung, Akupressur und andere bleiben ebenfalls einer Sonderausbildung vorbehalten und sollen hier nicht weiter besprochen werden.
Wie schon im Vortext erwähnt, wird seit Ling und Hoffa die klassische Massage gern mit der Bewegungstherapie bzw. mit der gezielten Übungsbehandlung kombiniert. Man erreicht somit gezielte therapeutische Wirkungen auf bestimmte Organsysteme. Auf diese Weise werden an der Muskulatur Reaktion, Kraft und Elastizität bei Agonisten und Antagonisten gefördert, an der Wirbelsäule und an den Gelenken kann eine passive und aktive Mobilisation herbeigeführt werden. Bei Arterien und Venen wird eine Fernwirkung durch verbesserte Zirkulation erzielt, motorische Nervenimpulse, insbesondere bei Paresen, können Reflexbahnen reaktivieren und schließlich werden Stoffwechsel und Atmung günstig beeinflußt. Bei gegebener Indikation kann auf die Kombination Massage/Übungsbehandlung heute nicht mehr verzichtet werden.
Eine gezielte Ausbildung von Masseuren auf bestimmten Gebieten der Bewegungstherapie in Form von sogenannten Fallstudien (komplexe Physiotherapie einzelner Krankheitsbilder) ist weiterhin unbedingt zu fordern in Abstimmung bzw. Abgrenzung zur Krankengymnastik.
Ich möchte betonen, daß wir nicht versuchen sollten – insbesondere in der derzeitigen unklaren berufspolitischen Situation – Masseure zu Pseudo-Krankengymnasten auszubilden. Es muß aber in einem fest abgesteckten Rahmen die klassische Massage mit einer gezielten Übungsbehandlung schulseitig gelehrt und praxismäßig bei entsprechenden Indikationen zur vollen Anwendung gebracht werden. Diese Forderung ist ärztlicherseits unverzichtbar.

Definition der klassischen Massage

Massage ist eine mit der Hand ausgeführte lokale mechanische, adäquat dosierte Therapie der Muskulatur und Körperdecke zu Heilzwecken. Sie löst außerdem eine Fern- und Allgemeinwirkung auf den Gesamtorganismus aus.

Handgriffe

Bei der klassischen Massage werden im wesentlichen fünf verschiedene Handgriffe angewandt, die sich durch Bewegungsabläufe, Bewegungsrichtungen und Wirkung grundsätzlich unterscheiden:

1. Effleurage = Streichung

Unter Effleurage versteht man im allgemeinen großflächige, streichende Bewegungen, wobei sich die behandelnde Hand dem zu massierenden Körperteil kontinuierlich anschmiegt. Die Streichungen werden von peripher nach zentral ausgeführt, d. h. *herzwärts im Muskelfaserverlauf*. Sie dienen der ersten *Kontaktaufnahme* mit dem Patienten am Beginn der Behandlung, als *Zwischengriffe* zur Reizmilderung während der Massage sowie als *abschließende Handgriffe* jeder Massagetherapie. Sie wirken je nach Intensität beruhigend, entspannend, erwärmend = hyperämisierend wie auch venös und lymphatisch entstauend. (Leichte bzw. kräftige Streichung). Lediglich die Ausstreichung des Rückens wird sowohl von kaudal nach kranial wie auch entgegengesetzt durchgeführt. Je nach Größe und Form des zu behandelnden Körperteils unterscheidet man fünf Arten:
Knöchel-, Einhand-, Hand über Hand-, Ballen- und Daumen über Daumen-Effleurage. (s. Abb. 65–80, S. 91–94)

2. Petrissage = Knetung

Die Petrissage setzt sich aus tiefreichenden und intensiv wirkenden Handgriffen zur Beeinflussung der Muskulatur zusammen. Die Knetung stellt den wirkungsvollsten Handgriff dar und besteht aus schräg oder quer zum Muskelfaserverlauf ansetzenden Dehnungen, Verwindungen und Auspressungen einzelner Muskeln oder Muskelgruppen. Die Bewegungsrichtung führt vom distalen zum proximalen Muskelansatzpunkt herzwärts. Sie wirkt tonusregulierend und erzeugt eine starke Mehrdurchblutung.
Man unterscheidet die Fingerspitzen- von der Einhand- und Zweihandpetrissage. Bei der kleinflächigen von Hoffa angegebenen Fingerspitzenpetrissage wird die Muskulatur und das gesamte Unterhautgewebe verwunden, gedehnt, gerollt und ausgepreßt. Somit können Verspannungen, Verquellungen, Verklebungen gelöst und reflektorische/segmentale Effekte in gestörten Organzonen erzielt werden, die nach *Kibler* als «segmentale Störfelder» bezeichnet werden (s. Abb. 86–114, S. 96–102). Die Reaktion der Muskulatur hängt bei der Knetung von der Steilstellung der Finger, der Intensität, Dauer, Geschwindigkeit und Flächenausdehnung des direkten Dehnungsreizes und der Intervalle ab. Auch wird die Knetung immer individuell abgestimmt auf den jeweiligen muskulären Befund anzuwenden sein, wobei bei der Extremitäten-Muskulatur die Einhand- bzw. Zweihandknetung im Vordergrund steht, bei der Rückenmuskulatur die Fingerspitzenknetung.
Manuell können auf diese Weise verschiedene Reflexe zur Tonusregelung ausgelöst werden. Beim Eigenreflex sind Rezeptor und Effektor im gleichen Muskel lokalisiert. (s. Abb. 19, Seite 32). Beim Fremdreflex befinden sich Rezeptor und Effektor an verschiedenen Organen, wie z. B. an der

Schemat. Darstellung der wichtigsten Eigenreflexe

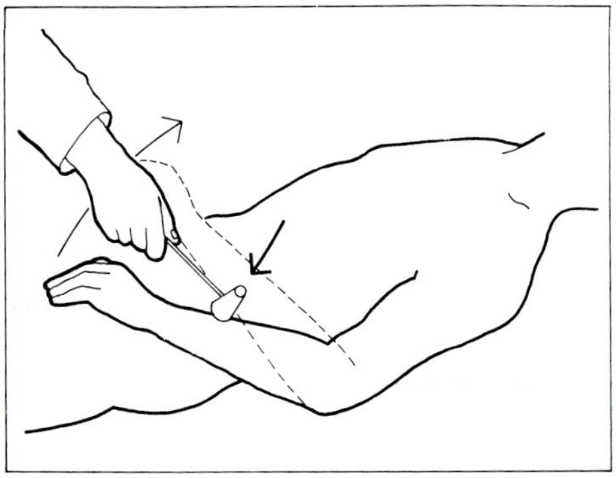

Abbildung 24: Radius periost Reflex *(Brachioradialis-Reflex)*

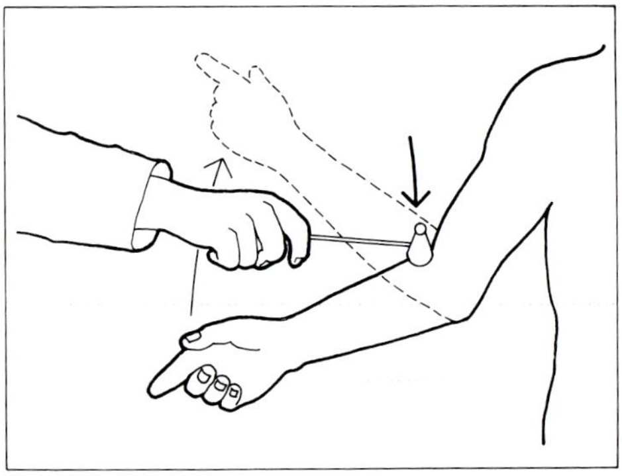

Abbildung 25: *Biceps-Reflex*

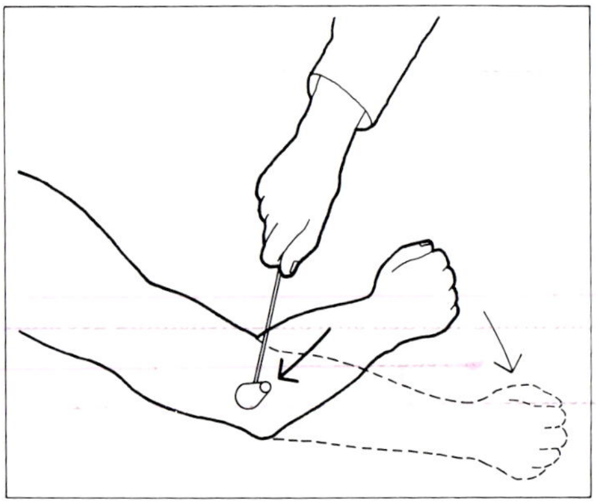

Abbildung 26: *Triceps-Reflex*

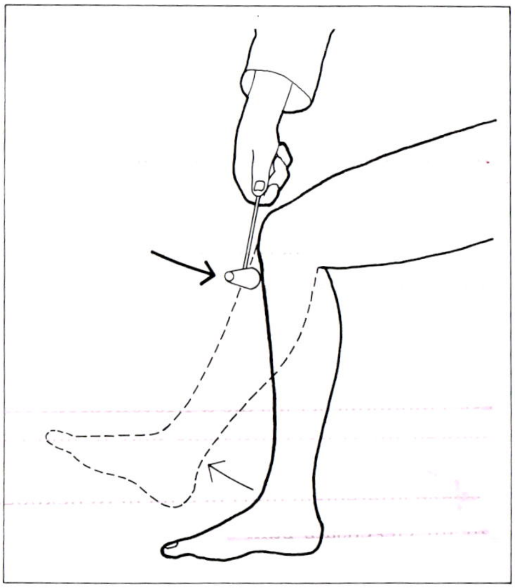

Abbildung 27: Patellarsehnenreflex *(Quadriceps-Reflex)*

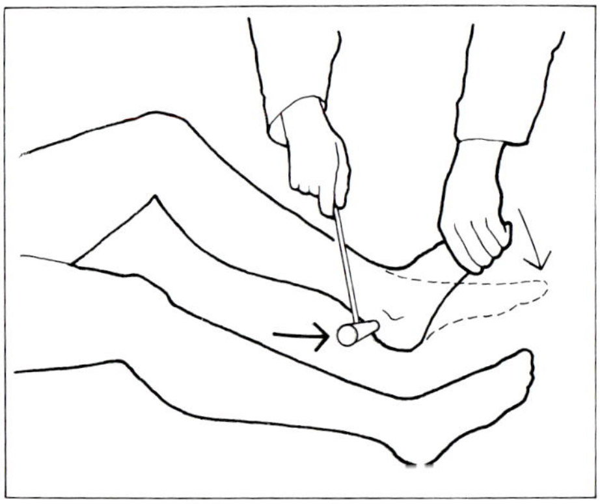

Abbildung 28: *Achillessehnen-Reflex:* liegender *Patient*

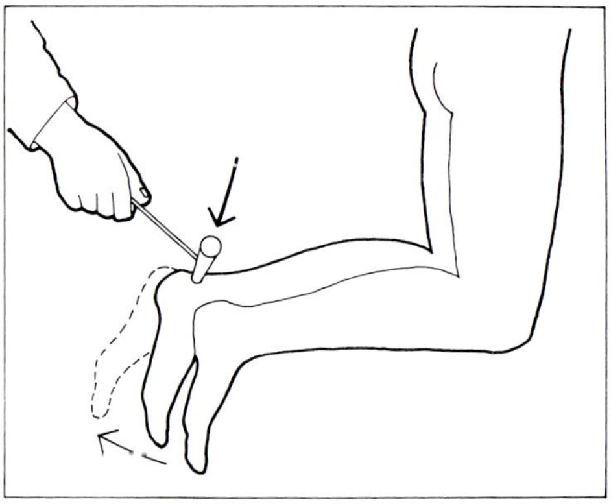

Abbildung 29: *Achillessehnen-Reflex:* knieender *Patient*

Die sensible Afferenz der Spindel löst mit hoher Geschwindigkeit von ca. 100 m/sec. eine «Feuerung» des Dehnungsfühlers (Dilatorezeptor) aus. Im Verlauf des Reflexbogens kommt es lediglich im Vorderhorn zu einer einzigen Umschaltung auf die α-Motoneurone = monosynaptische Umschaltung. Von dort beginnt die motorische Efferenz zu der motorischen Endplatte der korrespondierenden Muskulatur. Dieser Reflexbogen verläuft in konstant kurzer Zeit. Von motorischen Zentren im Kleinhirnbereich ausgehend garantiert er infolge schneller Leitfähigkeit die Balance unseres Körpers.
Schema Eigenreflex (spinaler, monosynaptischer direkter Reflexbogen):
Dehnung des Dilatorezeptors der Muskelspindel → sensible Afferenz → Hinterwurzel → Spinalganglion → Hinterhorn → Vorderhorn = monosynaptische Umschaltung auf α-Motoneurone bei Hemmung der γ-Motoneurone – motorische Efferenz → postsynaptische Renshaw-Hemmung → motorische Endplatte und Kontraktion des dazugehörigen Muskels.
Rezeptor und Effektor liegen im gleichen Muskel. Da die erregten Muskelspindeln im «eigenen» Muskel liegen, wird dieser Reflex Eigenreflex oder auch direkter Reflex genannt. (s. Abb. 19, S. 32).

Fremdreflex

Der Fremdreflex wird unter physiologischen Bedingungen durch Druck, Tastung, Knetung, Schmerz und temperierte Anwendungen auf sensiblem Wege zunächst über die γ-Motoneurone des Vorderhorns ausgelöst, die die kontraktilen peripheren Teile der Muskelspindel erregen. Durch diese Kontraktion kommt es zu einer Dehnung des Mittelstückes der Muskelspindel und damit zu einer verstärkten Feuerung der sensiblen Afferenz über den Dehnungsfühler. Die γ-Motoneurone führen Nervenfasern vom Vorderhorn zur Muskelspindel mit der Aufgabe, die Grundspannung – also eine konstante auf die jeweilige Situation angepaßte Muskeltonusregulierung – zu gewährleisten und eventuell bei veränderter Körperhaltung eine Nachspannung durchzuführen. Man sagt dem Gammasystem weiter eine «allgemeine motorische Starterfunktion» auf das Alphasystem nach, da sie empfindlicher als die α-Motoneurone reagieren, die für die Muskel-Kontraktionen über die Synapsen am Muskel zuständig sind. α- und γ-Motoneurone werden sowohl gleichsinnig gebahnt wie auch gehemmt, wobei die γ-Motoneurone empfindlicher reagieren und eher ansprechen. Da zwischen afferentem und efferentem Reflexbogen mehrere Schaltstationen eingebaut sind, spricht man im Gegensatz zum monosynaptischen Eigenreflex von einer polysynaptischen Schaltung. Beim Fremdreflex – auch indirekter Reflex genannt – ist die Reflexzeit länger als beim Eigenreflex, da eine Reihe von Schaltstationen durchlaufen werden muß.
In praxi wird der Fremdreflexbogen in Form des *Bauchhautreflexes* (BHR) durch Bestreichung der Bauchhaut mit einer Nadel oder Kanüle ausgelöst. Ein einseitiges Fehlen weist auf eine Schädigung der Pyramidenbahn hin (z.B. beim Apoplex), ein doppelseitiges Fehlen auf eine Schädigung des Rückenmarks im Bereich Th 7–12, (z.B. bei der multiplen Sklerose). Weiter bekannt ist der *Kremasterreflex,* der durch Bestreichen der Innenseiten der Oberschenkel beim Mann ausgelöst wird. Die Kontraktion des M. cremaster bewirkt ein Aufsteigen der Hoden im Skrotum. Ein Reflexausfall weist auf segmentale Rückenmarks-Schädigung in Höhe von L1/2 hin. Beim Bestreichen der Fußsohle kommt es über den *Plantarreflex* zum Beugen der Zehen. Die segmentale Überprüfung liegt hier im Bereich von S1/2.
Schema Fremdreflex (supraspinaler polysynaptischer indirekter Reflexbogen):
Sensible Afferenz der Haut und Körperdecke → Hinterwurzel → Spinalganglion → Hinterhorn → auf- und absteigende polysynaptische Umschaltung über Hinterstrang- und Vorderseitenstrangbahn → Durchlaufen der Seitenhornsäule und der Intermediärzonen (Scheidt) → Erregung von α- und γ-Motoneuronen → Wirkung durch die α-Motoneurone auf die motorische Endplatte → Muskelkontraktion und Tonusregulierung durch γ-Motoneurone der Muskelspindel.
Rezeptor und Effektor liegen in unterschiedlichen Organen (Haut/Muskel). Da die Rezeptoren, die den auslösenden Reiz empfangen, nicht im Muskel liegen, eine Vielzahl von Synapsen durchlaufen

und einen polyvalenten (vielfältigen) Effekt auslösen, spricht man hier von einem Fremdreflexbogen. Zum besseren Verständnis soll die Auslösung und der Ablauf des Fremdreflexbogens in der folgenden schematischen Zeichnung graphisch dargestellt werden.

Fremdreflexbogen (polysynaptisch/supraspinal/indirekt)

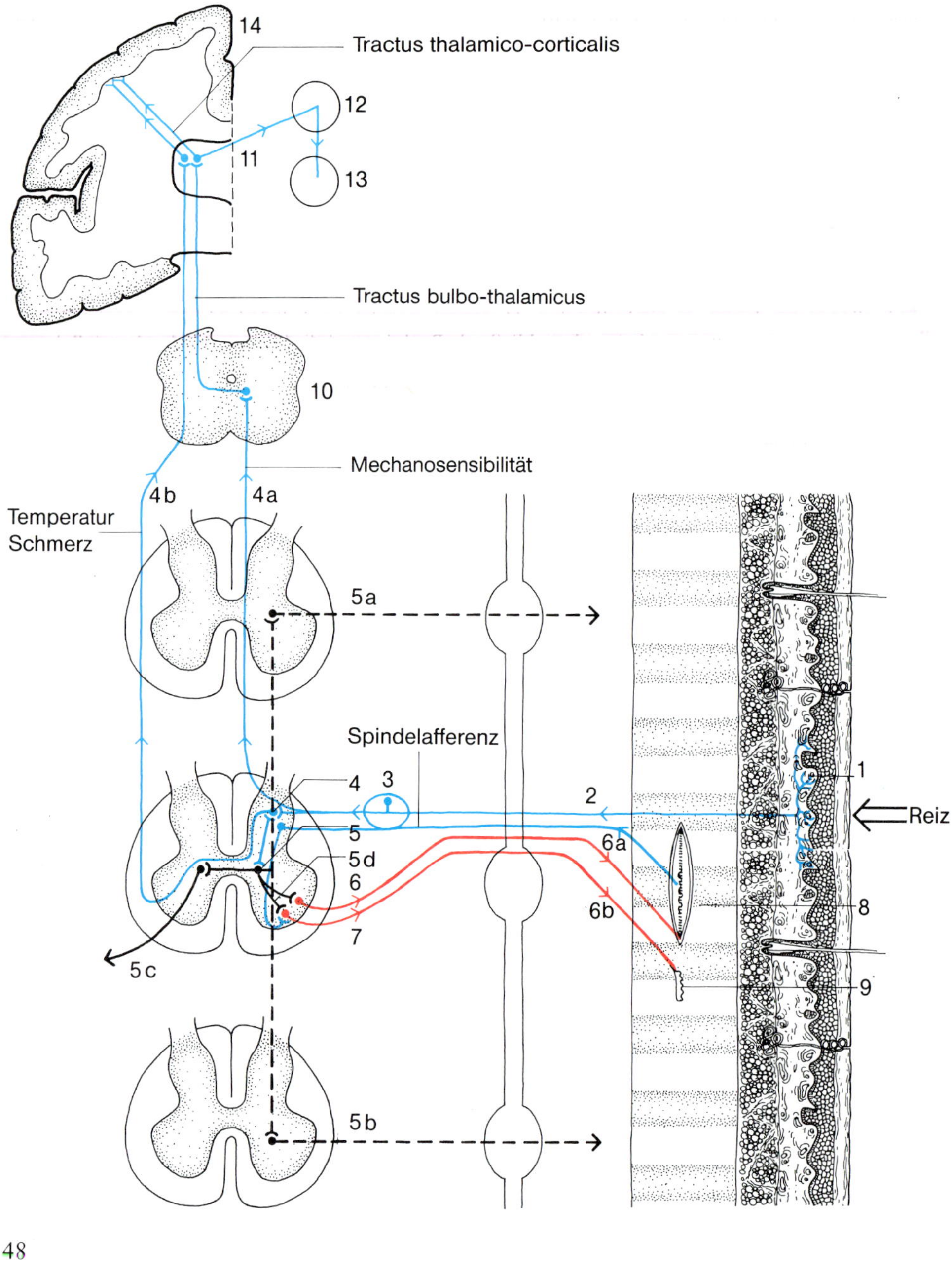

◀ Abbildung 30: Schematische Darstellung des Fremdreflexbogens

1) Auslösender Reiz auf die Körperdecke, Erregung der Rezeptoren der Oberflächen- und Tiefensensibilität
2) Sensible Afferenz
3) Hinterwurzel mit Spinalganglion
4) Umschaltung im Hinterhorn
   a) ipsilateral (gleichsinnig) über die Hinterstrangbahn = Tractus spino bulbaris, Leitung von Tastung, Druck und Knetung (Mechanosensibilität), Kreuzung und Umschaltung in die Medulla oblongata auf die andere Seite Tr. bulbo thalamicus
   b) kontralateral (gegenseitig) über die Vorderseitenstrangbahn = Tractus spino thalamicus, Leitung von Temperatur und Schmerz

   Beide Bahnen führen die ausgelösten Reize zum Thalamus = Körperfühlsphäre (11) und von dort zur Großhirnrinde, wo sie in das Bewußtsein gelangen. (Tr. thalamico-corticalis)
5) Durchlaufen des Seitenhorns und der Intermediärzone (SCHEIDT) (s. Bindegewebsmassage S. 177) mit der Möglichkeit, auf vegetativem Wege eine Reizumschaltung auf andere Segmente (5a und 5b) oder die Auslösung einer konsensuellen Reaktion in nicht behandelten aber zum Segment gehörenden Gebieten mit Reizantwort über die Muskulatur zu ermöglichen (5c). Zwischenneurone leiten den Reiz zum mot. Vorderhorn (5d)
6) Erreichen des motorischen Vorderhorns mit Umschaltungen auf γ- und α-Schaltung mit Renshaw-Hemmung
   a) Die γ-Schaltung dient als Starterfunktion für α-Motoneurone und der Tonusregulierung (Grundspannung und Nachspannung bei veränderter Tonuslage) über die Muskelspindeln (Spindelafferenz)
   b) Die α-Schaltung löst die Muskelkontraktionen aus. Um fließende Muskelbewegungen zu ermöglichen, ist die prae- und postsynaptische Renshaw-Hemmung zwischengeschaltet, die die permanenten Reizimpulse filtert, kontrolliert und eine überschließende Reaktion auf die Synapsen verhindert. («Bahnung und Hemmung des Reflexbogens») (s. Abb. 19, Seite 32 und Abb. 32)
7 Vorderwurzel mit motorischer Efferenz zur quergestreiften Muskulatur
8) Muskelspindel mit peripheren kontraktilen Elementen
9) Motorische Endplatte (Synapse) = Effektor
10) Medulla oblongata
11) Thalamus mit Verbindung zu den Zentren des vegetativen Nervensystems im limbischen System (12) und Einwirkungsmöglichkeit auf das Endokrinium über Beeinflussung der Hypophyse (13)
14) Großhirnrinde

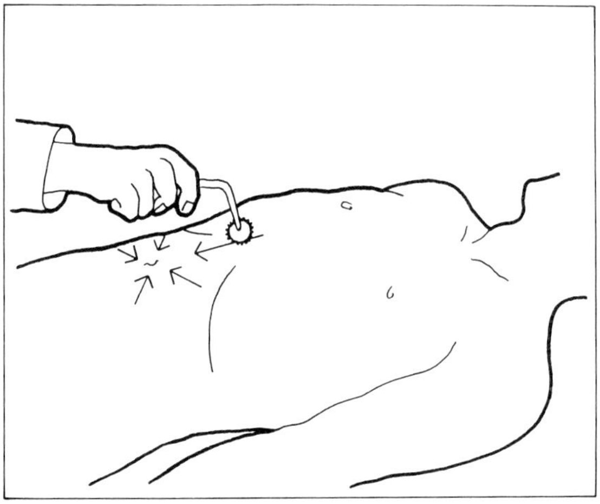

Abbildung 31: Schematische Darstellung der Auslösung des Bauchhautreflexes

Renshaw-Hemmung

Die folgende Abbildung stellt die Möglichkeiten der Renshaw-Hemmung dar, die prae- und postsynaptisch, d. h. vor und hinter den α-Motoneuronen des Vorderhorns über Kollateralverbindungen mit verschiedenen Angriffsmöglichkeiten einsetzt. Es handelt sich hier um inhibitorische (hemmende) Synapsen, deren Aktivierung eine temporäre Hemmung der α u. γ Motoneurone hervorruft.

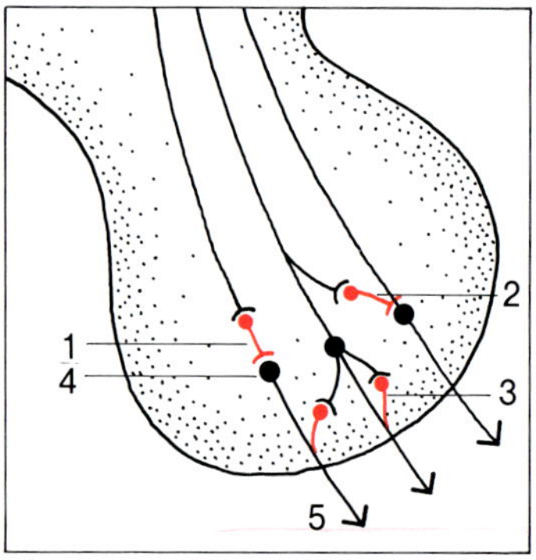

Abbildung 32: Renshaw-Hemmung im Vorderhorn
1) praesynaptische Hemmung
2) praesynaptische kollaterale Hemmung
3) postsynaptische Hemmung
4) α-Motoneurone
5) Motorische Efferenz

Da diese Hemmung nur eine gewisse Anzahl von motorischen Impulsen passieren läßt, ermöglicht sie einen fließenden Bewegungsablauf und eine schnelle Beendigung der durch den Eigenreflex ausgelösten Kontraktion.

Myostatischer Reflexbogen

Bei unseren therapeutischen Überlegungen müssen wir davon ausgehen, daß der Massagedehnreiz, den wir örtlich mechanisch setzen, an der Muskelspindel angreift. Von dort wird der sogenannte myostatische Reflexbogen ausgelöst. Dieser Reflexbogen ist dem Fremdreflexbogen vergleichbar, da er ebenfalls über polysynaptische Umschaltungen verfügt, aber direkt von der Spindel zum dazugehörigen Muskel verläuft mit einer Vielzahl weiterer Einwirkungsmöglichkeiten.
Durch klassische Massage, insbesondere durch die tiefe Dehnung und Verwindung der Muskulatur durch die Fingerspitzenpetrissage, kommt es zur Reizung der kontraktilen Elemente, der peripheren Anteile der Muskelspindel und damit zur Feuerung der sensiblen Afferenz. Der weitere Reflexverlauf entspricht dem Fremdreflexbogen und führt zur Tonusregulierung und Kontraktionsbereitschaft der Muskulatur über die γ- und α-Motoneurone des Vorderhorns.
Der Muskeltonus ist abhängig von der ausgewogenen Korrelation zwischen *Dilatorezeptoren* der Muskelspindel und *Tensorezeptoren* des Golgi-Sehnenapparates, die einen Spannungsmesser darstellen. Diese Korrelation garantiert die Feinregulierung der Muskelfasern im physiologischen Muskelspiel.
Auf Grund dieser Überlegungen sind die verschiedenen Formen der «Manipulativmassage» im Sehnenansatzbereich mit zu erklären.
Schema myostatischer Reflex:
Sensible Afferenz der Muskelspindel → Hinterwurzel → Hinterhorn, dann polysynaptische Schaltungen wie beim Fremdreflex (s. Seite 47).
Es handelt sich also um einen Fremdreflexbogen, bei dem Rezeptor und Effektor im gleichen Organ, der Muskulatur, liegen.

Im pathologischen Muskelgeschehen führt die Dauerkontraktion zur Verkürzung und Verdickung der Muskelfaser und zum Hypertonus (Hartspann). Somit kommt es auch zu einer Zusammenziehung der Muskelspindel und einer Unterbrechung der Spindelafferenz, d. h. es unterbleibt die «Feuerung» des Dehnungsfühlers und die Tonusregulierung. Die zwischen Muskelspindel und Golgi-Körper bestehende Ausgewogenheit wird aufgehoben und die Feineinstellung Muskelfaser/Sehne geht verloren. Man spricht hier von einer Myo-Tendopathie oder nach Brügger von einer Tendomyose (s. S. 17 + 68). Die Muskelspindel, die für die Grundspannung und Spannungsregulierung verantwortlich ist, kann durch Entdehnung nicht mehr feuern, da sie sich mit dem Muskel ebenfalls in einer Dauerkontraktion befindet.

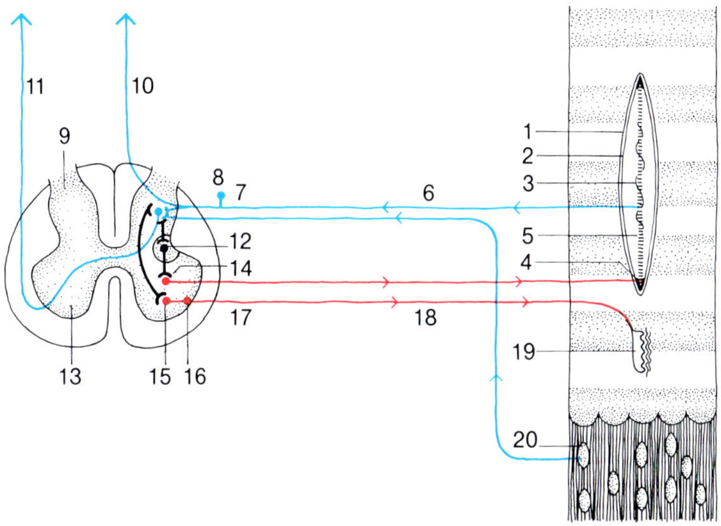

Abbildung 33: Schematische Darstellung des myostatischen Reflexbogens

<table>
<tr><td>1) Fibröse Hülle
2) Lymphraum
3) Dehnungsfühler = Dilatorezeptor
4) Kontraktile Elemente
5) Infrafusalmuskulatur
6) Sensible Afferenz</td><td>Muskelspindel
(s. S. 31, Abb. 18)</td></tr>
</table>

7) Hinterwurzel
8) Spinalganglion
9) Hinterhorn
10) Tractus Spino bulbaris (ipsilateral)
11) Tractus Spino thalamicus (kontralateral)
12) Seitenhorn mit peripherem Anteil des VNS
13) Vorderhorn
14) γ-Motoneuronen
15) α-Motoneuron mit Renshaw Hemmung
16) Von Golgi 1898 entdeckte Körperchen im Rückenmark mit zwei Funktionen:
   a) Inhibitorische Interneurone, die eine Hemmung der α Motoneurone bewirken, um eine Überspannung des zugehörigen Muskels zu verhindern (Schutzreflex).
   b) Erregende Interneurone, die den Kontraktionsvorgang des betreffenden Muskels unterstützen.
17) Vorderwurzel
18) Motorische Efferenz (myoneurale Verbindung zwischen Vorderhorn und Synapse)
19) Motorische Endplatte = Synapse
20) Sehne mit Tensorezeptoren (Golgikörper)
21) Sensible Golgi Afferenz der Sehne

Die Massagetherapie bewirkt durch vorsichtige Detonisierung der Sehnen eine verminderte «Feuerung» der Golgi-Körper und erreicht damit eine Blockade der α-Motoneurone im Vorderhorn. Damit ist die erste Etappe zum Nachlassen des Hypertonus im Muskel erreicht, die «Eigenreflexhemmung». Ein Hypertonus ist also zunächst über die Muskelspindel nicht beeinflußbar. Durch supraspinale Einwirkung kann über den Thalamus und die Zentren des vegetativen Nervensystems auf vegetativem/vagotonem Wege durch detonisierende Handgriffe – insbesondere Ausstreichungen und weiche Knetungen – eine Muskelentspannung durch Hemmung der γ- und α-Innervation erreicht werden. Die weitere Tonusregulierung erfolgt über die sich anschließenden, dosiert verstärkten Handgriffe der Petrissage – insbesondere der Fingerspitzenknetung und des Tapotements –, die über eine Dehnung der Muskelspindel die Auslösung des myostatischen Reflexbogens bewirken und somit über das γ-System die Einregulierung des Muskeltonus herbeiführen.
Zusammenfassend kann man sagen, daß Massagehandgriffe, die den myostatischen Reflexbogen auslösen, durch polysynaptische Schaltungen übergeordneter Zentren eine Ausgewogenheit zwischen den Spindeln (Dilatorezeptoren) und den Golgi-Körpern (Tensorezeptoren) wiederherstellen sollen und damit eine Tonusregulisierung im detonisierenden oder tonisierenden Sinne bewirken.

Neurophysiologische Überlegungen als Grundlage eines manuellen Therapieschemas

Bei den schmerzhaften Muskelverspannungen, der «physikalischen Myalgie», befindet sich die Muskulatur in Dauerkontraktion.
Die Muskelspindeln sind entdehnt (kontrahiert) und außer Funktion. Die Golgi-Körper der Sehne sind dagegen überreizt (überdehnt) und führen zur vermehrten γ-Schaltung im Vorderhorn (gesteigerter Muskeltonus) bei Hemmung der α-Innervation (verminderte Kontraktilität).
Detonisierende Massagehandgriffe haben bei der Therapie im Vordergrund zu stehen.

1. Phase: Eine weiche Sehnendehnung bewirkt über die sensible Afferenz der Golgi-Schaltung über Rezeptoren eine Blockade der α-Motoneuronen und somit eine Kontraktionsminderung durch Hemmung der übersteigerten motorischen efferenten Impulse vom Vorderhorn zu den motorischen Endplatten (Effektoren).
2. Phase: Durch weiche Muskeldehnung wird über vegetative Bahnen eine Wirkung auf das vegetative Nervensystem erzielt und damit eine Vagotonie bzw. Sympathicolyse über die Seitenhornsäule erreicht. Diese führt zu einer gewissen Relaxation (Muskelentspannung).
3. Phase: Durch manuelle Einwirkung auf die kontraktilen Elemente der Muskelspindeln wird die gewünschte Detonisierung durch Wiederaufnahme der Tonusregulierung über das γ-System erreicht.

Auf die α- und γ-Motoneurone sind auch vegetative und psychogene Einwirkungen möglich, durch die ein Muskelhypertonus oder reflektorische Schlag- und Abwehrreaktionen bei Wut- und Angstzuständen ausgelöst werden. Die Entstehung des myalgischen Zervikalsyndroms auf vegetativer psychogener Grundlage («Die Angst sitzt im Nacken») wie auch von psychogenen Dorsalgien und Lumbalgien sind so vorstellbar. Die lokale Therapie entspricht den oben erwähnten drei Phasen. Darüber hinaus kann auch über die relaxierende, vagotone Allgemeinwirkung der klassischen Massage Einfluß auf diese Vorgänge genommen werden (s. S. 55 + 73).
Beim hypotonen Muskel sind durch Erschlaffung der Muskulatur die Golgi-Sehnenkörper entspannt und die Muskelspindeln inaktiv. Aufgabe der Therapie hat es zu sein, die Muskelspindeln durch gezielte, tiefgreifende, manuelle Maßnahmen zu dehnen, die «Feuerung» auszulösen und durch gleichsinnige Erregung der γ- und α-Motoneurone eine Tonisierung und Kontraktionsbereitschaft der Muskulatur herbeizuführen.
Die Therapie wird sich daher auf den jeweiligen Muskeltonus mit unterschiedlich dosierten Handgriffen einzustellen haben, wobei ein Hypertonus (physikalische Myalgie) von einem schlaf-

fen Muskel (Atonie/Atrophie) mit entsprechenden Sehnenspannungsänderungen grundsätzlich zu unterscheiden ist. Zusammenfassend soll festgestellt werden, daß die Feinregulierung des Muskeltonus durch Zusammenspiel der Tensorezeptoren der Sehne (Golgi-Körper) und der Muskelspindeln über die γ-Motoneurone des Vorderhorns gewährleistet wird. Diese ausgewogene Regulierung liegt im normotonen Muskel vor.

Im pathologischen Geschehen muß es Ziel der individuell dosierten Massagetherapie sein, dieses Gleichgewicht im tonisierenden oder detonisierenden Sinne wiederherzustellen. Detonisierende Massagehandgriffe wie Ausstreichungen, Vibrationen und weiche Knetungen unterstützen über das vegetative Nervensystem die Muskelentspannung durch Sympathikolyse. Da im Seitenhorn und den Intermediärzonen vegetative Bahnen laufen, ist es vorstellbar, daß durch Ankoppelung auch segmentale Wirkungen der klassischen Massage erreicht werden, die dem kutiviszeralen Reflexbogen der Bindegewebsmassage entsprechen. (s. Abb. 30, 5 a und b S. 48 + 187).

Für den Masseur ist es wichtig zu wissen, daß bei der Massage ein konstanter, gleichmäßig mechanisch ausgeübter Druck eine Adaptation (Gewöhnung) der Mechanorezeptoren mit verminderter Effektivität hervorruft, die elektrisch meßbar ist (s. Abb. 2, S. 10). Die Handgriffe während einer Massagebehandlung müssen dem Tastbefund angepaßt variieren, um permanent wechselnde therapeutische Reize zu setzen. Erwähnt wurde bereits, daß die Steilheit der Fingerstellung, die Intensität, die Geschwindigkeit, die zeitliche Dauer und die Flächenausdehnung von Massagehandgriffen die Reizintensität insbesondere auf die Muskulatur beeinflussen.

Schematische Zusammenfassung der örtlich-mechanischen Wirkung der klassischen Massage

I. Wirkungen am Gefäßsystem

Humorale und neurovasale Verbesserung der Mikrozirkulation im Terminalretikulum führen auf der arteriellen Seite zu:

1. Vasodilatation der Arteriolen
2. Vermehrter Kapillarisation durch Erschließung ruhender Kapillarbezirke

Durch eine zeitlich begrenzte physiologische lokale Azidose und Ausschüttung von cholinergischen Stoffen wird in Verbindung mit Unterstützung der «Vis a tergo» eine Blutvolumensteigerung und eine verbesserte O_2-Utilisation erzielt.

Auf der venösen Seite kommt es durch eine verbesserte «Vis a fronte» zu folgenden Vorgängen:

1. Verbesserter Rückstrom durch Strömungsbeschleunigung durch Sog und Muskelpumpe (Massage in Verbindung mit Atem- und Venenübungen)
2. Permeabilitätssteigerung und verbesserte Rückresorption von Ödemen (Venöse Stase, posttraumatische Zustände, kompensierte Herzinsuffizienz) und Schlackenstoffen (Milchsäure) und Schmerzstoffen (Kinine)

Während auf der venösen Seite eine Einflußnahme therapeutisch nur bei Stauungen möglich ist, kann der Lymphstrom auch schon unter physiologischen Gesichtspunkten beeinflußt werden. Therapeutisch kann aber auch hier insbesondere durch die manuelle Lymphdrainage (MLD) eine entstauende und resorptionsfördernde Wirkung erzielt werden.

II. Wirkungen an der quergestreiften Muskulatur

1. Tonusregulierung über motorische Bahnen des Zentralnervensystems und des vegetativen Nervensystems (Eigen-, Fremd-, Myostatischer Reflex)
2. Biochemischer Abbau des Gelzustandes und Wiederherstellung des Solzustandes.
3. Durch Einregulierung des Stoffwechsels infolge Steigerung des endogenen und exogenen Metabolismus wird eine Energieanreicherung (z. B. Glykogendepots, ATP-Bildung) erzielt. Der Abbau einer überschießenden Gewebsazidose (z. B. durch Milchsäure oder CO_2) wird gefördert.
4. Analgesie über Beeinflussung sensibler Bahnen (Counter irritation/gate control) (s. S. 27 und 41/42) und Wiederherstellung normaler pH-Werte durch aerobe Stoffwechsellage und Abtransport von Schmerzstoffen.
5. Substanzgewinn durch Zellwachstum, Zellvermehrung und Zellregeneration eventuell in Verbindung mit Übungsbehandlung bei Inaktivitätsatrophien. Muskelelastizität, -kraft und -reaktion werden gefördert.

Fern- und Allgemeinwirkung der klassischen Massage

Die Fern- und Allgemeinwirkung der klassischen Massage ist vielfältig und soll ebenfalls summarisch aufgeführt werden:

1. Im Bereich der Makrozirkulation kommt es zu einer verbesserten Blutzirkulation im Kreislauf, besonders im Bereich der unteren Extremitäten. Die Streichmassage der Beine wird gelegentlich auch als «Kreislaufmassage» bezeichnet, wobei eine positive Wirkung sowohl auf die «Vis a tergo» wie auch auf die «Vis a fronte» ausgeübt wird. Die Effizienz des Blutrückstroms ist von der Muskelpumpe, der Intaktheit der Venenklappen und dem Sog des rechten Herzens abhängig.
2. Die myokardiale Leistung des suffizienten Herzens wird gesteigert durch Entleerung der Blutdepots. Das bedeutet eine Vermehrung des Schlag- und Minutenvolumens des kompensierten Herzens bei bradykarder Tendenz. Dieser Trainingseffekt kann auch als *physikalische Digitaliswirkung* bezeichnet werden. Bei latenter oder manifester Herzdekompensation ist eine Ganzmassage kontraindiziert, da ein geschädigter Herzmuskel nicht in der Lage ist, sein Schlagvolumen bei Erhöhung der zirkulierenden Blutmenge – insbesondere aus dem subpapillären Plexus – zu steigern.
3. Eine chemische Wirkung wird durch Freisetzung von denaturiertem, artfremdem Eiweiß aus gelotischen Bezirken (Verquellungen) im Sinne einer allgemeinen Umstimmungsreaktion erzielt. Diese kann auch bei Resorption von Hämatomen auftreten («physiologische Eigenblutinjektion»).
   Ein Laktatanstieg im Blut infolge Abgabe von überschüssigen Säuren aus der Muskulatur (z. B. Milchsäure oder CO_2) führt zu einer pH-Verschiebung zur sauren Seite (Azidose). Zur Wiederherstellung physiologischer Verhältnisse erfolgt neben einer Resynthese der Laktate zu Glykogen auch eine Ausscheidung des Säureüberschusses über die Nieren zur Erhaltung der Azidogenese – also des normalen pH-Wertes im Blut von 7.4 – und über die Lungen durch eine vertiefte Atmung.
4. Auch ein reflektorischer, segmentaler Effekt ist durch Einwirkung auf Dermatome oder Myotome (Head/Mackenzie-Zonen) ähnlich dem kutiviszeralen Reflexbogen der Bindegewebsmassage über die Seitenhornschaltung und die Intermediär-Zonen (Scheidt'sche Übergangssegmente) zu inneren Organen möglich. Man bezeichnet diese Therapieform auch als Segmentmassage nach Gläser und Dalicho. (s. Abb. 30, 31, 5a und 5c und S. 53). Auch die Gelosenbehandlung unter der Vorstellung der Therapie von Irritationspunkten im Sinne eines

Fokalgeschehens muß hier erwähnt werden wie z. B. die Gastrocnemiusgelosen bei arterieller Durchblutungsstörung, die Pectoralisgelosen bei Stenokardie oder die Trapeziusgelosen bei vaskulärem vertebragenem und neuralgischem Kopfschmerz.

5. Eine konsensuelle Reaktion kann z. B. bei der Frakturnachbehandlung oder beim Morbus Sudeck ausgelöst werden, d. h. durch Handgriffe der klassischen Massage kann eine Durchblutungssteigerung im nicht behandelten, aber zum Segment gehörenden Körperteil erzielt werden. Hier wird immer die Abwägung klassischer Massage – Bindegewebsmassage von besonderer Bedeutung sein. (s. Abb. 30, 5c S. 48).
6. Auch eine endokrine Wirkung durch Einwirkung auf die Hypophyse und andere endokrine Drüsen ist möglich, da Verbindungen zwischen dem Zentrum des vegetativen Nervensystems im Zwischenhirn und der Hypophyse bestehen. So kann auch durch physiotherapeutische Maßnahmen, besonders in der aufbauenden Phase der Biorhythmik des Vormittags, eine vermehrte Kortisonausschüttung über die Nebennierenrinde mit Hilfe des ACTH (adreno-cortico-tropes Hormon des Hypophysenvorderlappens) oder eine Anregung der ovariellen Funktion durch Ausschüttung gonadotroper Hormone wie FSH (Follicle stimulating hormone) und LH (Luteinizing hormone) ausgelöst werden. Auch die Anregung zur Ausschüttung von Endorphinen (morphinähnlichen Eiweißkörpern) aus dem Gehirn zur Unterstützung der Schmerzlinderung ist vorstellbar.
7. Die ausgesprochen vagotone Wirkung der klassischen Massage ist bekannt und bei den vielfältigen vegetativen Syndromen besonders erwünscht. Auf Blutdruck, Puls, Atmung und Schlaf wird somit ebenfalls eine regulierende Wirkung erzielt.
8. Im psychischen Bereich führt Massage zu einer allgemeinen Gelockertheit und Entspannung, eventuell auch zu positivem Antrieb und psychischer Aktivität bei larvierten Depressionen. Auf diesen wichtigen Indikationsbereich der Klassischen Massage wird im Kapitel «Psychosomatik» noch besonders eingegangen (s. S. 73).

Indikationen der klassischen Massage

Nach den bisherigen Ausführungen über die Wirkungen der klassischen Massage ergeben sich die Heilanzeigen:

I. Erkrankungen der quergestreiften Muskulatur
II. Erkrankungen des Bindegewebes
III. Erkrankungen der Gelenke
IV. Erkrankungen der Wirbelsäule
V. Erkrankungen der Gefäße
VI. Erkrankungen des zentralen, peripheren und vegetativen Nervensystems (ZNS und VNS)
VII. Erkrankungen der inneren Organe
VIII. Steigerung der allgemeinen Leistungsfähigkeit und des Stoffwechsels
IX. Psychosomatik

I. Erkrankungen der Muskulatur = Myopathien

Um einen besseren Überblick zu ermöglichen, soll auch hier zunächst eine summarische Auflistung der Krankheitsbilder erfolgen, wobei pathogenetische (zu der Krankheit führende) Ursachen nur in Grundzügen berücksichtigt werden. Therapeutische Überlegungen sind vorwiegend auf die Massagetherapie ausgerichtet.

a) Schmerzhafter Muskelhartspann = physikalische Myalgie
b) Schmerzhafte Muskelquellung, -verklebung = chemische Myalgie
c) Myogelosen
d) Muskelkater
e) Muskeltraumen (Riß/Zerrung)
f) Muskelatrophie
g) Konstitutionelle Schwäche
h) Weichteilrheumatismus

a) Schmerzhafter Muskelhartspann = physikalische Myalgie
Muskelverspannungen treten oft als Folge einer Reizung des Muskels oder seiner Nervenversorgung auf und führen zu physikalischen Veränderungen, also zur Änderung des Muskeltonus und damit zu Muskelschmerzen. Sie sind volkswirtschaftlich von großer Bedeutung, da sie zu hohen Ausfallzeiten führen. Ursächlich kommen am häufigsten degenerative Veränderungen der Gelenke und der Wirbelsäule (Wurzelreizsyndrome), Mikrotraumen durch inadaequate Belastung, banale Erkältungen (Zugluft), vegetative/psychosomatische Aspekte und vieles andere mehr infrage. Der Verlauf kann akut, chronisch oder rezidivierend sein.
Im Vordergrund der Therapie werden dosierte, zunächst weiche und dehnende Knetung neben dem Tapotement und der Vibration stehen. Die Dosierung der Petrissage ist sowohl während einer Einzelbehandlung als auch während der Gesamttherapie zu variieren und langsam zu steigern, da es im allgemeinen nach der dritten oder vierten Behandlung zu einer Schmerzreaktion kommt, die durchaus erwünscht sein kann, dem sogenannten «Wohlwehe» (s. S. 76). Die übrigen physiotherapeutischen Möglichkeiten bleiben bewußt unberücksichtigt.

Muskelkrampf
Häufigste Ursachen sind Über- oder Fehlbelastungen, Elektrolytmangel wie z. B. Kochsalz- oder Magnesiummangel, arterielle periphere Durchblutungsstörungen durch zu festes Abschnüren,

durch Unterkühlung («steif vor Kälte»), vegetative bzw. psychogene Auslösung («gespannte Aufmerksamkeit»), oder bei Stoffwechselstörungen (Diabetes, Tetanie).
Die sehr schmerzhafte Muskelspastik wird in der akuten Phase in Entspannungs- und Dehnlage gebracht, also in Schonstellung, dann mit Eis versorgt und vorsichtig in der Gegenrichtung des Krampfes passiv gedehnt. Durch Reizung der Golgi-Tensorezeptoren wird über die sensible Afferenz durch die γ Schaltung eine Detonisierung durch Einflußnahme auf die Muskelspindel erreicht. Der Spannungsabfall im Muskel durch Dehnung wird Relaxation genannt. Weiche Knetungen und Schüttelungen schließen sich zur Tonusregulierung an.
Zur Rezidivprophylaxe können aktive dynamische Übungen – evtl. gegen Widerstand – im Wechsel mit An- und Entspannen der betreffenden Muskulatur durchgeführt werden. Weiter bieten sich hyperaemisierende Kneippanwendungen sowie das Bewegungsbad und die Unterwasserdruckstrahlmassage an.
Vor sportlichen Wettkämpfen empfehlen sich Lockerungs-, Dehn- und Koordinationsübungen sowie Aufwärmen und Warmhalten der besonders beanspruchten Muskelgruppen.

b) **Schmerzhafte Muskelquellung, -verklebung = chemische Myalgie**
Bei der Muskelverquellung, der chemischen Myalgie, sind die Fibrille oder bindegewebige Anteile der Fasern und/oder des Interstitiums betroffen. Histologisch und histochemisch kommt es zu einer Eiweißdenaturierung durch Ödeme in der Fibrille oder im Interstitium, also im Stützgewebe.
Pathologisch/anatomisch hat das folgende Konsequenzen:
- Abdrücken der Mikrozirkulation im arteriellen Bereich (s. Abb. 36–39, S. 58) wobei der venöse Schenkel aus didaktischen Gründen weggelassen wurde
- Laktatanstieg im Gewebe durch anaerobe Milchsäurebildung und damit Veränderung des pH-Wertes zur sauren Seite
- Reizung der Nozirezeptoren
- schmerzhafte Spastik der Muskulatur, die wiederum eine Ischaemie fördert.

Es liegt hier also ein echter circulus vitiosus vor – Vasokonstriktion/Schmerz/Spastik –, der nur durch manuelle Maßnahmen, evtl. in Verbindung mit balneologischen Anwendungen unterbrochen werden kann.
Zur Verdeutlichung sollen 2 Biopsie-Präparate herangezogen werden.

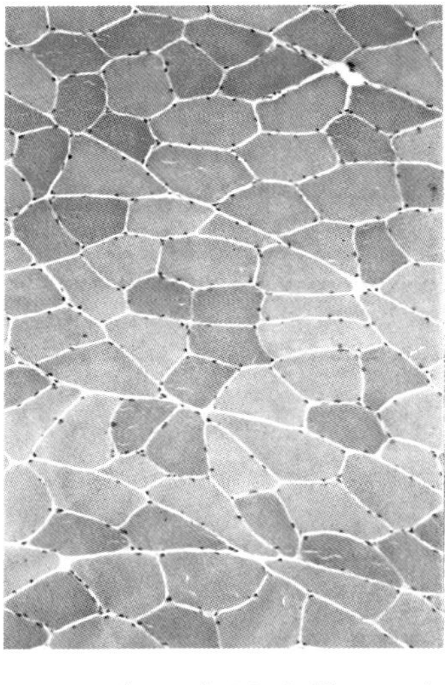

Abbildung 34: Polygonale Muskelfasern mit bindegewebigen Umhüllungen im Querschnitt – ohne pathologische Veränderungen

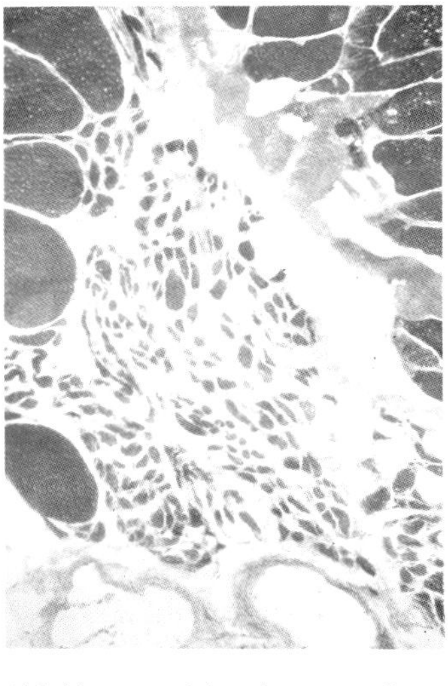

Abbildung 35: Sekundäre Veränderungen der Muskelfasern

In Abb. 35 sind großflächige Muskelfaseratrophien – besonders in der Bildmitte – mit Zunahme des endomysialen Bindegewebes und damit letztlich Absterben der Muskelzellen und Funktionsverlust des Muskels zu sehen. Peripher sind ödematöse Aufquellungen mit einer Durchmesserverbreiterung als Vorstadium der Muskeldegeneration zu sehen.
Im Schema stellt sich die Verquellung folgendermaßen dar:

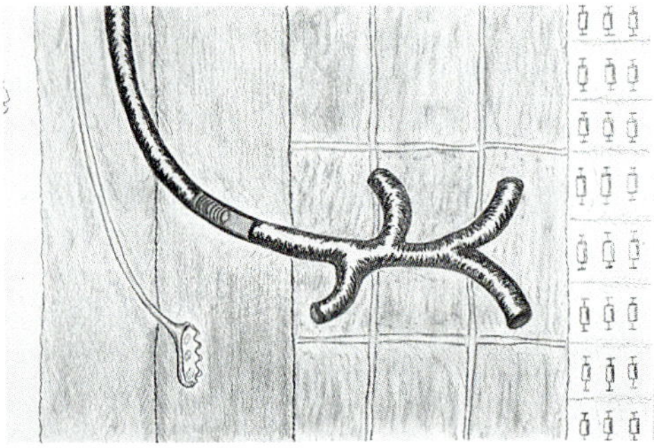

Abbildung 36: Schematische Darstellung des Längsschnitts durch einen Skelettmuskel

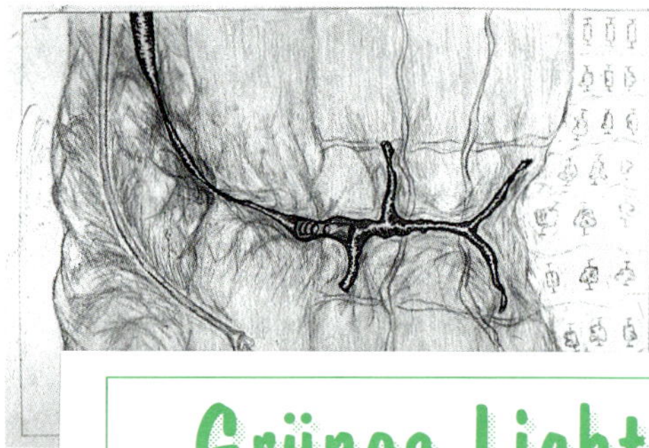

Abb
logis

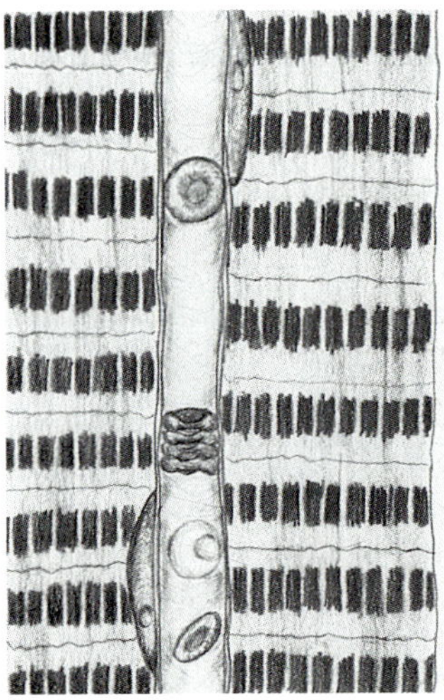

Abbildung 38: Normale Situation der Muskelhistologie – Längsschnitt-Schema

der Muskelfasern – Längsschnitt-Schema

Die Verquellungen und Verklebungen – also die vorwiegend histochemischen Veränderungen der Muskelfaserstrukturen – werden besonders mit der Fingerspitzenpetrissage therapiert, wobei es von Bedeutung ist, die einzelnen Gewebsschichten (Muskulatur) und «inneres bindegewebiges Skelett», insbesondere Faszien) durch Knetungen, Verschiebungen und Zirkelungen voneinander zu lösen und auszupressen (s. S. 16, Abb. 7).

c) Myogelosen

Die Behandlung von Myogelosen, der sogenannten Triggerpoints, nimmt wie auch die übrigen pathologisch chemischen Veränderungen im anatomischen und physiologischen Bereich der Muskulatur und des Bindegewebes in der Massagetherapie einen breiten Raum ein und erfordert besondere Überlegungen, zu denen wegen der therapeutischen Konsequenzen Stellung genommen werden soll.

Triggerpoints sind tastbare Irritationspunkte – häufig Gelosen – in der Muskulatur, die auf Druck schmerzhaft sind. Man unterscheidet aktive Irritationszonen, die Schmerzsyndrome schon ausgelöst haben (refered pain, s. S. 183) von latenten unterschwelligen, die erst unter der Palpation mit lokalen oder auch ausstrahlenden Schmerzsyndromen – dem Projektionsschmerz – reagieren.

Bei der Palpation ist beim Patienten häufig eine Ausweichbewegung durch die Schmerzauslösung festzustellen.

Seit ihrer ersten Beschreibung *1843 von* FRORIEP *in Weimar* wurde immer wieder versucht, die Pathogenese der biochemischen und strukturellen Veränderungen zu klären, ohne bis heute zu einem zufriedenstellenden Ergebnis gekommen zu sein. FRORIEP beschrieb bei Rheumatikern Gelosen und bezeichnete die gelotischen Muskelveränderungen als eine Folge der rheumatischen Erkrankung. Diese Gedankengänge führten dazu, daß in der Folgezeit an der rheumatischen Genese von Gelosen festgehalten wurde. SCHADE und LANGE fanden in getrennten Untersuchungen keine histologischen Veränderungen bei Gelosen *(1928–1931)* und schlossen daher eine rheumatische Entstehung aus. Es entstand die Theorie der kolloidalen Veränderung des physiologischen Solzustandes in den pathologischen Gelzustand, wobei SCHADE *den Begriff der Myogelose, Lange den der Gelotripsie,* schufen. 1951 beschrieben WALRAFF und GLOGOWSKI Quellungen und Strukturverluste der Muskelfasern, verbunden mit pathologischem Kernreichtum und wachsartiger fettiger Degeneration der Myofibrille mit Schwund der Querstreifungen, die sie auf Stoffwechselstörungen infolge pathologischer Veränderung im Bereich der Mikrozirkulation zurückführten. Dagegen beschrieb FASSBENDER 1976 nur Veränderungen im Bereich der Mitochondrien innerhalb der Myogelosen bei Intaktheit des übrigen Synzytiums, insbesondere der kontraktilen Elemente.

Es liegt also bis heute keine einheitliche Auffassung über die Entstehung und das pathologische Substrat von Myogelosen vor. Ein Grund hierfür könnte sein, daß das «Endprodukt», die klinisch tastbare Myogelose von *unterschiedlicher Konsistenz,* vielschichtige Entstehungsursachen haben kann, die auch physiotherapeutisch unterschiedlich zu berücksichtigen sind. Hier spielt die Auswahl und Intensität von Massagehandgriffen neben thermischen Überlegungen (Wärme/Kälte-Therapie) eine wesentliche Rolle.

1980 erschien aus der Westberliner Orthopädischen Klinik von ROGMANS und TAST eine Arbeit über Untersuchungen von Myogelosen auf Grund von Muskelbiopsien bei Leistungssportlern. Die Autoren beschrieben ätiologisch folgende Veränderungen: Zunächst drängt *im bindegewebigen Anteil* des Muskels ein *interstitielles Ödem* die Muskelfasern auseinander. Dadurch werden *Blutkapillaren abgedrückt,* das Lumen verengt, teilweise auch Erythrozyten verklumpt und die O_2-Diffusion verschlechtert. In der letzten Phase schwellen die Mitochondrien an und weisen im Inneren Fetttropfen auf. Es kommt schließlich zu einer fettigen *Degeneration der Muskelfaser* auf dem Boden einer *Gewebshypoxie.*

Die Folge von diesem pathologischen Geschehen ist eine Stoffwechselstörung, die durch verändertes Ionenmilieu und veränderte Osmose *vom interstitiellen Ödem zu einem intrazellulären Ödem* führt mit Veränderung der kontraktilen Elemente und Zellkerne. Die Muskelfasertätigkeit wird jetzt vorwiegend über die *anaerobe Glykolyse* ablaufen, die wiederum zu einem vermehrten *Laktatanstieg* durch pathologisch überhöhte Milchsäurebildung führt. Der weitere Energiestoffwechsel ist immer mehr auf die anaerobe Glykolyse angewiesen, wobei sich über eine weitere Erhöhung des Laktatanstiegs ein *circulus vitiosus* entwickelt, der histologisch eine *Gewebsschädigung* und klinisch eine schmerzhafte *Spastik* hervorruft. Durch die Schädigung der Mitochondrien und damit auch der ATP-Produktion wird die Kontraktilität und die Leistung des Muskels gemindert. Schonung und Inaktivität führen letztlich zur *Muskelatrophie* mit eventuellen statischen ossären Konsequenzen. Im Tierexperiment sollen die beschriebenen Veränderungen im Muskelarbeitsversuch reproduzierbar sein. Sofern der Versuch zeitlich nicht zu lang bemessen ist und die Erholungsphase genügend Raum erhält, soll das pathologische Geschehen reversibel sein. Daraus ist zu schließen, daß die *Wiederherstellung einer intakten Mikrozirkulation* auf Grund adäquater Erholungspausen schon einen therapeutischen Effekt hat. Durch physiotherapeutische Maßnahmen wie Massage und Hydrotherapie kann dieser Effekt wesentlich verbessert werden bei zeitlicher Verkürzung der Erholungspausen. Durch Gabe von Vitamin E soll erreicht werden können, daß Zellwände weitgehend stabilisiert werden und einem intrazellulären Ödem damit vorgebeugt wird.

Für die *Entstehung von Gelosen* sind ursächlich neben *muskulären Überanstrengungen* weitere pathogenetische Faktoren verantwortlich, in deren Gefolge es zu einer *Störung der Mikrozirku-*

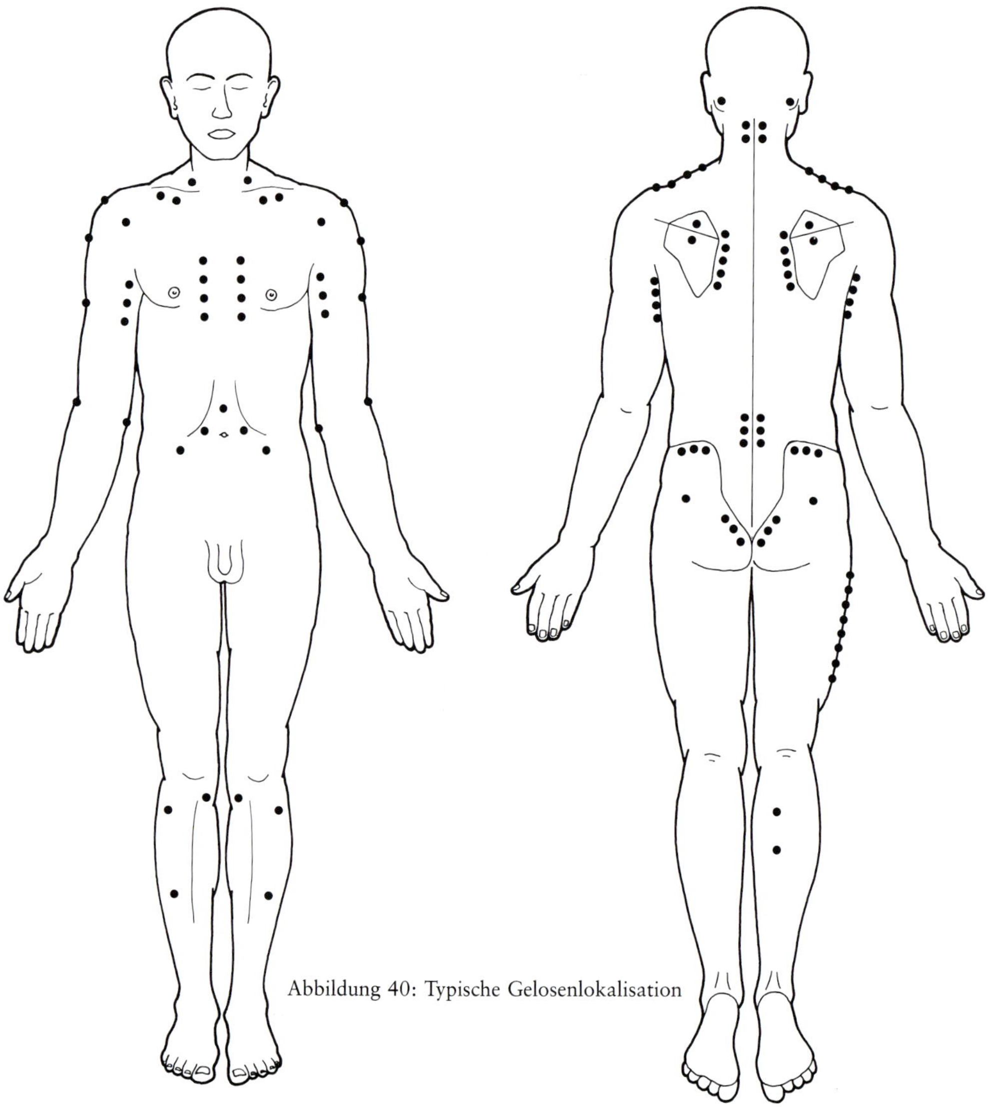

Abbildung 40: Typische Gelosenlokalisation

lation kommt wie bei Nässe, Unterkühlung und Erkältung, bei Stoffwechselerkrankungen, Foci, Fehlstatik und beim Weichteilrheumatismus. Zu berücksichtigen ist aber immer der *Zeitfaktor*. Wenn Gelosen über einen längeren Zeitraum bestehen, wird es sicher zu *irreversiblen intrazellulären Veränderungen* der Muskelfasern kommen. Dafür spricht der klinische Befund, daß alte derbe Gelosen durch bindegewebige Verkapselung und fettige Eiweißdegeneration weitgehend therapieresistent sind. Die so beschriebenen lokalen pathologischen Veränderungen führen im Muskel zu einer *bindegewebigen Verkapselung*, wobei die Kapsel im Laufe der Zeit immer mehr verhärtet. Die umgebende Muskulatur weist im allgemeinen einen *Hypertonus* auf, der bei längerem Bestehen für die Gelosenentstehung ebenfalls ursächlich mit angeschuldigt werden kann («gelotische Verspannung»). Da Gelosen in hypertonen Muskelpartien auch in der Tiefe liegen können, müssen sie therapeutisch durch Massage erst «freigesetzt» werden.
Frische Gelosen von relativ weicher Konsistenz können unter dem Gesichtspunkt der direkten Beseitigung durch Gelotripsie angegangen werden. Länger bestehende Gelosen sind aber durch direkte mechanische Beeinflussung kaum zu beseitigen. Durch dosierte, lokale, auf den jeweiligen Befund abgestimmte Friktionen kommt es zu einem gewissen Zellverfall, der eine Freisetzung histamin-ähnlicher Stoffe im Gewebe und eine Resorption des Gels durch vermehrte Gefäßpermeabilität in begrenztem Umfang ermöglicht. Man wird also hier in der Therapie den Hauptwert auf eine Hyperämie und Resorptionssteigerung der Umgebung legen, da ein vielleicht zu forciertes, hartes Angehen Mikroverletzungen der Fasern oder einen reflektorischen Hartspann der Umgebung auslöst und unterhält.

Zusammenfassend sind nach den vorliegenden Kenntnissen in Anlehnung an mehrere Autoren *drei Theorien der Gelosenentstehung* denkbar.

1. Durch *Quellen und Denaturierung* der Eiweißmoleküle *im Innern* der Fibrille und Veränderung des Dispersionsgrades wird ein Druck auf das Perimysium internum und die umgebenden Faszien ausgeübt, der zu einer lokalen Ischämie führt. Quellung und Verhärtung kollagener bindegewebiger Fasern des Sarkolemms und des Perimysium internum führen zur Abkapselung. Ein normaler Zellstoffwechsel ist nicht mehr möglich.
2. Der *umgekehrte Weg* wäre eine Quellung und Verhärtung des perifibrillären Bindegewebes und damit eine Veränderung der Membranfunktion, was eine lokale Ischämie zur Folge hat, die eine Zellstoffwechselstörung nach sich ziehen muß. Bei beiden Möglichkeiten muß ein «kollagener Hartspann» im Muskelfaserstrumpf entstehen, der die Störung des Chemismus im Zellinnern bedingt oder unterhält.
3. Auch eine Gelosenentstehung durch *Kombination* beider Möglichkeiten ist denkbar, wobei es infolge der Mangeldurchblutung zu einem Laktatanstieg im Gewebe kommt und damit, wie beschrieben, zu einer weiteren Schädigung der Mitochondrien und der ATP-Produktion.

Biochemisch und histologisch ist die Entstehung von Gelosen bis heute noch hypothetisch und nicht sicher geklärt. Eine chemische Veränderung im Bereich der Gelosen muß aber vorliegen, da im Gegensatz zum muskulären Hypertonus keine elektrischen Aktionspotentiale zu messen sind. Das Ziel aller therapeutischen Maßnahmen hat sowohl eine Detonisierung der Muskulatur wie auch vor allem die Erzeugung einer reaktiven oder passiven Hyperämie durch Kryo- oder Wärmetherapie der umgebenden Muskulatur als Vorbereitung auf die Massagetherapie zu sein.
Neben der Fingerspitzenpetrissage werden besonders Friktionen zur Anwendung kommen, die von der Stärke her dem Lokalbefund unbedingt anzupassen sind. Eine zu starke Gelotripsie kann durchaus auch den Tonus der umgebenden Muskulatur weiter erhöhen und damit den bereits vorhandenen gelotischen Hartspann verstärken (s. S. 41/42 und 60).

Differentialdiagnostisch ist es von Bedeutung, Gelosen von Tumoren der Körperdecke und Muskulatur zu unterscheiden, wobei auf entsprechende Ausführungen der Muskelpathologie verwiesen wird. Im Rahmen der Massagelehre soll nur kurz auf die *Prädilektionsstellen* und den Sitz der Gelosen hingewiesen werden. Diese können anatomisch sowohl im Muskelbauch wie auch an Ursprungs- und Ansatzstellen in Sehnennähe lokalisiert sein.

Im Bereich der Kopfaponeurose sind besonders die okzipitalen Druckpunkte bekannt. Im Schulterblattbereich und paravertebral, besonders zervikal und lumbal, sowie glutaeal, subkristal, lateral der Iliosakralgelenke im Verlauf des Tractus iliotibialis und im Gastrocnemiusbereich liegen ebenfalls bevorzugte Stellen. In Gelenknähe, z. B. neben den Iliosakralgelenken, wird die Behandlung immer eine besondere Sorgfalt erfordern.
Im übrigen haben wir festgestellt, daß eine tägliche, intensive, klassische Massage zu einer signifikanten Erhöhung der Transaminasen führen kann, also einer Vermehrung der Fermente, die für die Resorption denaturierter Zellen verantwortlich sind. Differential-diagnostisch ist im Rahmen einer Myalgiebehandlung mit Pektoralisbeteiligung während der Exazerbationsphase der Massagetherapie (verstärktes Wiederaufflackern der Beschwerden) beim vegetativ labilen Patienten gelegentlich eine Pseudostenokardie auszuschließen. Insbesondere können die Laborwerte in Form einer Erhöhung der Transaminasen verändert sein und mit zu einem Infarktverdacht führen.

d) Muskelkater

Muskelkater kann u. a. durch körperliche Anstrengung nach längerer Belastungspause ausgelöst werden, z. B. im sportlichen Wettkampf oder bei ungewohnten Bewegungen wie Bergab- oder Treppabgehen. Die betroffene Muskulatur ist steif, hart, geschwollen und bei Druck und Bewegung schmerzhaft.
Die Schmerzen beginnen frühestens einige Stunden nach der ungewohnten Belastung und halten einige Tage an.
Lange Zeit herrschte die Meinung vor, daß chemische Veränderungen des pH-Wertes der Muskulatur zum «Muskelkater» führen.
Als Ursache werden exzentrische Überbeanspruchungen der Muskulatur angeschuldigt, wie sie z. B. beim Bergabgehen typisch sind (sogenannte «Negativarbeit»), sowie eine Störung der Mikrozirkulation, die eine Veränderung des Metabolismus und des pH-Wertes zur sauren Seite hervorruft.
Im sauren Milieu werden die sensiblen Nervenendigungen gereizt, verursachen Schmerzen und damit Spasmen. Beim «Muskelkater» besteht also nach der Stoffwechselhypothese ein Mißverhältnis zwischen Muskelarbeit und Durchblutung großer Muskelbezirke und verursacht damit die Auslösung eines circulus vitiosus.
Im Schema stellt sich die Pathogenese (Krankheitsentstehung) folgendermaßen dar:
O_2 Mangel → Milchsäureanstieg → Azidose → Reizung der Nozirezeptoren → Spastik → weiterer, zusätzlicher O_2 Mangel.
Folgerichtig wird nach dieser Hypothese therapeutisch so vorgegangen:
Im akuten Stadium wird man die Unterwasserdruckstrahlmassage zunächst der klassischen Massage vorziehen (s. S. 283).
Manuell werden dann detonisierende Maßnahmen in Form von Vollhandknetungen, Zirkelungen, Reibungen und Schüttelungen im Vordergrund stehen, um den normalen Zellstoffwechsel wiederherzustellen. Daran anschließend wird man nach den passiven durchblutungsfördernden Maßnahmen durch Bewegung eine aktive Hyperaemie erzielen wollen.
Nach Böning soll der Name «Kater» eine Verballhornung des Begriffes «Katarrh» sein, also eines entzündlichen Prozesses mit seröser Absonderung.
Wenn man der aus dem Namen «Katarrh» herzuleitenden Entzündungshypothese folgt, so müßten nach einer 2. Theorie entzündliche Reizerscheinungen mit serösem Exsudat durch pathologische Stoffwechselprodukte entstehen.
Das setzt jedoch eine muskuläre Belastung unter fortgesetzter Ischaemie und massiver Milchsäurebildung voraus. Für diese Theorie könnte sprechen, daß die Schmerzen erst nach Stunden oder gar erst am nächsten Tag auftreten und mehrere Tage anhalten. Die durch die Entzündung auftretende Schwellung könnte durch Abdrücken von Gefäßen zu einer Verminderung der arteriellen Durchblutung führen und somit den schon beschriebenen circulus vitiosus auslösen.
Eine 3. Arbeitshypothese zur Entstehung des «Muskelkaters» besagt, daß infolge mechanischer Schädigung durch Mikrotraumen schmerzhafte Verspannungen in der Muskulatur ausgelöst

werden. Diese Mikrotraumen konnten von Schumann und Berger (1974) in der Muskulatur von Tieren nach Überanstrengung festgestellt werden.
Eine schwedische Arbeitsgruppe unter Fridén hat in den Jahren 1984–1986 beim künstlich erzeugten Muskelkater durch Biopsien bei Probanden eine Zerreißung der Z-Streifen festgestellt, die sich in den folgenden Tagen offenbar durch lytische Prozesse fortsetzte, bis die Zellregeneration nach ca. 6 Tagen einsetzte.
Amerikanische Autoren (Newham et al.) beschrieben bei Marathonläufern vorwiegend Schäden am bindegewebigen Anteil der Muskelfaser bei intakten Z-Streifen.
Zusammenfassend kann man heute, insbesondere nach der von Böning 1988 erschienenen Arbeit, davon ausgehen, daß primär eine Zerreißung der Z-Streifen mit Herabsetzung der Kontraktionsfähigkeit des Muskels auftritt. Diese Mikrotraumata sind zunächst schmerzlos, da im Inneren der Muskelfibrille keine Nozirezeptoren vorhanden sind. Im weiteren Verlauf kommt es zu einem posttraumatischen Ödem und zur intramuskulären Druckerhöhung. Schmerzauslösende Substanzen reizen die Nozirezeptoren und führen damit zu reflektorischen Verspannungen. Nach der Ödemresorption kommt es unter normalen Druckverhältnissen zur völligen Wiederherstellung der Muskelgewebestruktur wahrscheinlich infolge Phagozytose der Zelltrümmer durch Leukozyten.
Die klinische Symptomatik stimmt mit dieser Auffassung der Pathogenese des Muskelkaters überein. Durch ungewohnte muskuläre Überanstrengungen werden Teile der Muskulatur überlastet, reagieren zunächst unkoordiniert und führen zu den beschriebenen Mikrotraumen. Durch das folgende intrazelluläre und interstitielle Ödem geht die anfänglich schmerzlose Phase in die schmerzhafte Muskelspastik über. Nach der Ödemresorption erfolgt wieder Beschwerdefreiheit und eine vollständige Wiederherstellung der ursprünglichen anatomischen Verhältnisse (Restitutio ad integrum).
Die therapeutische Konsequenz wird sich diesen pathophysiologischen und morphologischen Gesichtspunkten anzupassen haben. Eine traumatische Muskelschädigung erfordert zunächst Ruhigstellung und Kältetherapie. Nach einer gewissen Schonzeit, die sich nach dem Lokalbefund richtet, wird mit passivem Dehnen und Bewegung ohne Belastung begonnen. Durch Erzielung einer passiven und aktiven Hyperaemie wird eine verbesserte Milchsäureresorption und eine Steigerung der Stoffwechselvorgänge erzielt. In dieser Phase kann mit dosierten, weichen Knetungen in Verbindung mit Wärmeanwendungen die Muskelspastik gelöst und damit eine gewisse Analgesie erreicht werden, die ein dosiertes Muskeltraining wieder ermöglicht.
Zur Verhinderung eines Muskelkaters ist sicher die Prophylaxe von Bedeutung. Vor Läufen, sportlichen Wettkämpfen, Bergwanderungen o. ä. sind gründliches Aufwärmen, Dehnübungen und Massagen erforderlich. Auch sollte jede sportliche Tätigkeit, besonders im fortgeschrittenen Alter, vorsichtig begonnen und dosiert gesteigert werden. Nach sportlichen Belastungen können ebenfalls unter prophylaktischen Gesichtspunkten Kneipp'sche Wechselanwendungen oder die sogenannten «Entmüdungsbäder» durchgeführt werden, die die Durchblutungsverhältnisse der Muskulatur und des Kreislaufs verbessern.

e) **Muskeltraumen (Riß/Zerrung)**
Akute, mechanisch-traumatische Muskelschäden können durch Schnitt, Stich, Schuß, Quetschung oder Zerreißung entstehen. Die häufigsten mechanischen Muskelverletzungen sind die sogenannten *gedeckten Muskelrisse.* Rupturen können im Bereich der Muskelfascie, des Muskelparenchyms, am Übergang des Muskels in seine Sehne oder im Bereich der Sehne selbst erfolgen. ⅔ aller Muskelrupturen erfolgen statistisch im Bereich des eigentlichen Muskelgewebes, also des Muskelbauches. Muskelrisse entstehen häufig durch plötzliche maximale Kontraktion, besonders wenn die Antagonisten gleichzeitig stark angespannt werden. Ein Schlag mit einem scharfkantigen Gegenstand auf einen kontrahierten Muskel führt ebenfalls häufig zu Muskelrissen. Gegenüber dieser Form akuter Rupturen auf Grund plötzlicher Gewalteinwirkung stehen sogenannte *spontane oder schleichende Muskelrisse* durch Mikro- oder Dauertraumen bei unphysiologischen Muskelbelastungen wie z. B. bei Schnellkraftleistungen ohne genügende Aufwärm- und Dehnphase.

Klinisch sind akute Muskelrisse durch den unmittelbaren Schmerz, den bei der Verletzung oft spürbaren Ruck, der mit einem hörbaren Knall oder dem Geräusch von reißender Saite verbunden ist, festzustellen.
Bei größeren Muskelrissen ist das Muskelprofil durch eine quer zur Zugrichtung laufende palpable Rinne, Mulde oder Delle mit umschriebener Druckempfindlichkeit unterbrochen. Histopathologisch ist in mehr- oder mindergroßem Umfang eine Zerreißung der Myofibrillen mit Aufhebung der Kontraktionsfähigkeit erfolgt. Bei der Zerstörung von Muskelzellgewebe werden bestimmte Enzyme freigesetzt, die laborchemisch im Blut nachweisbar sind und die Diagnose sichern.
Während des Heilungsvorganges werden umgebendes Ödem und Haematom resorbiert, die Zelltrümmer durch Phagozytose entfernt und durch neugebildete Muskelfasern ersetzt.
Größere Muskelnekrosen nach Quetschungen und Zerreißungen, insbesondere in Verbindung mit ausgedehnten Blutergüssen, führen oft zu Vernarbungen.
Die *Therapie* des Muskelrisses ist bei geringem Auseinanderweichen der klaffenden Muskelfaser (Dehiszenz) konservativ, bei größeren Muskelrissen operativ. Bei Dehiszenzen geringerer Ausdehnung beginnt die Therapie mit einer Ruhigstellung des betroffenen Muskels in entspannter Stellung für die Dauer von 1 bis 4 Wochen je nach Verletzungsschwere.
Kälteanwendungen können sofort appliziert werden.
Nach der entsprechend langen Ruhephase kann bei noch vorliegenden intrafibrillären und interstitiellen Ödemen, evtl. auch bei Haematomen, die manuelle Lymphdrainage an den Beginn der Massagebehandlung gelegt werden, um die Resorption und «Entmüdung» in der Muskulatur zu fördern.
Später wird mit vorsichtig lockernden Handgriffen der klassischen Massage begonnen. Um Verklebungen und Verwachsungen vorzubeugen, werden passive Dehnungen und isometrische, später isotone aktive Bewegungsübungen neben schneckenförmigen Friktionen mit in die Behandlung eingebaut und evtl. mit einer Saugwellentherapie verbunden. Die Unterwasserdruckstrahlmassage ist im Spätstadium indiziert.
Auch die Elektrotherapie kann nach Abnahme der funktionellen Verbände oder des Gipses in vielfältiger Form therapiebegleitend eingesetzt werden. Um die Durchblutung und den Stoffwechsel anzuregen, können hydroelektrische Bäder, Iontophoresen, aber auch Ultraschall und Reizströme verabreicht werden. Schwellstrom oder Exponentialstrom wird zur Muskelbeübung eingesetzt, insbesondere wenn eine Nervendurchtrennung vorgelegen hat, die chirurgisch versorgt wurde. Hydrotherapeutische Anwendungen werden den Heilungsprozeß fördern.
Zu frühe mechanische oder auch manualtherapeutische Belastungen beinhalten die Gefahr von Vernarbungen und Verklebungen, evtl. auch die Gefahr einer Myositis ossificans. Die Neigung zu folgenden Muskelzerrungen ist damit vorprogrammiert.
Bei einer *Muskelzerrung* liegt ursächlich eine isometrische Überdehnung der Muskelfaser unter Einbeziehung der elastischen bindegewebigen Anteile vor, häufig auch eine muskuläre Vorschädigung (Narben) oder lokale Überlastung. Auch ein Muskelhartspann (lokaler Hypertonus) kann ebenso wie eine ungenügende Vorbereitung oder ein ungewohntes Bewegungsmuster zu einer Zerrung führen. Auch mechanische und klimatische äußere Einflüsse spielen bei der Entstehung eine Rolle wie der schon beschriebene Muskelkater.
Nahezu immer begleiten kleinste gedeckte Muskelrisse diese überwiegend bindegewebige Verletzung. Da die bindegewebigen Anteile – die Tendofibrillen – nur bedingt dehnbar sind, kann es am Übergang vom Muskel zur Sehne auch zu Einrissen im Perimysium internum der Lamina basalis kommen (s. S. 17 und Abb. 8). Da hier keine Zelltrümmer entstehen, ist auch keine Resorption erforderlich und die entsprechenden Laborparameter fallen negativ aus. Klinisch ist ein umschriebener Schmerz und ein entsprechender Funktionsausfall festzustellen, der beim Patienten zu einer Schonhaltung führt.
Auch bei der Muskelzerrung wird der verletzte Bereich ruhiggestellt und mit lokaler Kälte behandelt. Begleitend sollten Kompressions- und Funktionsverbände verordnet werden. Elektrotherapie kann sofort eingesetzt werden mit dem Zweck der Analgesie und Resorptionsförderung. Es bieten sich dazu die Iontophorese, die Ultraschall- und Reizstromtherapie an.

Die klassische Massage kann entgegen der Kontraindikation beim akuten Muskelfaserriß hier etwas früher mit vorsichtigen Knetungen und Friktionen begonnen werden, sollte jedoch gleichfalls mit einer manuellen Lymphdrainage einsetzen. Später können eine vorsichtige Saugwellenmassage, Unterwasserdruckstrahlmassage und lokale Wärmeanwendungen dem Heilungsprozeß dienen.
Von sehr großer Bedeutung ist nach Beendigung der Immobilisation die langsam gesteigerte funktionelle Behandlung zur möglichst raschen und folgenlosen Ausheilung. Aktives Bewegungstraining unter Dehnung der betroffenen Muskulatur (Anspannungsübungen gegen Widerstand, Lockerungsübungen, vorsichtig dosiertes Krafttraining, Radfahren, Schwimmen, langsame Steigerung der Kraftanwendung) ist bei jeder Muskelverletzung das wichtigste Prinzip zur Erreichung einer schmerzfreien Rekonstruktion des Verletzungsbereiches. Muskelverletzungen neigen zu Rezidiven, wenn die Muskelnarbe noch nicht genügend gedehnt und kontraktionsfähig ist, Dehnungsübungen mit Respektierung der Schmerzgrenze und ohne Wiederholung des zur Verletzung führenden Bewegungsablaufes leiten über zum Ausdauer- und Konditionstraining. Dieses hat sich bezüglich der Leistungsforderung an die jeweilige Leistungsfähigkeit unbedingt anzupassen (Steady state).

f) Muskelatrophie

Die hypotone Insuffizienz wird im allgemeinen als Muskelatrophie bezeichnet und erfordert von vornherein intensive Maßnahmen wie Knetungen, Klopfungen und Übungen. Dabei sind – wie bei allen muskulären Veränderungen – die ursächlichen Zusammenhänge in den Therapieplan mit einzubeziehen.
So ist bei einem Funktionsverlust durch Parese Agonisten- und Antagonistenbehandlung mit unterschiedlichen manuellen Maßnahmen durchzuführen. Das gleiche gilt auch für die Muskelfunktionsbehandlung bei bestehender Inaktivitätsatrophie nach einer Fraktur oder bei Bewegungseinschränkung unterschiedlicher Genese, z. B. bei einer Periarthrosis, Arthrose oder nach langwierigen Neuralgien. Die Therapie muß hier die kausale Antwort auf die Pathogenese sein, auch unter Einbeziehung von hydrotherapeutischen hyperaemisierenden Maßnahmen wie z. B. Kneipp'sche Anwendungen, von Elektrotherapie wie Ultraschall, hydroelektrische Bäder und evtl. auch Muskelgymnastik mit Schwellstrom oder Reizstrom und Übungsbehandlungen.

g) Konstitutionelle Schwäche

Besonders bei Asthenikern können konstitutionelle und durch körperliche Inaktivität erworbene Insuffizienzen der Rumpfstreck- und -beugemuskulatur zu fixierten Körperfehlhaltungen mit späteren ossären Schäden an Wirbelsäule und Gelenken führen.
«Der Mensch hängt in seinen Bändern».
Hier sind Massagen zur Beseitigung der muskulären Insuffizienz mit Übungsbehandlungen in steigender Dosierung indiziert.

h) Weichteilrheumatismus

Für den Begriff «Weichteilrheumatismus» gibt es in der medizinischen Literatur eine Reihe von Synonymen, wobei die Erstbeschreibung 1888 von dem Engländer Bruce erfolgte unter der Diagnose «senile rheumatic gout (Gicht)».
An dieser Stelle sollen als bedeutungsgleiche Begriffe nur der «Muskelrheumatismus» und das «Fibromyalgie Syndrom» (FMS) genannt werden. Ätiologisch und pathogenetisch stellt die Erkrankung keine umschriebene Einheit dar. Es werden unter dem Begriff «Weichteilrheumatismus» schmerzhafte Symptome zusammengefaßt, die histologisch unterschiedlich beschrieben werden und teilweise entzündlicher, teilweise aber auch degenerativer Art sind. Betroffen ist das Muskel-, Fett-, Nerven- und Bindegewebe.
Die Entstehung des Weichteilrheumatismus ist unbekannt. Man schuldigt konstitutionelle Erbfaktoren in Verbindung mit auslösenden äußeren Ursachen und psychogenen Alterationen an. Es bietet sich heute folgende *Arbeitshypothese zur Rheumagenese* an:

Der Beginn der Erkrankung liegt im Körperlichen durch lokale Überlastungen, Klimawechsel und Wetterfühligkeit, Infekte, hormonelle Störungen, Verletzungen, Entzündungen oder Verschleiß, wobei zur Auslösung des pathologischen Geschehens entsprechende Erbfaktoren und psychogene Komponenten wie Angst, Sorge, Überforderung, Enttäuschung, Niedergeschlagenheit, Depression oder Veränderung der psychosozialen Situation hinzukommen.
Bei der Symptomatik steht das Schmerzgeschehen im Vordergrund, wobei eine starke Druckschmerzhaftigkeit an den sogenannten «tender points» auftritt.
Diese Punkte stellen die maximalen lokalen Schmerzpunkte dar und sind von den «trigger points» zu unterscheiden, die als «Foci» bzw. «Irritationspunkte» bestimmte Schmerzsyndrome auslösen können (s. S. 8). Typisch sind weiter eine gewisse Morgensteifigkeit, die sich unter Bewegung bessert, ein schlechter, unruhiger Schlaf, Wetterfühligkeit und vegetative wie psychische Begleitsymptome im Sinne einer depressiven Verstimmung. Betroffen sind Patienten in der zweiten Lebenshälfte, insbesondere Frauen im Klimakterium.

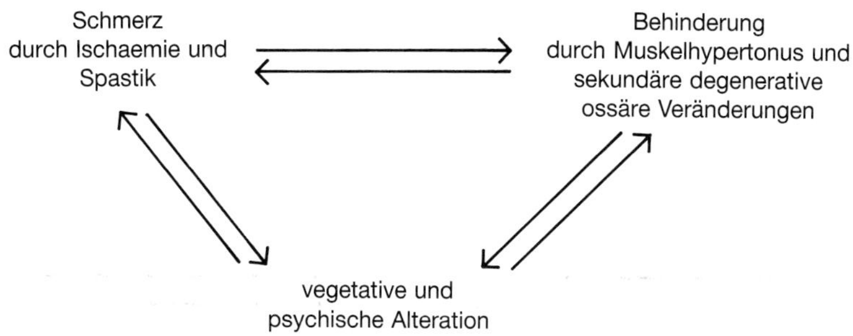

Die Tenderpoints stellen in diffusen Schmerzgebieten muskuläre Maximalpunkte dar, die immer symmetrisch auftreten und sich dadurch von den Druckpunkten nach McBurney unterscheiden. Es liegt auch keine Störung der Oberflächensensibilität vor wie bei den Head'schen Zonen.

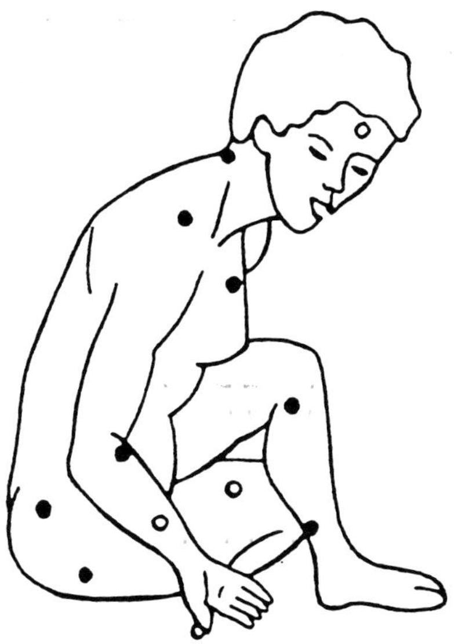

Abbildung 41:
Tender points (●) (Nach Smythe und Bennett)
1. Nackenmuskulatur
2. Mitte des Trapeziusrandes
3. M. pectoralis an der Rippenknorpelgrenze II
4. 2 cm unterhalb der lateralen Epikondylus
5. Obere Glutäalregion
6. 2 cm hinter dem großen Trochanter
7. Innenseite Knie (Bursa anserinus)
8. Gastrocnemius – Achillessehnenübergang

Kontrollpunkte (○)
1. Stirnmitte
2. Mitte Streckseite des Unterarms
3. Daumennagel
4. Mitte Streckseite Oberschenkel

Klinisch ist ein deutlicher Hartspann an bevorzugter Lokalisation feststellbar, der mit allgemeiner, besonders morgendlicher Muskelsteife und Rigidität verbunden ist. Die Patienten lokalisieren diese Beschwerden besonders in den Nacken, Rücken, Kreuz und die Extremitäten (s. Abb. 42). Von Frauen wird auch gelegentlich über die Ödemneigung geklagt.
Von verschiedenen Autoren wurden unterschiedliche histologische und biochemische Veränderungen beschrieben, die nicht reproduzierbar und daher wissenschaftlich nicht verwertbar sind. Sie sollen daher unberücksichtigt bleiben, insbesondere auch deshalb, weil es zur Sicherung der Diagnose keine typischen und beweisenden Laborparameter gibt. Auch enzymatische, immunologische und elektronenmikroskopische Untersuchungen haben uns bisher wissenschaftlich nicht weitergebracht.

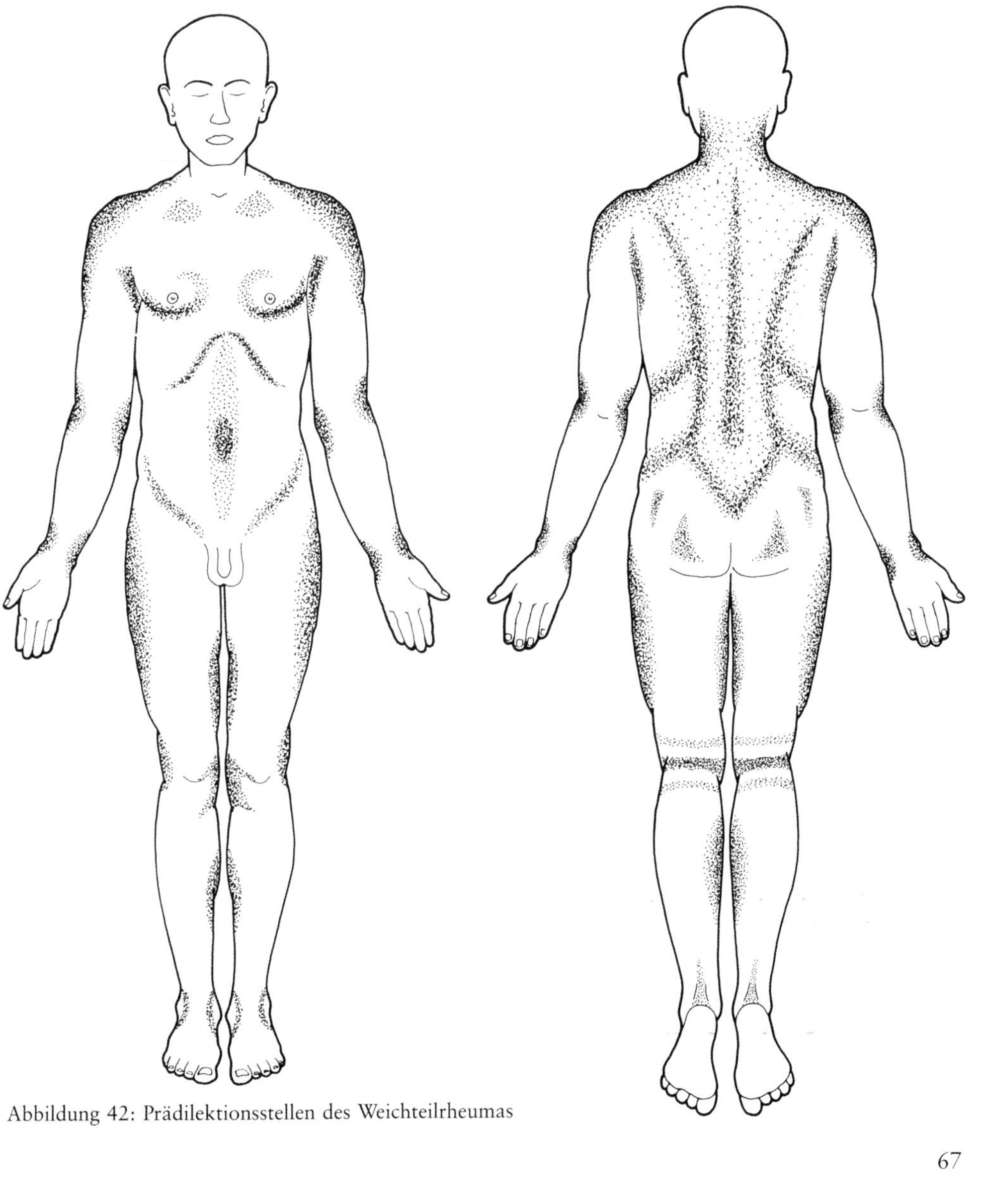

Abbildung 42: Prädilektionsstellen des Weichteilrheumas

Voraussetzung für die Diagnose «Weichteilrheumatismus» ist klinisch das gleichzeitige Auftreten von mindestens 4 typischen schmerzhaften Tenderpoints im Bereich des Bewegungsapparates bei einer Erkrankungsdauer von mindestens 3 Monaten oder länger; weiter die klassische Begleitsymptomatik wie Schlafstörungen, Tagesmüdigkeit, Antriebsschwäche, Angst, Spannung und depressive Phasen sowie eine Fülle von vegetativen, funktionellen Störungen wie z. B. das Colon irritabile (Reizcolon), Dermographie und Raymaud ähnliche Symptome.
Für den Masseur ist neben der Behandlung des Lokalbefundes besonders die psychische Ausgangssituation des Patienten zu berücksichtigen, die sich neben schmerzhafter Behinderung auch in Sorge um den Fortgang der Erkrankung ausdrückt. Da psychogene Faktoren bekanntlich einen Hypertonus der Muskulatur auslösen können, entwickelt sich so ein circulus vitiosus, der physio- und psychotherapeutisch durchbrochen werden muß.
In den fortgeschrittenen Stadien sollen histologisch entzündliche Veränderungen vorliegen, die klinisch das Bild einer Tendomyositis bieten und unbehandelt zur Nekrose führen. In diesen Stadien verbietet sich jede manuelle Therapie, wobei dann die ärztliche Medikation (Analgetika, Antirheumatika, Tranquilizer, Kortison) im Vordergrund steht neben unterstützenden balneo- und hydrotherapeutischen Maßnahmen. Während der schmerzfreien Intervalle ist Wert auf eine Behebung möglicher Ursachen sowie auf eine Verbesserung der Statik (mit orthopädischen Hilfsmitteln) und der Bewegungsabläufe zu legen. Hier bieten sich Massagen und gezielte Übungsbehandlungen an.
Bei dem derzeitigen Streit der Nutzen-Risikobewertung bei der Verordnung von Medikamenten mit der Gefahr gesundheitsschädigender Nebenwirkungen sollte man berücksichtigen, daß durch eine sinnvolle Auswahl und Dosierung die Schmerztoleranzgrenze verändert werden kann. Damit ist die Möglichkeit gegeben, eine dem jeweiligen Zustandsbild angepaßte Physiotherapie frühzeitiger und evtl. intensiver durchzuführen.

II. Erkrankungen des Bindegewebes

Es wurde bereits beschrieben, daß Bindegewebe zu Quellungen neigt. Diese Quellungen führen zu Verklebungen der umgebenden Schichten, insbesondere der Haut und Unterhaut, und ergeben den Befund der sogenannten *«Apfelsinenhaut»* = *Pannikulose*. Es handelt sich hier in Analogie zur Muskulatur (chemische Myalgie) um eine *«chemische Fibropathie»*. Ziel der Massagetherapie muß es sein, diese meist schmerzhaften Verquellungen und Verklebungen der bindegewebigen Schichten zu lösen und den Hydrops im Bindegewebe zur Resorption zu bringen. Die Ursache wurde bisher nicht geklärt.
Die Pannikulose darf nicht mit der äußerlich ähnlichen sogenannten *«Zellulitis»* verwechselt werden. Diese entsteht durch eine Degeneration des Fettgewebes in Vakuolenform beim weiblichen Geschlecht an typischer Lokalisation (z. B. im Oberschenkel- und Glutaealbereich). Sie ist im Gegensatz zur Pannikulose nicht berührungsschmerzhaft, stellt im allgemeinen lediglich ein kosmetisches Problem dar und ist durch alleinige Massagetherapie nicht zu beeinflussen. Auch hier können über die Ursache keine konkrete Angaben gemacht werden. Hormonelle Faktoren in Verbindung mit einer konstitutionellen Veranlagung sollen eine Rolle spielen.
Auf die *Tendomyosen,* die eine pathologische Tonuserhöhung der Muskel/Sehnen darstellen, wurde bereits beim Muskelhartspann verwiesen. (s. Seite 50 und 57).
Es handelt sich hier um eine «physikalische Myotendopathie, die auf rheumatischer Grundlage – bei aller Unklarheit dieses Begriffes – multilokulär auftreten kann. Örtlich begrenzt können Fehl- oder Überlastungssyndrome zu den sogenannten *«Insertionstendopathien»* führen. Die bevorzugte Lokalisation sind besonders der periartikuläre Bereich von Schulter und Ellenbogen, der Bein- u. Beckengürtel und der interspinale Bereich. Bei der Entstehung spielen auch Mikrotraumen, neurale und psychische Faktoren sowie Temperatur- und Witterungseinflüsse eine Rolle.

Neben der schmerzhaften Verspannung von Sehnen und Muskulatur sind häufig auch Bursen betroffen, die an typischer Lokalisation bei Palpation schmerzhaft feststellbar sind.
Schmerzhafte Tendopathien treten häufig bei Sportlern durch Mikrotraumen infolge Dauerbelastung an den Extremitäten auf.
Zum besseren Verständnis sei daran erinnert, daß Knochen und Sehnen völlig unterschiedliche Elastizität aufweisen. Die Übergangszone zwischen beiden besteht aus Knorpel, an dem die Sehne fixiert ist und ein Ausreißen unter Belastung verhindern soll (s. S. 17, Abb. 8).
Der Insertionsbereich der Sehnen ist histologisch in 4 einzelne Abschnitte aufgeteilt:
Freie Sehne – unverkalkter Knorpel – verkalkter Knorpel – Knochen.

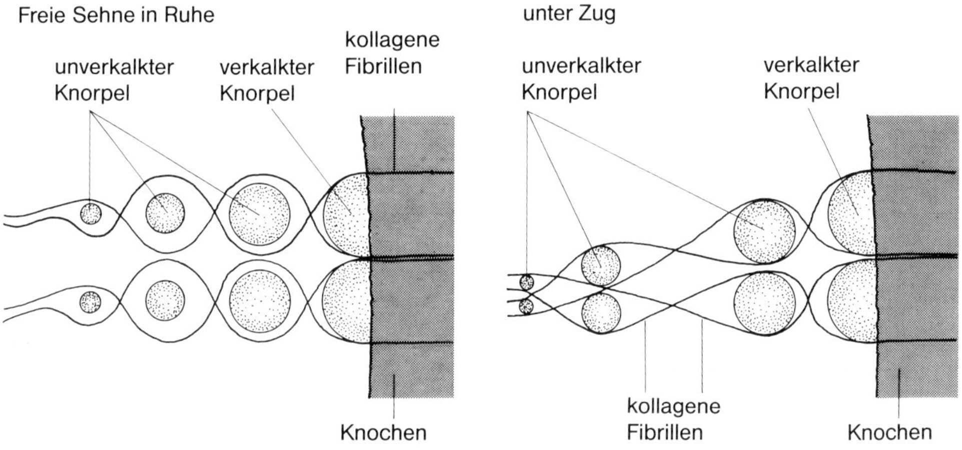

Abbildung 43: Schematische Darstellung des Sehnenansatzes am Knochen in Ruhe und unter Zugbelastung

In allen Abschnitten befinden sich kollagene bindegewebige Fasern und Fibrozyten (Sehnenzellen). Muskuläre Belastungen (Kontraktionen) werden also in Etappen möglichst schonend vom Muskel auf den Knochen übertragen.
Wird dieses elastische Dämpfungssystem außer Kraft gesetzt oder im Bereich des Sehnenansatzes überlastet, so kommt es zum Krankheitsbild der schmerzhaften Insertionstendopathie. (Tennisellenbogen, Werferarm, Adduktorensyndrome u. a.)
Im Verlaufe der Krankheit entstehen Kalzifizierungsprozesse im Bereich des unverkalkten Knorpels. Infolge intrafibrillärer Stoffwechselstörung verlieren die Fibrozyten ihre elastische Fähigkeit und werden häufig durch starres Bindegewebe ersetzt.

Therapie der akuten Tendopathien

Kryotherapie – entlastende Verbände – Relaxation der verspannten Muskulatur durch klassische Massage, evtl. in Verbindung mit manuellen Entstauungsmaßnahmen – Elektrotherapie – Krankengymnastik.

Therapie der chronischen Tendopathien

Tapeverbände, hyperaemisierende Maßnahmen, klassische Massage, insbesondere Friktionen – Krankengymnastik, Elektrotherapie (Ultraschall, Jontophorese). Bei besonderer Hartnäckigkeit sind chirurgische Maßnahmen nicht zu umgehen.

III. Erkrankungen der Gelenke

Über die Genese der Arthrosenentstehung bestehen eine Fülle von Theorien, auf die hier natürlich nicht eingegangen werden kann. Ähnlich verhält es sich bei therapeutischen Überlegungen. Ziel der Therapie sollte es sein, das Fortschreiten der Krankheit zu bremsen und die Schmerzhaftigkeit zu mildern, da eine Reversibilität des Krankheitsgeschehens nicht zu erreichen ist.
Symptomatisch spielt die Fehlstatik während des Krankheitsverlaufes eine wesentliche Rolle, da sie das Fortschreiten der Knorpeldegeneration fördert.
Es muß also versucht werden, durch physiotherapeutische Maßnahmen – insbesondere Massage und Krankengymnastik – die Progredienz der Arthrose zu mindern.
Die *Präarthrosen* und Arthrosen beginnen *klinisch zunächst stumm.* Später treten durch Reizung sensibler Nerven in der Gelenkkapsel *Schmerzen* auf. Diese Schmerzen bedingen beim Patienten eine Schonung des Gelenkes oder auch eine *Schonhaltung* der gesamten Extremität oder des gesamten Körpers, um eine möglichst schmerzarme Gelenkstellung zu erzielen. Hierdurch kommt es letztlich zu einer *Inaktivitätsatrophie* ganzer Muskelgruppen, wobei immer die *Streckmuskulatur* befallen ist, z. B. bei der Kniearthrose der M. Quadrizeps und bei der Hüftarthrose der M. Glutaeus. Diese Streckeratrophie führt wiederum zum Überwiegen der Beuger und beinhaltet damit die Gefahr der *Beugekontraktur* und somit einer weiteren Fehlbelastung durch *Fehlstatik.*
Die Knorpeldegeneration der Gelenkflächen durch *Änderung der Druckverhältnisse bei der Artikulation* ist eine Folgeerscheinung. Es resultieren hieraus neben der Beugekontraktur typische Fehlstellungen von Gelenken, z. B. bei der Hüftarthrose in Adduktion oder Außenrotation. Da andere Gelenke die Fehlstatik zu kompensieren versuchen, ist eine *Kettenreaktion* zu erwarten, die sich besonders in Tonusänderungen anderer Muskelgruppen manifestiert.
Auch bei anderen gelenknahen Erkrankungen, wie z. B. der Epicondylitis oder Periarthrosis humero scapularis ist in bestimmten Stadien eine Massagebehandlung indiziert. Auch in der postoperativen Phase nach Gelenkersatzoperationen (ca. 4–6 Wochen post operationem) und nach Knochentraumen ist ebenfalls nach der anfänglichen krankengymnastischen Übungsbehandlung die klassische Massage zur Wiederherstellung eines normalen, physiologischen Muskelgleichgewichtes anzuwenden.
Als Arbeitshypothese zur theoretischen Untermauerung der konservativen Behandlung der Arthrose bietet sich für die Praxis folgende Überlegung an:

1. Durch Massage wird das Fortschreiten der *Fehlstatik* – nicht nur des befallenen Einzelgelenkes – *verhindert.* Durch Tonisierung atrophischer Muskelbezirke und Beseitigung hypertoner Kontrakturen wird die muskuläre Gelenkführung verbessert oder wiederhergestellt und somit ein Fortschreiten der Knorpeldegeneration verhindert. Auch den häufig auftretenden und rezidivierenden Reizergüssen kann mit der Massagetherapie in Verbindung mit weiteren physiotherapeutischen Maßnahmen vorgebeugt werden.
2. Durch Massage und Übungsbehandlung wird eine lokale *Durchblutungsverbesserung der Gelenkkapseln* erzielt, die für die Knorpelernährung und Bildung von Gelenkflüssigkeit verantwortlich ist. Somit wird auch einer Degeneration und Schrumpfung des bindegewebigen Kapselapparates vorgebeugt, insbesondere auch durch Entfernung von Stoffwechselschlacken aus dem Gelenkraum und der Umgebung.
3. Eine *Analgesie* bzw. Schmerzminderung wird erreicht durch Beseitigung der Gelenkkapselreizung, indem korrespondierende Muskelpartien behandelt werden, womit die durch die Fehlstatik bedingte sensible nervale Reizung des Kapselapparates unterbunden wird.
4. Auch eine *kompensatorische Fehlhaltung* der Wirbelsäule oder anderer Gelenke wird positiv beeinflußt und somit prophylaktisch einer weiteren Arthrosenentstehung an anderen Gelenken vorgebeugt.

Bei der Arthrosenbehandlung werden tonisierende und detonisierende Massagehandgriffe – je nach Muskelgruppen – im Vordergrund der manuellen Behandlung stehen, neben passiven und aktiven Übungen und hydrotherapeutischen Maßnahmen. Massagebehandlungen sind zunächst in

Serie täglich erforderlich und in gewissen Abständen erneut indiziert. Eine solche Behandlung ist für den betreffenden Patienten therapeutisch sicher sinnvoller als die Verordnung von schmerzlindenden, eventuell kortisonhaltigen Medikamenten mit den bekannten negativen Nebenwirkungen, die letztlich in vielen Fällen den kostenaufwendigen Gelenkersatz nicht verhindern können. Da heute der künstliche Gelenkersatz bei Arthrosen eine immer größere Rolle spielt, ist eine gezielte prä- und postoperative physiotherapeutische Behandlung der Endoprothesenpatienten zur Erlangung einer weitgehend wieder normal funktionierenden Gelenkbeweglichkeit unerläßlich.

IV. Erkrankungen der Wirbelsäule

Degenerative Veränderungen wie Osteochondrosen, Spondylosen, Spondylarthrosen und Deformierungen wie Skoliosen, Torsionen, vermehrte Kyphosen oder Lordosen bedingen eine mechanische Veränderung der *Statik und Dynamik* in den einzelnen *Bewegungssegmenten* (Bandscheiben, Wirbelgelenken, Bändern). Somit kommt es, wie bei den Arthrosen beschrieben, ebenfalls zu einer Kettenreaktion, wobei ein pathologischer Befund andere nach sich zieht. Auch radiculaere vertebranogene Erkrankungen wie cervicale und lumbale Wurzelreizsyndrome, Brachialgie, Lumbago, Lumbalgie und Lumboischialgie müssen hier Erwähnung finden.
Durch die entstehende *Fehl- und Schonhaltung* und deren muskuläre Kompensation wird an der Rückenmuskulatur abschnittsweise je nach Aufgabe und Funktion entweder ein Hypertonus bei isometrischer Dauerkontraktion, häufig verbunden mit schmerzhaften Gelosen, oder eine muskuläre Rückbildung im Sinne einer Atrophie vorgefunden. Analog zur Arthrosenbehandlung der Gelenke ist auch hier eine systematische Physiotherapie, insbesondere eine gezielte Massage-/Krankengymnastik-/Übungstherapie indiziert, die die reaktiven hypertonen Kontrakturen der Rückenstreckmuskulatur beseitigt und eine Druckentlastung auf Bewegungssegmente – insbesondere bei lumbalen Wurzelkompressionen – bewirkt. Es wird somit die Schmerzursache gemindert und der Circulus vitiosus unterbrochen, der infolge Bandscheibenprotrusion Druck auf das hintere Längsband ausübt, die schmerzleitenden afferenten Fasern erregt und zum reaktiven Hartspann der Rückenstrecker führt.

V. Erkrankungen der Gefäße

Bei arteriellen Erkrankungen ist vorwiegend die Bindegewebsmassage auf Grund ihrer kutiviszeralen Wirkung indiziert (s. S. 222). Auf Gastrocnemius-Gelosen als Irritationspunkte wurde bereits verwiesen, die klassische Massagehandgriffe erfordern. Sofern das Stadium Fontaine I und II vorliegt, kann auch klassische Massage durchblutungsverbessernd wirken. Bei Verdacht einer Obliteration verbieten sich lokale manuelle Maßnahmen (Steal Effekt, s. S. 75).
Die nicht entzündlichen und nicht thrombosierten Venenerkrankungen können durch die depletorische Wirkung der klassischen Massage günstig beeinflußt werden. Durch Unterstützung der Vis a fronte kann eine periphere Entstauung – besonders bei der nach Gefäßersatzoperationen relativ häufig auftretenden Veno-Lymphostase – herbeigeführt werden. Milde Ausstreichungen neben einer Reihe weiterer physiotherapeutischer Maßnahmen – insbesondere der manuellen Lymphdrainage – sind hier das Mittel der Wahl.

VI. Erkrankungen des vegetativen Nervensystems (VNS)

Neben der Lokalbehandlung des vegetativen oder psychogenen Hartspanns, z. B. des myalgischen Zervikal- und Lumbalsyndroms, ist die allgemeine Wirkung der klassischen Massage im Sinne einer vagotonen Umstimmung und Relaxation von Bedeutung (s. S. 55 + 73). Zum besseren Verständnis sei hier noch erwähnt, daß sich normalerweise beide Anteile des VNS in einem ausgewogenen Gleichgewicht befinden. Dieses Gleichgewicht, das durch die beiden Gegenspieler Sympathicus und Parasympathicus gewährleistet ist, kann durch unphysiologische Belastungen aus den Fugen geraten. Eine überwiegende Sitzbelastung, für die der menschliche Organismus nicht konzipiert ist, oder lange anhaltender Streß ohne die Möglichkeit des körperlichen Ausgleichs bzw. der Abreaktion führt zwangsläufig zum Überwiegen des Sympathicus und damit zu einem erhöhten Muskeltonus mit allen bekannten Negativerscheinungen.

VII. Erkrankungen der inneren Organe

Die Einwirkung auf innere Organe wird im allgemeinen über die Bindegewebsmassage erreicht, (s. S. 209) wenngleich auch die *segmentale Wirkung* der klassischen Massage bekannt ist. Bei der atonischen Obstipation wird als Sonderform die *Kolonmassage* eingesetzt.

VIII. Allgemeine Leistungsfähigkeit

Durch die beschriebene Fern- und Allgemeinwirkung der klassischen Massage sind vielfältige Einwirkungen auf den Gesamtorganismus im Sinne einer Leistungssteigerung und Beeinflussung des Endokriniums durch neurohormonale Vorgänge möglich. Es wird auf das Kapitel Fern- und Allgemeinwirkung verwiesen. (s. Seite 54) Im Rahmen der Verbesserung der psycho-physischen Gesamtsituation kommt es aber auch zu einer generellen Muskelstoffwechselverbesserung durch Intensivierung der Kontraktionsphase nach verkürzter Latenzzeit sowie zur Abkürzung der Erholungs- und Refraktärzeit. Hierdurch wird eine Voraussetzung zur Konditionssteigerung durch Training geschaffen.

Massage und Psychosomatik

In den bisherigen Darlegungen wurde Wert darauf gelegt, die Massage wissenschaftlich zu begründen und ihr damit zu weiterer Anerkennung zu verhelfen. Es sollte jedoch nicht übersehen werden, daß diese Methode auch auf dem Feld der Psychosomatik Wirkungen entfalten kann, die dem klinisch tätigen Arzt wie auch dem Masseur bekannt sind. Psychosomatik ist die Disziplin, die sich gezielt mit dem Zusammenhang zwischen Seele und Körper befaßt.

Der Begriff Psychosomatik stammt aus der altgriechischen philosophischen Medizin, wobei Psyche = Seele und Soma = Körper bedeutet. Besonders im 20. Jahrhundert hat die Psychotherapie immer mehr fachliche Anerkennung gefunden und ist zu einem eigenen Fachgebiet herangewachsen. 1948 wurde in Heidelberg die erste deutsche psychosomatische Universitätsklinik gegründet.

Psychosomatische Patienten weisen häufig keinen faßbaren organpathologischen Befund auf und werden daher meist als «organisch gesund» bezeichnet. Ursächlich sind hier Streßsituationen anzuschuldigen, die zum Verlust des inneren Gleichgewichts und damit zu innerer Anspannung und muskulären Verspannungen führen können. Betroffen ist häufig ein bestimmter Persönlichkeitstyp, der besonders gewissenhaft, pflichtbewußt und ordentlich auftritt, stets um Haltung bemüht ist, Konfliktsituationen verdrängt und nicht aggressiv ausleben kann, alles in sich hineinfrißt und Schwächen und Gefühle nicht zeigen kann oder will.

Die seelische Unausgewogenheit verursacht funktionelle Störungen, aus denen im Laufe der Zeit organische Krankheiten entstehen können, die ihrerseits im Sinne eines Circulus vitiosus auf die Seele rückwirken. Zu diesen funktionellen Erkrankungen sind z. B. die labile Hypertonie (Gefahr Apoplex), der Coronarspasmus (Gefahr Infarkt), die Gastritis nervosa (Gefahr Magengeschwür), der Bronchiolenspasmus (Gefahr Asthmaanfall) und vieles andere mehr zu zählen. Vorwiegend sind also Herz, Kreislauf, Verdauungs- und Atemtrakt betroffen, allerdings manifestieren sich seelische Konflikte häufig auch am Bewegungsapparat, insbesondere der quergestreiften Skelett-Muskulatur. Diese psychogen bedingten funktionellen Störungen finden ihren Ausdruck unter anderem auch in Körperhaltung, Gestik, Mimik und Muskeltonus.

Bei *psycho-vegetativen Syndromen* und Depressionen können Verspannungen der Muskulatur Ausdruck seelischen Mißempfindens sein. So kann sich Angst in Hochziehen der Schultern bei Einziehen des Kopfes äußern («Angst sitzt im Nacken»). Analog finden sich Verspannungen im Bereich des M. trapezius, M. sternocleido-mastoideus, M. infra- und supraspinatus sowie eine typische Mimik («Facies dolorosa»). Begleitet wird diese Symptomatik häufig von allgemeiner Unsicherheit, die sich bisweilen im Gangbild widerspiegelt und auch in verkrampftem Sitzen und Stehen. Der *Depressive* kann aber auch eine schlaffe, gedrückte Körperhaltung, eine unsichere Psychomotorik, korrespondierend mit schlaffer, im Tonus geminderter Muskulatur mit wenig Spannkraft und Halt zeigen (s. Abb. 205, S. 180).

Im Rahmen von *vegetativen Erkrankungen* kann sich z. B. eine Angina pectoris vasomotorica neben einer Schonhaltung der betroffenen Schulterarmregion auch in ängstlich verlangsamten Bewegungen äußern. Passend hierzu ist häufig der M. pectoralis major verspannt und weist innerhalb bestimmter Zonen schmerzhafte Maximalpunkte auf. (s. Bindegewebsmassage S. 205 und 213–215).

In einem Reaktionskreis führen vegetative und psychosomatische Erkrankungen zu Fehlhaltungen mit daraus resultierenden Verspannungen (Myalgien), die ihrerseits psychisches Mißempfinden fixieren. Es entwickelt sich ein psychosomatischer Teufelskreis. Neben psychotherapeutischen Behandlungsmethoden kann die Massage hier mithelfen, diesen Reaktionskreis zu durchbrechen.

Zu berücksichtigen ist ferner, daß dem psychosomatisch Erkrankten das Körpererleben fehlt, er hat keinerlei Körperselbsterfahrung, häufig sind Körpergefühl, Erleben und emotionale Erfahrungen völlig voneinander getrennt. Der Körper ist dem Patienten fremd geworden, zum Teil lehnt er ihn sogar ab. Es ist häufig auch eine Fehlinterpretation von Beschwerden festzustellen.

Hier kann Massage durch Be-*Hand*-lung ebenfalls einwirken und schafft möglicherweise den ersten helfenden Kontakt. So kann die Hand des Masseurs mithelfen, ein neues Körpergefühl zu entwickeln. Allein das Handauflegen führt gelegentlich schon zur Beruhigung und Besserung psychosomatisch bedingter Beschwerden. Die Konzentration des Patienten auf die therapierende Hand des Masseurs führt diesen zu einem anderen Erleben seines Körpers. Die Tatsache, daß der Masseur ihn ohne Scheu anfaßt, steigert seine Selbstachtung, er erlebt sich und seinen Körper als be-*handelns*-wert. Der psychisch Kranke empfindet somit Zuwendung und Aufwertung (nonverbale Akzeptanz).

Voraussetzung für die therapeutische Effizienz der Massage ist grundsätzlich das vertrauensvolle Verhältnis zwischen Patient und Behandler. Für einen guten Masseur ist zu fordern, daß er nicht nur Verspannungen der Muskulatur tastet, sondern über die Verspannungen hinaus sich auch in den psychisch belasteten Patienten und seine innere Verstimmtheit einfühlt. Die so geschaffene «therapeutische Atmosphäre» ermöglicht es dem psychosomatisch Erkrankten, Mißtrauen und innere Ablehnung zu überwinden und sich auf die Hand des Masseurs einzulassen. Deutlich wird dieses «Sicheinlassen» auch in der vermehrten Gesprächsbereitschaft des Patienten, eine Tatsache, die erfahrene Masseure kennen. Unter der Massage lockern sich viele Patienten, die «Panzerung» fällt ab, sie beginnen zu sprechen und sich in ihrer Problematik zu offenbaren.

Welche Hürde der psychosomatisch Erkrankte überspringen muß, kann man vielleicht daran ermessen, wenn man sich bewußt macht, daß Massage physische Nähe erfordert, die der Patient innerlich zulassen muß. Der Masseur hat daher neben der manuellen Behandlung, die direkten körperlichen Kontakt erfordert, auch Einfühlsamkeit und Geduld zu erbringen, also Komponenten, die sich in vergleichbarer Form nur in der Arzt-Patienten-Beziehung wiederfinden.

Psychoanalytisch beinhaltet die Massage eine Regression mit all ihren positiven Seiten und auch den innewohnenden Gefahren. Der psychosomatisch Erkrankte nimmt die Rolle des zu versorgenden Kindes an, der Masseur die Rolle des Versorgers. Der Patient empfindet, daß passiv mit ihm etwas geschieht. Diese passive Rolle muß er akzeptieren und eigentlich auch genießen können.

Der Masseur, in der Rolle des Aktiven, kann dabei in eine Funktion kommen, die ihn möglicherweise überfordert. So können psychisch labile Patienten magische Heilserwartungen an ihn und seine Kompetenz stellen. Wenn diese Gefahren vom Therapeuten erkannt werden, so sollte die hieraus entstehende Problematik angesprochen werden. Sie kann dann möglicherweise positive Wirkungen entfalten.

Zusammenfassend ist festzustellen, daß die Massage aus dem therapeutischen Repertoire der Psychosomatik nicht wegzudenken ist, sie hat hier ihren festen Platz. In Kombination mit anderen Heilverfahren sowie auch mit verbalen Psychotherapie-Methoden stellt sie eine sehr wirkungsvolle ergänzende Therapie dar.

Kontraindikationen

Die Kenntnis der Kontraindikationen der klassischen Massage ist für den Masseur von großer Bedeutung, da dem Patienten bei falscher Indikationsstellung gesundheitliche Schäden und dem Masseur juristische Konsequenzen und Regresse entstehen können. Natürlich sind die Kontraindikationen der klassischen Massage zum Teil Diagnosen, die ärztlichen Untersuchungstechniken vorbehalten bleiben müssen und nicht in den Kompetenzbereich des Masseurs fallen. Es soll hier also keine Überbewertung der Diagnosefähigkeit eines Masseurs erfolgen, sondern eine Auflistung medizinischer Gegebenheiten, die eine Massagetherapie verbieten und deren Verdacht natürlich eine genaue Abstimmung zwischen Arzt und Masseur erfordern.

1. Alle Entzündungen und Ulzerationen im Bereich der Körperdecke, Muskulatur, Sehnen und Faszien, Schleimbeutel, Gefäße, Nerven, Knochen und Gelenke wie Dermatitis, Myositis, Tendinitis, Bursitis, Phlebitis, Lymphangitis, Neuritis, Ostitis, Osteomyelitis, Arthritis.
2. Thrombose und Thrombophlebitis.
3. Schwere arterielle periphere Durchblutungsstörunqen (Fontaine III und IV) und fortgeschrittene Arteriosklerosen durch Vergrößerung des O_2 Defizits im Gewebe. (Steal Effekt)
4. Verletzungen mit Hämatomen wie Frakturen, Luxationen und Distorsionen, Gelenkergüsse, Muskelrisse, Z.n. frischen Knochen-, Wirbelsäulen- und Gelenkoperationen, z. B. Osteosynthesen, Endoprothesen, Laminektomien.
5. Dekompensierte Herzinsuffizienz und frischer Herzinfarkt.
6. Fixierte essentielle und renale Hypertonie.
7. Fieberhafte Erkrankungen.
8. Schwere konsumierende Organerkrankungen, Kachexie, insbesondere bei Karzinom-Erkrankungen (Gefahr der Metastasenausbreitung bei malignen Tumoren!).
9. Lokale gutartige Tumoren wie Lipome, Myome, Fibrome, Lymphome, Atherome, Hämangiome und Warzen sollen bei der Behandlung ausgespart werden.
10. Entzündliche und nässende (exsudative) Hauterkrankungen, Fischschuppenhaut (Ichthyosis), Schuppenflechte (Psoriasis), chronische Ekzeme und Alterswarzen (Gefahr der malignen Entartung) stellen eine relative Kontraindikation dar. Bei Verdacht eines bösartigen Hauttumors, z. B. eines Melanoms («schwarzer Hautkrebs») ist jede Behandlung sofort abzubrechen und der Arzt zurate zu ziehen.

Eine bedingte Kontraindikation stellt die Menstruation und die Gravidität dar. Während der Menstruation wird man nicht den lumbalen Bereich massieren und die unteren Extremitäten aussparen. Auch in der zweiten Hälfte einer Gravidität wird man diese Bereiche therapeutisch nicht angehen, sondern in sitzender Stellung lediglich den thorakalen und zervikalen Bereich massieren können. Bei bekannter oder bestehender Abortgefahr verbietet sich jede physiotherapeutische Maßnahme.

Mit besonderer Vorsicht ist bei Patienten vorzugehen, die unter Antikoagulantien, z. B. Marcumar, stehen, da hier bei stark geminderter Blutgerinnung ausgedehnte Hämatome entstehen können.

Allgemeine grundsätzliche Hinweise

Anschließend sollen noch einige Fakten Erwähnung finden, die bei jeder Therapie von Bedeutung sind. Die Massage ist die differenzierteste Maßnahme in der Physiotherapie. Sie wurde gelegentlich auch als Königin unter den naturheilerischen Behandlungen bezeichnet. Neben Können und Erfahrung wird es jedoch für den Therapieerfolg von Bedeutung sein, daß es dem Masseur gelingt, das *Vertrauen* des Patienten zu gewinnen, sich auf das jeweilige Krankheitsbild und dessen Verlauf in den verschiedenen Phasen einzustellen, den Patienten also psychagogisch zu führen. Neben den selbstverständlichen hygienischen und einrichtungsmäßigen Erfordernissen setzt das ein dem medizinischen Beruf entsprechendes Auftreten und *Erscheinungs*bild des Therapeuten voraus. Besonderer Wert ist auf die Pflege der Hände und Fingernägel zu legen, die die Visitenkarte des Masseurs darstellen.
Der *Ablauf* einer Behandlung wird in Kurzform folgender sein:

1. Kontaktaufnahme mit dem Patienten, eventuell mit ergänzenden Fragen zur Anamnese und Diagnose mit entsprechender Lagerung.
2. Inspektion – Betrachtung
3. Palpation – Betastung
4. Auswahl und Dosierung der Handgriffe – Massage
5. Evtl. Nachruhe (z. B. nach Bindegewebsmassage und Unterwasserdruckstrahlmassage)

Während des Behandlungsablaufs wird sich der Masseur auf jeweilige Befundänderungen einzustellen haben. So wird die *Dosierung* manueller Maßnahmen von besonderer Bedeutung sein. Diese richtet sich im wesentlichen nach der Stärke der Körperdecke, der vegetativen Reaktionslage des Patienten und insbesondere nach seiner muskulären und vaskulären Situation (Tonus und Durchblutung) unter Berücksichtigung der Reizphase des Gewebes nach einigen Behandlungen.
Die *Reizstärke* der Therapie muß also dem jeweiligen Befund und der Krankheitsphase angepaßt werden und soll im allgemeinen dosiert langsam steigen. Dabei sind weiter Alter, Konstitution und Zweiterkrankungen des Patienten zu berücksichtigen.
Am Beginn der Therapie wird man mehr großflächige Handgriffe bevorzugen, die im weiteren Verlauf der Therapie im allgemeinen kleinfächiger und gezielter durchgeführt werden und mit großflächigen Maßnahmen wieder abschließen. Es ist weiter darauf zu achten, daß die Einwirkung der Massagehandgriffe auf die Körperdecke nicht nur durch die Finger- bzw. Handgelenke erfolgt, sondern daß Kraft und Ansatz der Bewegungen rhythmisch, locker und fließend aus dem Schultergürtel und dem Rumpf durchgeführt werden. Nur so kann die Qualität von Behandlungen während eines Tagesablaufs gleichbleibend gewährleistet, Überlastung von Händen und Armen vermieden und das Tastempfinden sowie dem Gewebsbefund entsprechende dosierte Maßnahmen garantiert werden.
Infolge der therapeutisch erforderlichen Tiefenwirkung der Massage zur Tonusregulierung über die Erfassung der Muskelspindeln wird sich ein *Schmerz* nicht immer vermeiden lassen. Dieser ist für die Erzielung eines Therapieerfolges bisweilen unerläßlich und wird auch als «Wohlwehe» bezeichnet (s. S. 56). Unbedingt zu vermeiden ist jedoch der Dauerschmerz während einer Behandlung, da dieser unter lokalen und allgemeinen Gesichtspunkten zu Fehlregulationen führt.
Die *Therapieintervalle* richten sich nach dem jeweiligen Befund. Sie werden sich je nach Diagnose und Befund von einer täglichen Behandlung zu größeren Zeitabständen hin entwickeln (zwei- bis dreimal wöchentlich).

Die *Massagedauer* im einzelnen beträgt:

Teilmassage	10 Minuten
Großmassage	15 Minuten
Ganzmassage	30 Minuten

Die klassische Massage sollte nicht über 40 Minuten durchgeführt werden, da dann die Reaktionsbereitschaft der Muskulatur nachläßt. Im Vergleich dazu werden für eine Bindegewebsmassage 20–30 Minuten und für eine Unterwasserdruckstrahlmassage 20 Minuten Therapiezeit benötigt. Vor und während der Behandlung ist auf eine entsprechende *Lagerung* des Patienten zu achten (z. B. Ausgleich einer Lendenhyperlordose oder eines kontrakten Gelenkes, besonders weiche Lagerung bei bekannter Osteoporose). Auch genügende Entkleidung zur Vermeidung von therapiebedingten Stauungen ist erforderlich (Ablegen von Gürteln und Hosenträgern sowie von Büsten-, Hüft- und Strumpfhaltern). Der *Massageverlauf* wird an den Extremitäten immer von distal nach proximal sein und am Stamm im Muskel- bzw. Spaltlinienverlauf. Hierbei soll ein kontinuierlicher fließender Hautkontakt bestehen (s. Abb. 198, S. 172).
Als *Gleitmittel* verwenden wir in Ausbildung und Therapie Talkumpuder, da hierdurch Palpation und Therapie der einzelnen Gewebeschichten besser möglich ist und ein Abrutschen, besonders in hypertonen und gelotischen Bereichen, entfällt.
In diesem Zusammenhang soll nochmals darauf verwiesen werden, daß es bei der Knetung – insbesondere der *Fingerspitzenknetung* – von entscheidender Bedeutung ist, eine Tiefenwirkung auf die Muskelspindel zu erreichen. Diese tiefreichende Wirkung ist nur bei entsprechender Griffigkeit zu erzielen. Es ist uns dabei klar, daß der Erfahrene bei entsprechendem Befund auch mit einer geringen Benetzung der Handflächen und Fingerkuppen bzw. der zu behandelnden Muskulatur mit einem anderen Gleitmittel gute Therapieerfolge erzielt.
Kontraindikationen der Puderbehandlung sind:
Staub- und Puderallergie
Trockene, rissige Haut
Übermäßig starke Behaarung

Falls *in Verbindung mit klassischer Massage* andere physiotherapeutische Maßnahmen durchgeführt werden, wird zweckmäßigerweise folgendermaßen vorgegangen:
Wärmetherapie wie Packungen, Heusäcke, Auflagen und Heißluft werden unmittelbar vor der Massage durchgeführt. (Benutzung des «Neurotransmitters» Azetylcholin zur passiven Hyperämie und Spasmolyse).
Die Indikationen der *Kryotherapie* sind vorwiegend akute schmerzhafte Prozesse. Die analgesierende Wirkung stellt eine gute Voraussetzung zur manuellen Therapie dar.
Bei *Bindegewebsmassage* wird dagegen aus massagetechnischen und therapeutischen Gründen die Wärmeanwendung nach der Massage verabreicht und mit der erforderlichen Nachruhe kombiniert (s. S. 225).
Medizinische und vegetabile Bäder erfordern einen deutlichen zeitlichen Abstand zur Massagebehandlung, wobei zwischen Bad und Massage mindestens eine Stunde liegen soll.
Hydrotherapeutische Wechselanwendungen bedingen eine reaktive Hyperämie und sollen nach der Massage in Verbindung mit einer Bewegungstherapie oder Übungsbehandlung mit Erzielung einer aktiven Hyperämie durchgeführt werden. Auch Extensions- oder Distraktionsbehandlungen werden im allgemeinen nach der Lockerung durch die Massage durchgeführt.
Bei der kombinierten Verordnung *Elektrotherapie/Massage* wird die Elektrotherapie wegen der analgetischen Wirkung – besonders bei einem akuten myalgischen oder neurologischen Geschehen – vor der Massage durchgeführt.
Wie schon von Hoffa postuliert (s. S. 5), können klassische Massagen besonders gut mit einer gezielten *Übungsbehandlung* kombiniert werden. Es kann hiermit die gesamte muskuläre Leistung – *Reaktion, Kraft, Ausdauer und Elastizität* – durch Abkürzung der *Latenzzeit, Verbesserung der Kontraktilität* und Verringerung der *Erholungszeit* gesteigert werden.

Ungünstig werden sich bei einer Massagetherapie auswirken:
a) Unterhaltungen und mangelnde persönliche Hygiene (Fingernägel, Kleidung, Frisur!)
b) Unruhe im Behandlungsraum, z. B. lautes Rufen und anderer Lärm.
c) Ungenügende Raumtemperatur und Raumhygiene (Erneuerung und Ablage der Massagelaken).

d) Falsches Timing der Massage zu Mahlzeiten und anderen Therapien (Morat-Dastre-Regel etc.), unrhythmischer Ablauf der Behandlung, fehlender ständiger Hautkontakt, falsche Dosierung und zu langsames oder zu hastiges Durchführen der Massageabläufe.
e) Ungenügendes Interesse und fehlende Zuwendung des Masseurs dem Patienten gegenüber.

Apparative Massagemethoden lehnen wir in der Ausbildung und Therapie ab, da sie einen Tastbefund nicht ermöglichen und therapeutisch umstritten sind. Es soll jedoch nicht unerwähnt bleiben, daß von interessierter Seite der apparativen Vibrationsmassage bei einer Frequenz von ca. 50 HZ eine Detonisierung akuter schmerzhafter, hypertoner Muskelbezirke zugeschrieben wird. ELZE beschreibt im sportmedizinischen Schrifttum (1983), daß Vibrationsmassagen beim Muskelkater zu einer Erhöhung von Enzymaktivitäten führen, ein Befund, der für die Stoffwechseltheorie des Muskelkaters spricht; andererseits wird aber auch konstatiert, daß diese Art der mechanischen Erschütterung zu einer Verlängerung der Schmerzdauer und zu einer Vergrößerung des Kraftverlustes der Muskulatur führt. Letzere Befunde sprechen für die Theorie der mechanischen Schädigung von Muskelfasern beim Muskelkater, da Vibrationsmassagen eine zusätzliche mechanische Irritation darstellen und somit den Heilungsverlauf verzögern.

Praxis der klassischen Massage

Allgemeine Einführung

Die Behandlung der einzelnen Körperregionen wird mit den 5 grundlegenden Massagehandgriffen durchgeführt, die auf Seite 40 ff beschrieben wurden. Bei der Ausführung dieser Grundformen der klassischen Massagetherapie ergeben sich für die Behandlungsabläufe regionsspezifische Anwendungsmöglichkeiten, die im Folgenden zusammenfassend dargestellt werden.
Die beschriebene Technik der klassischen Massage, die eine Weiterentwicklung der von Hoffa gelehrten 5 Handgriffe darstellt, reicht für eine indikationsbezogene Therapie aller Körperregionen aus. Dabei ist uns durchaus bekannt, daß die Palette der Variationsmöglichkeiten von Handgriffen durch sogenannte «Sonder- und Kombinationsgriffe« erheblich erweitert werden kann, ohne jedoch eine wesentlich verbesserte therapeutische Effizienz zu erbringen. Durch einen komplizierten technischen/manuellen Behandlungsablauf kann evtl. sogar die Aufmerksamkeit des Therapeuten – insbesondere des Lernenden – vom Wesentlichen – der Tastung und Beurteilung des jeweiligen Gewebsbefundes – abgelenkt werden. Andererseits wird jeder erfahrene Masseur innerhalb dieses vorgegebenen Therapiegerüstes seine eigene Handschrift auf Grund eigener Erfahrungen und manueller Möglichkeiten einbringen.
Entscheidend für alle therapeutischen Maßnahmen der Massagetherapie ist der jeweilige Tastbefund, der die Auswahl, Reihenfolge, Dosierung und Flächenausdehnung der Handgriffe festlegt. So wird bei der Ausbildung neben der schulmäßigen Erlernung der einzelnen Handgriffe die Beurteilung des Tastbefundes breiten Raum einnehmen, da sich bereits bei Erhebung des Tastbefundes die Qualifikation eines Masseurs zeigt.

Dokumentation der technischen Entwicklung im historischen Rückblick

Bevor die von uns heute gelehrte Massagetechnik in Wort und Bild in den 5 verschiedenen Grundformen dargestellt wird, sollen aus Gründen der Dokumentation einige signifikante fotografische Darstellungen vorangeschickt werden, die von dem Hoffa-Schüler *Böhm* 1911 veröffentlicht wurden. Die bebilderte Darstellung gibt auszugsweise wieder, welche grundlegenden Handgriffe Hoffas von uns weitgehend übernommen und welche Modifikationen in der Folgezeit von anderen Autoren und uns vorgenommen wurden. Die historischen Bilder von BÖHM wurden zur besseren Verdeutlichung in einem braunen Farbton gedruckt.
Im Begleittext ist dabei die Forderung *Böhms* interessant, daß nach dem typischen Ablauf der klassischen Massage in Form von Effleurage, Petrissage, Tapotement, Friktion, Vibration eine passive und aktive Übungstherapie zum Schluß der Behandlung anzuschließen sei.

Ausstreichung = Effleurage

Die Ausstreichung wird von *Hoffa* als «Einleitungsmassage» bezeichnet, die dazu dienen soll, «Abfluß und Zufluß der Gewebsflüssigkeit zu steigern und damit die Muskulatur besser zu ernähren und zu kräftigen». Sie hat sich streng nach anatomischen Gesichtspunkten zu richten. Unterschieden wird in «Flachhandstreichen», «Daumenballenstreichen», «Knöchelstreichen» und «Fingerkuppenstreichen», Techniken, die heute in geringfügig modifizierter Form ebenfalls durchgeführt werden (s. S. 91–94). Die Abb. 44 und 45 zeigen die Ausführung der Knöcheleffleurage in Verbindung mit der «Flachhandstreichung» als Einleitungsmassage bei der Rückenbehandlung, Abb. 46 und 47 die Behandlung des Iliotibialistraktes.

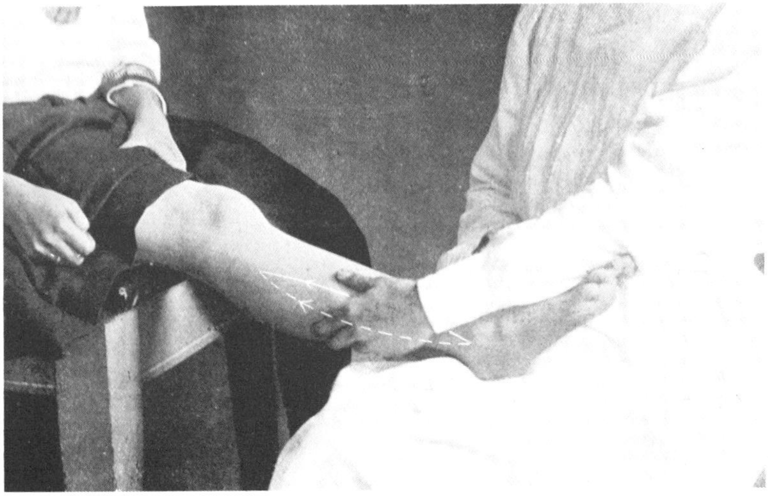

Abb. 53

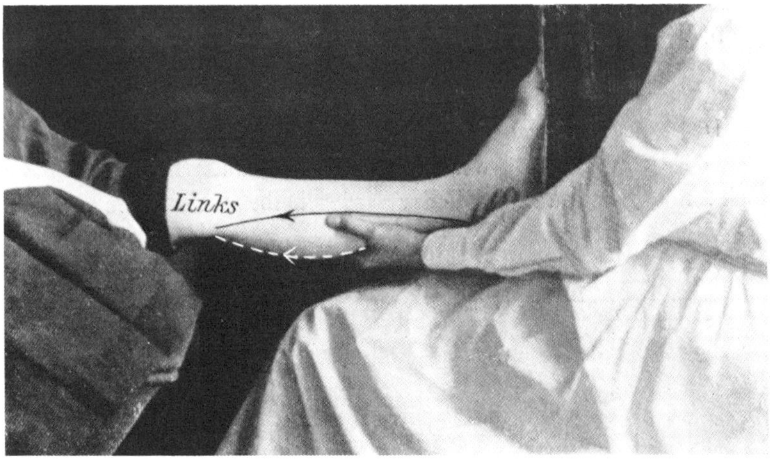

Abb. 54

Abbildung 53 und 54: Behandlung des Unterschenkels mit der Einhandpetrissage, vergleiche Abb. 100 und 101 S. 98

Die Behandlung der Strecker und der Adduktoren des Oberschenkels wurde von *Hoffa* in 2 Phasen angegeben.
Nach der Ausstreichung sollte der Muskulus Quadrizeps mit der Einhand- und erst darauffolgend mit der Zweihandpetrissage behandelt werden. Daran anschließend sollte in gleicher Form die Behandlung der Adduktoren angeschlossen werden (s. Abb. 55).

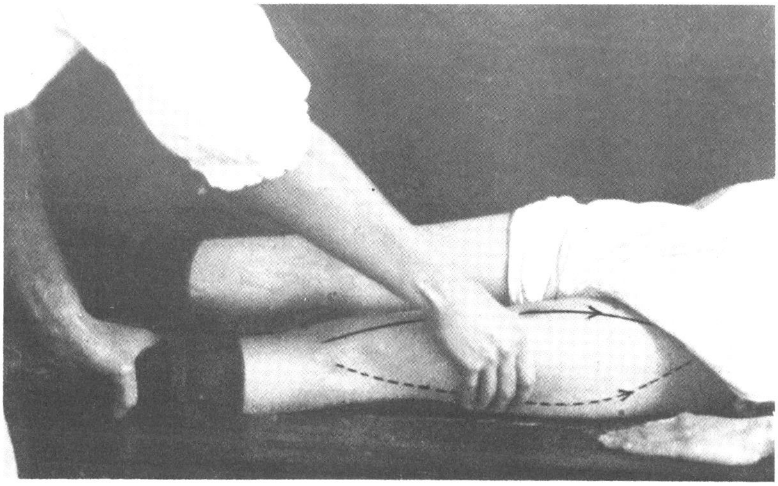

Abb. 55

Abbildung 55: 1. Phase der Behandlung des M. Quadrizeps, vergleiche Abb. 93 und 94, S. 97

Die Behandlung der Oberarmmuskulatur begann ebenfalls zunächst mit der Einhandpetrissage (s. Abb. 56a und b), der dann die Zweihandpetrissage folgte (s. Abb. 57a und b).

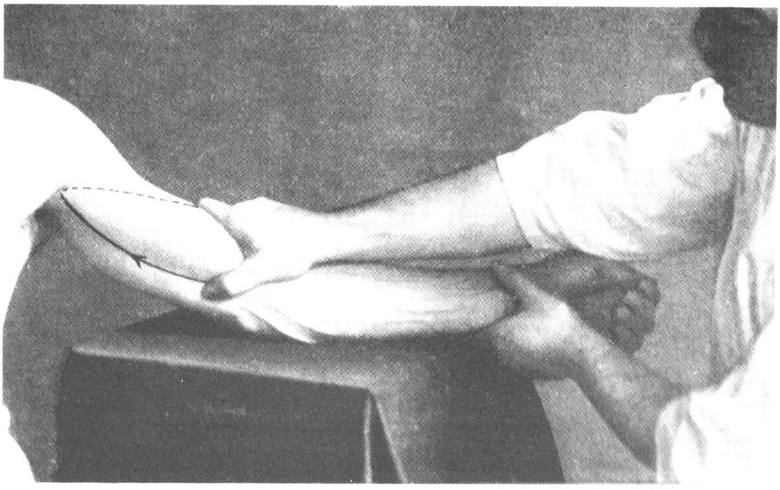

Abb. 56a

Erschütterung = Vibration

Die Darstellung entspricht der heute durchgeführten Technik.

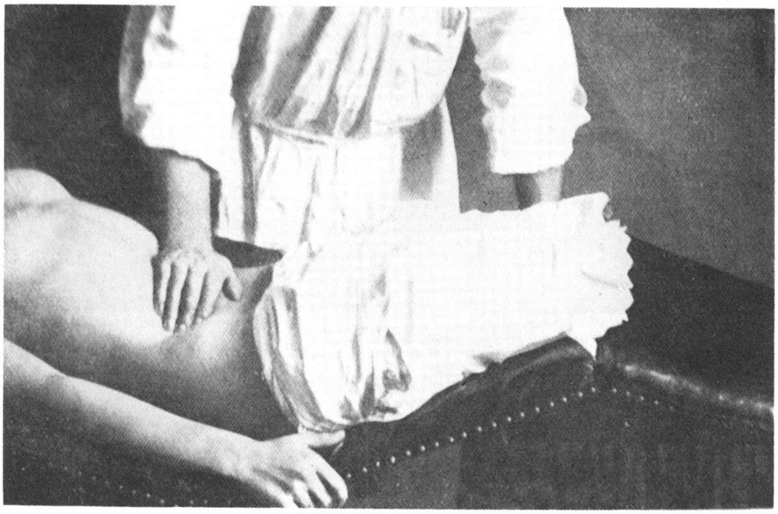

Abb. 64

Abbildung 64: Einhändige Vibration im Bauchbereich, vergleiche Abb. 123 S. 103

Zusammenfassende Darstellung der einzelnen Handgriffe der klassischen Massage in moderner Sicht

Nach dem Rückgriff in einen wesentlichen historischen Abschnitt der klassischen Massage sollen nun die einzelnen modifizierten modernen Techniken und die Möglichkeiten der Anwendung auf bestimmte Körperregionen bebildert beschrieben werden.

Techniken der Ausstreichung

1. Knöchelausstreichung
   a) bei der Behandlung des Rückens (Abb. 65, 66, 67)
   b) bei der Behandlung des Ilio-tibialis-Traktes (Abb. 68)

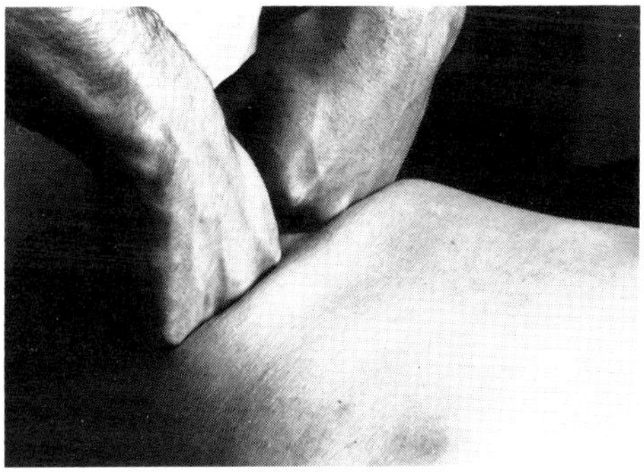

Abb. 65

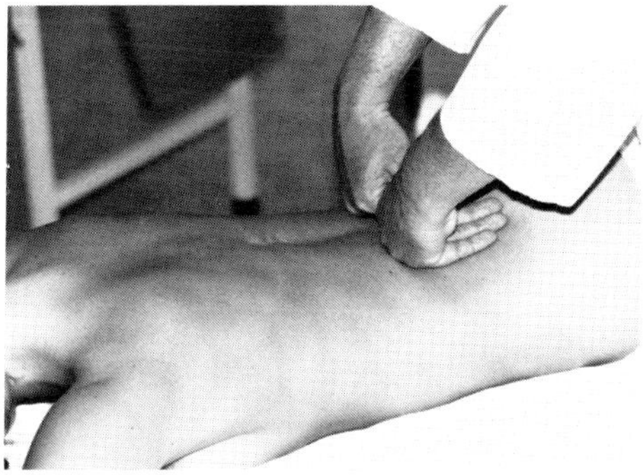

Abb. 66

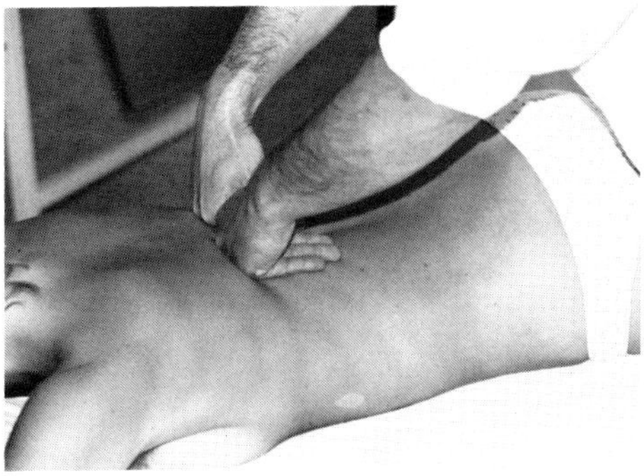

Abb. 67

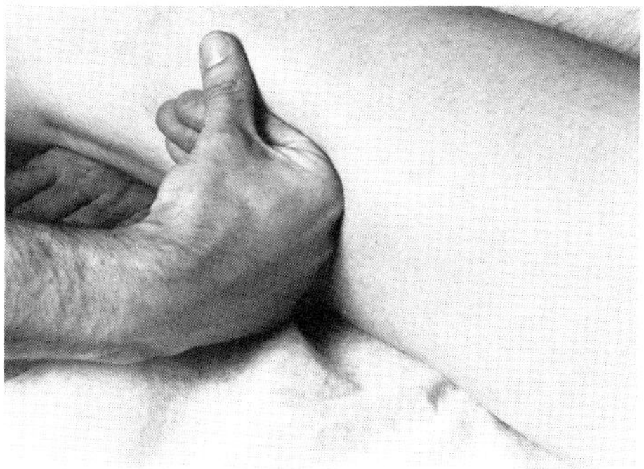

Abb. 68

5. Daumen- über Daumenausstreichung
   a) bei der Behandlung der Finger und Zwischenräume der Mittelhandknochen (Abb. 79)
   b) bei der Behandlung der Zehen und Zwischenräume der Mittelfußknochen (Abb. 80)

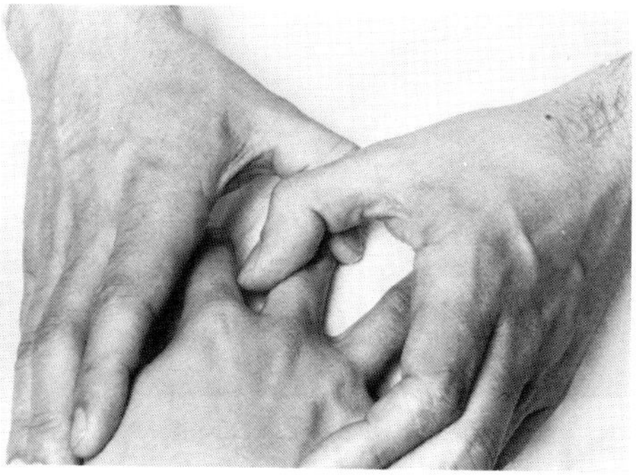

Abb. 79

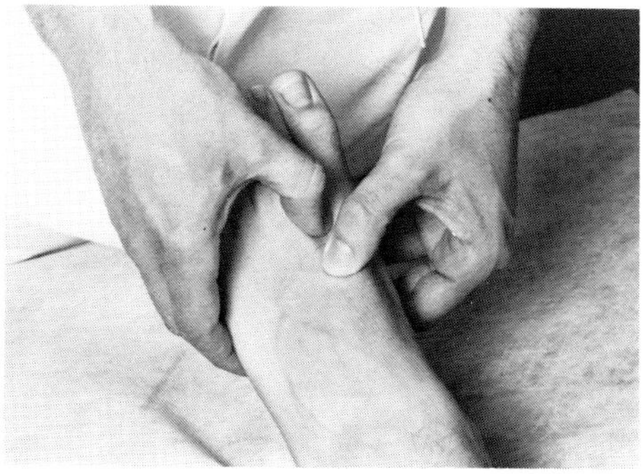

Abb. 80

6. Zangengriff
   bei der Behandlung des Fußes und des distalen Unterschenkels (Abb. 81 + 82)
7. Knöchelgriff
   bei der Behandlung der Umgebung der Malleolengabel (Abb. 85)
8. Klappgriff
   bei der Behandlung der Handinnenfläche und der Fußsohle (Abb. 83 + 84)

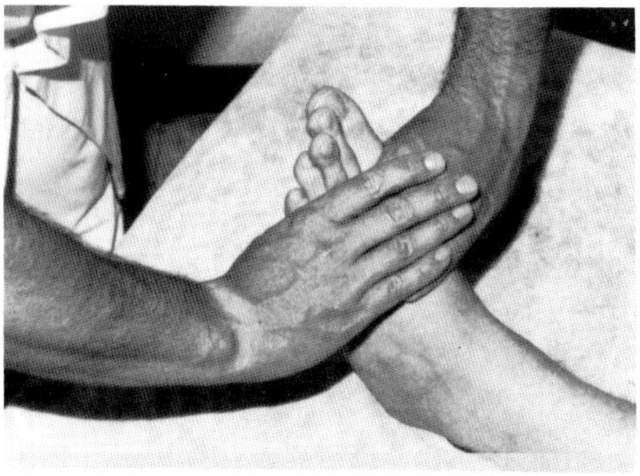

Abb. 81

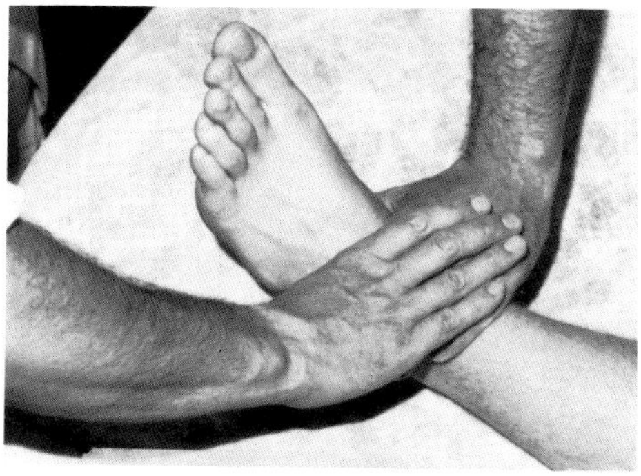

Abb. 82

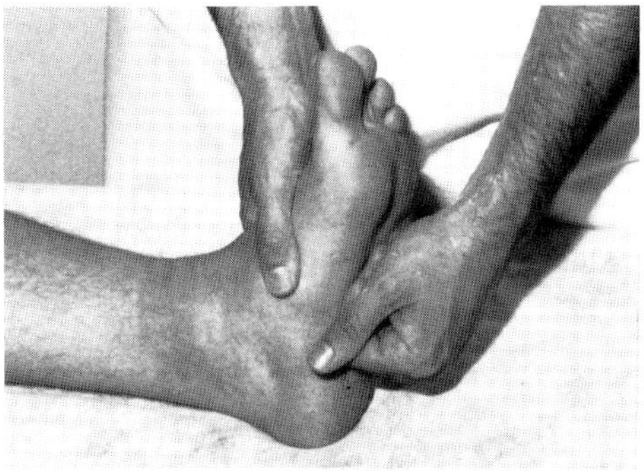

Abb. 83

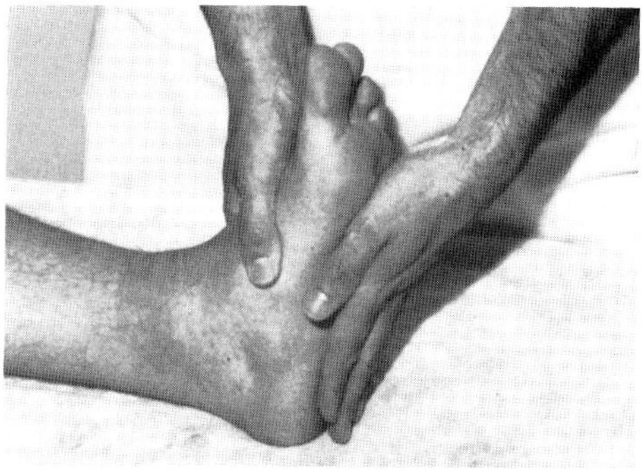

Abb. 84

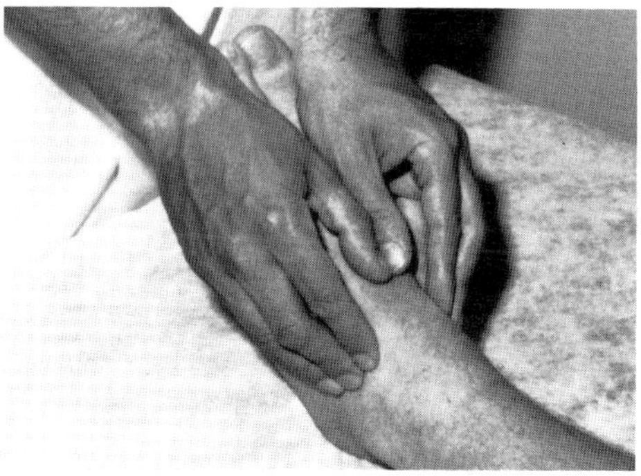

Abb. 85

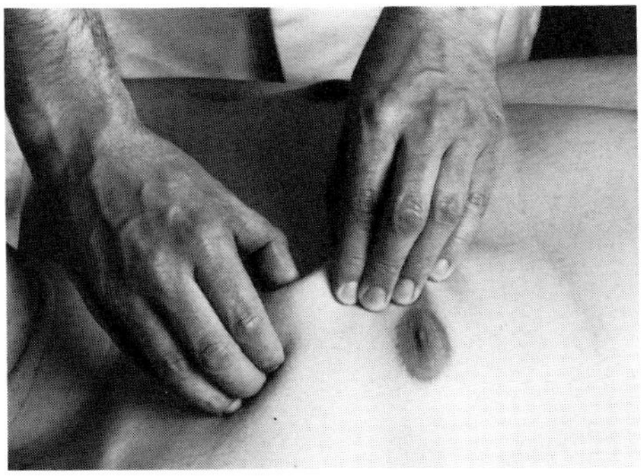

Abb. 97

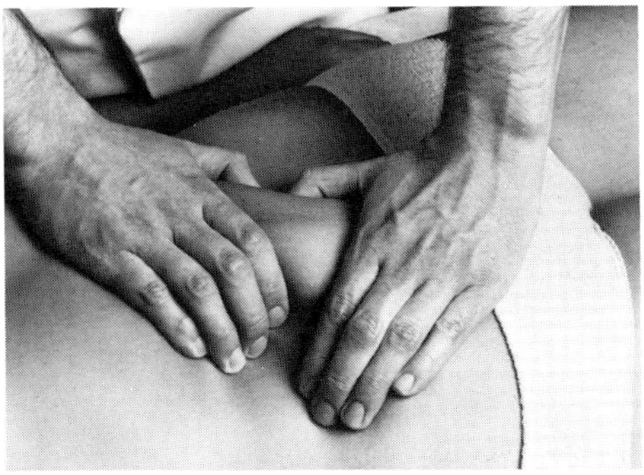

Abb. 98

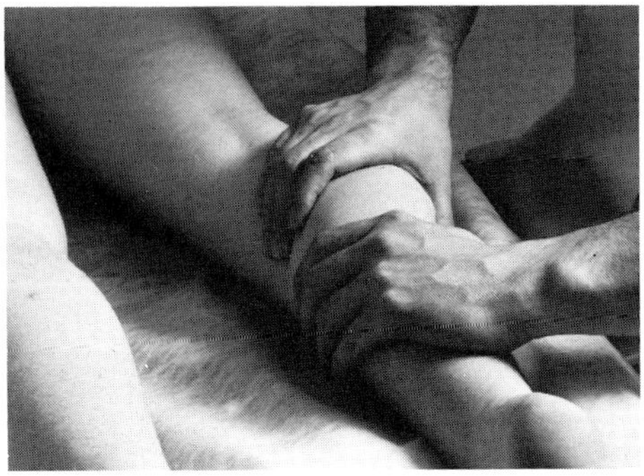

Abb. 99

3. Einhandknetung
   a) bei der Behandlung des Unterschenkels (Abb. 100, 101)
   b) bei der Behandlung des Unterarms (Abb. 102, 103, 104)
   c) bei der Behandlung des Oberarms (Abb. 105, 106, 107)

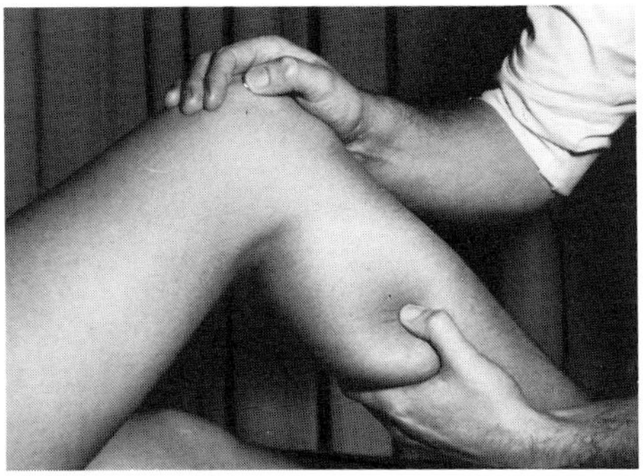

Abb. 100

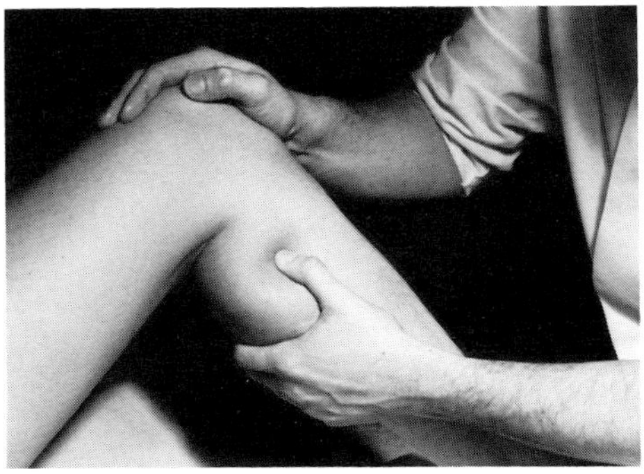

Abb. 101

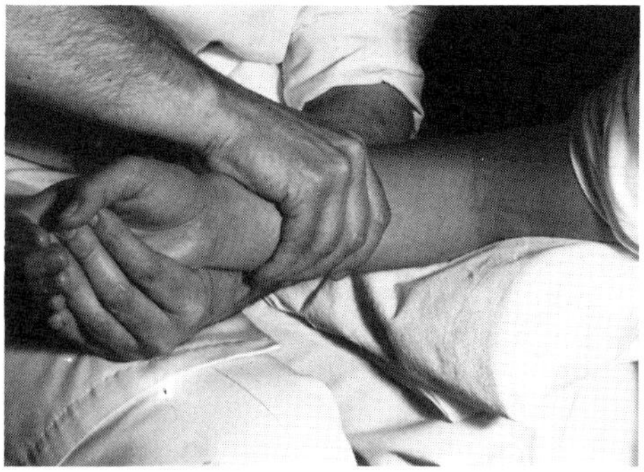
Abb. 102

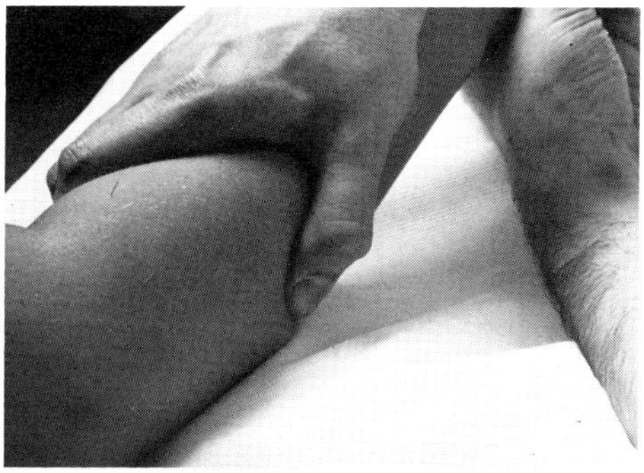
Abb. 103

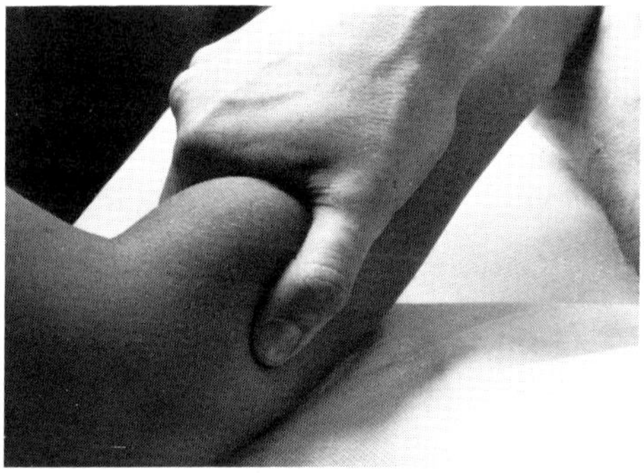
Abb. 104

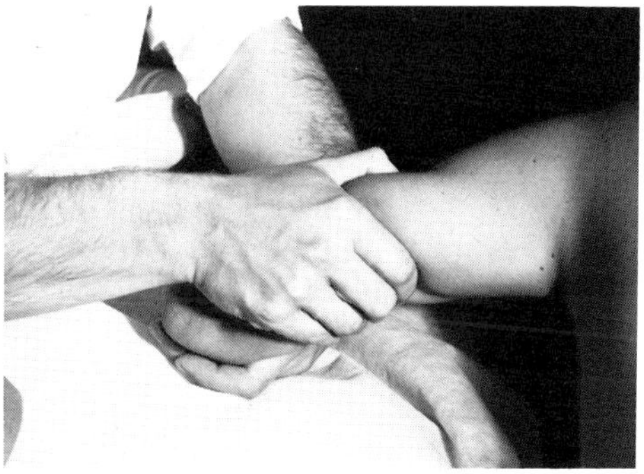
Abb. 105

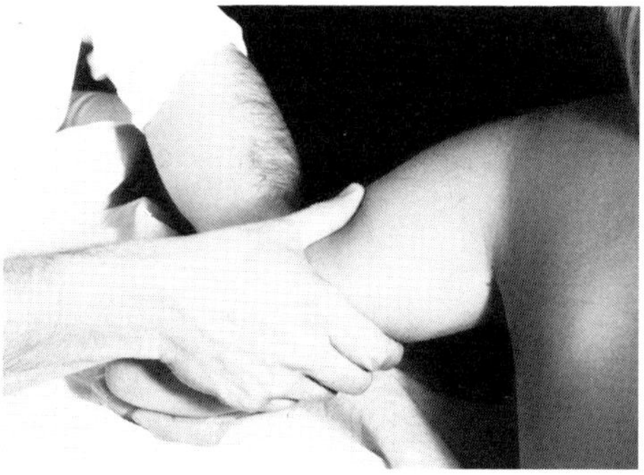
Abb. 106

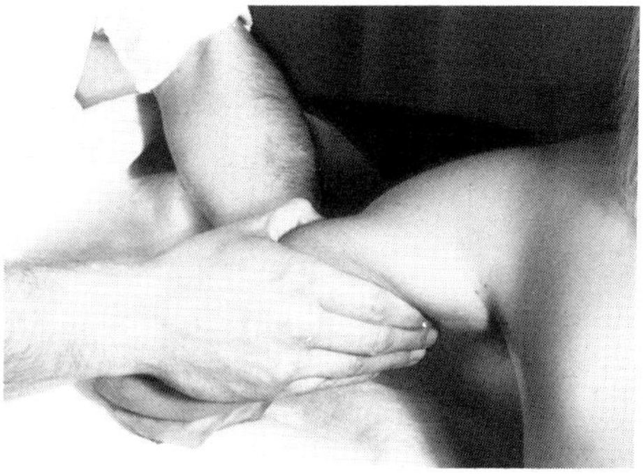
Abb. 107

4. Knetung mit den Fingerkuppen der Finger 2 + 3
   a) bei der Behandlung der Finger (Abb. 108)
   b) bei der Behandlung der Zehen (Abb. 109, 110)

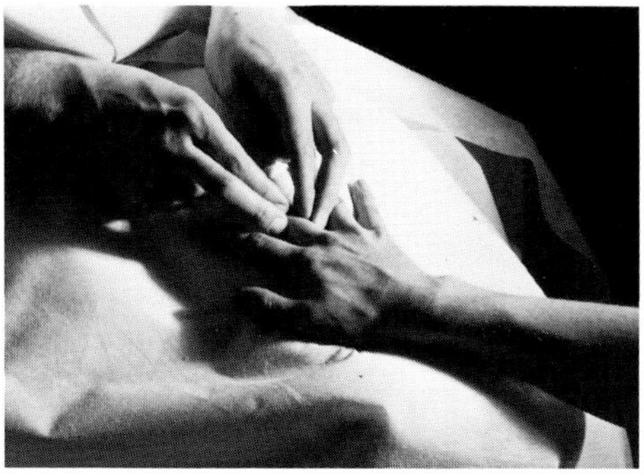

Abb. 108

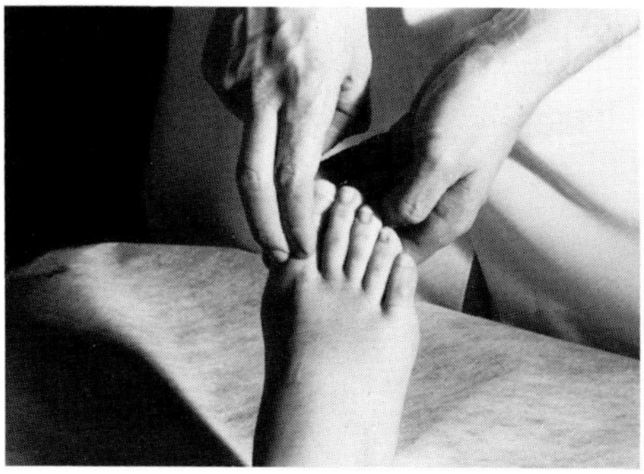

Abb. 109

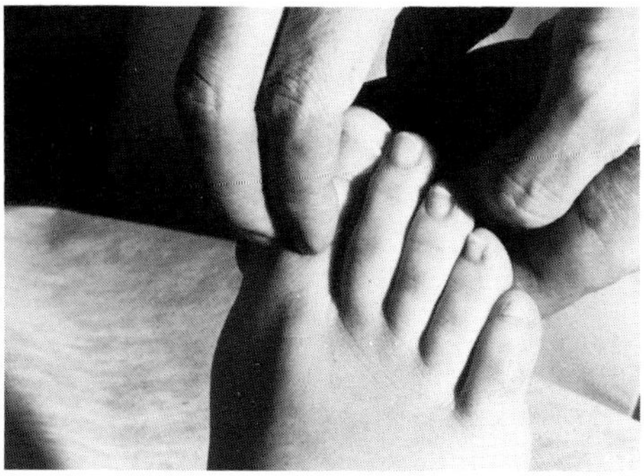

Abb. 110

5. Knetung mit Daumen und Zeigefinger (Geldzählgriff)
   a) bei der Behandlung der Finger (Abb. 111)
   b) bei der Behandlung des lateralen Fußrandes (Abb. 112, 113)
   c) bei der Behandlung des Kleinfingerballens (Abb. 114)

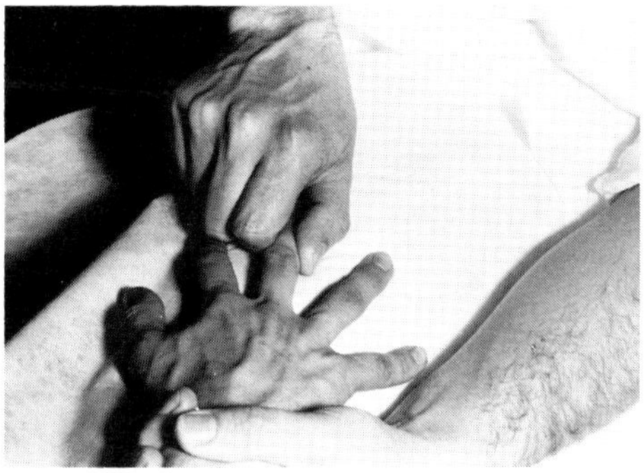

Abb. 111

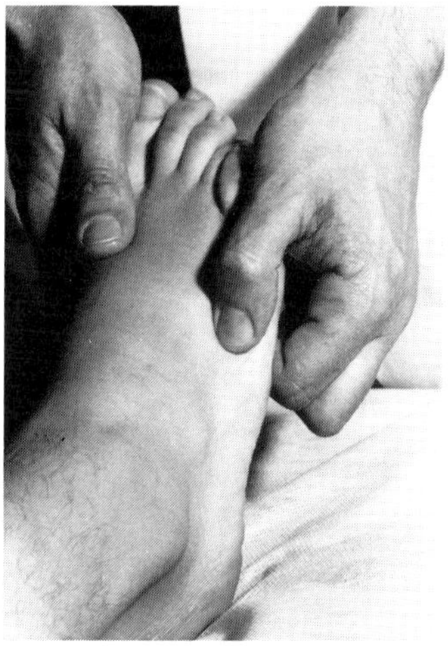

Abb. 112

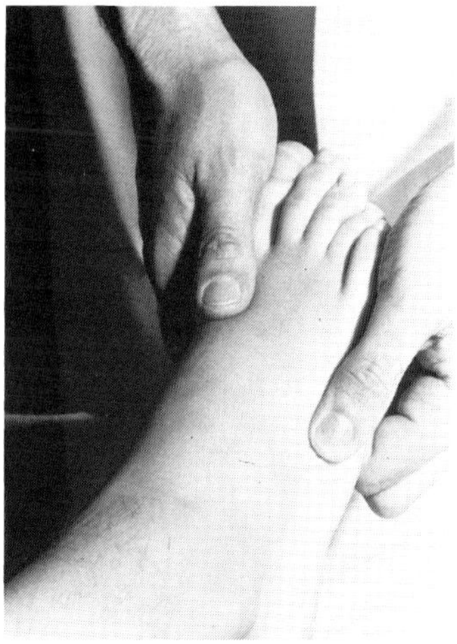

Abb. 113

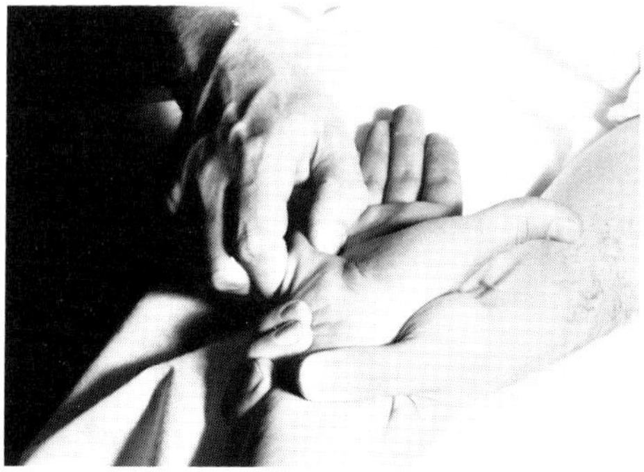

Abb. 114

Techniken der Friktionen

Punktförmige oder schneckenförmige Reibungen oder Zertrümmerungen mit den Fingerkuppen der Finger 3 + 4 im Bereich der Prädilektionsstellen (s. Seite 60 und Abb. 40), insbesondere
a) im Bereich des Trapeziusrandes einschl. des zervikalen Bereiches (Abb. 115)
b) bei Gelosen im lumbalen und subkristalen Bereich (ein-zweihändig) (Abb. 116, 117)

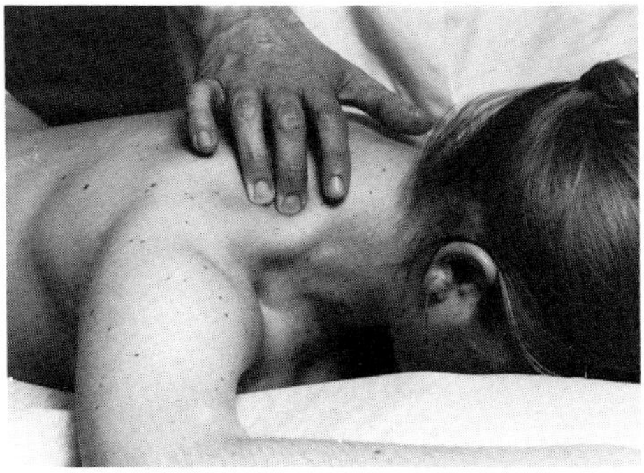

Abb. 115

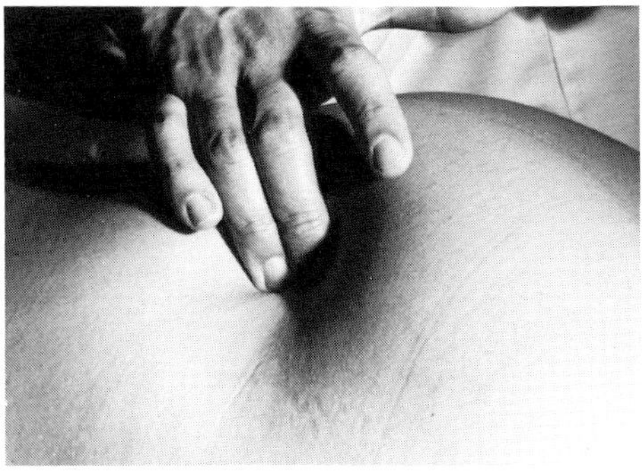

Abb. 116

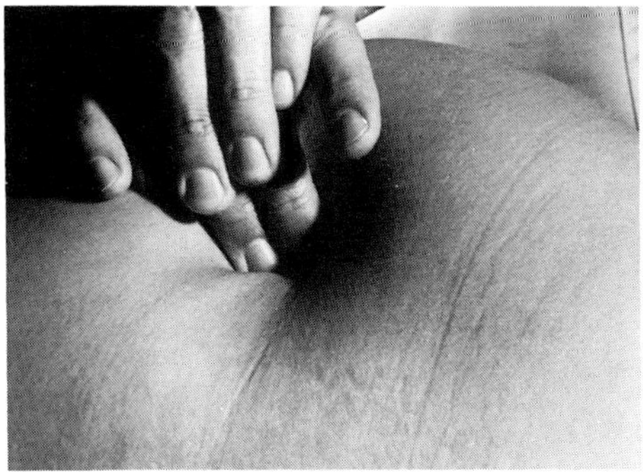

Abb. 117

Techniken der Klopfungen

a) mit der ulnaren Handkante im Bereich des Rückens (Abb. 118, 119)
b) mit der hohlgestellten Faust im Bereich des M. glutaeus (Abb. 120, 121)
c) mit der hohlgestellten Hand im Bereich des Bauches (Abb. 122)

Technik der Vibrationen

– mit flach aufgelegter Hand in allen Bereichen möglich (Abb. 123)

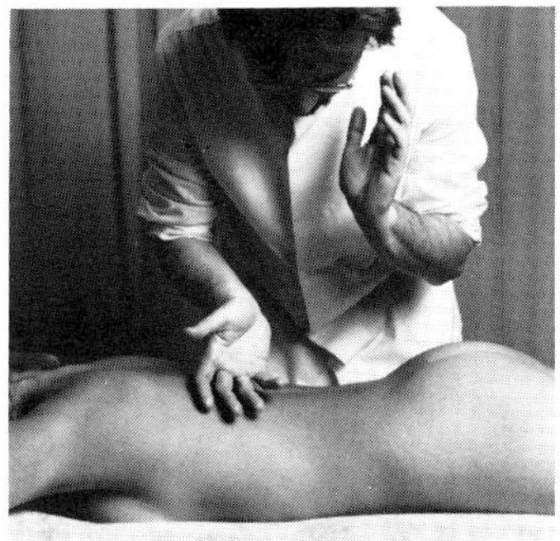

Abb. 118

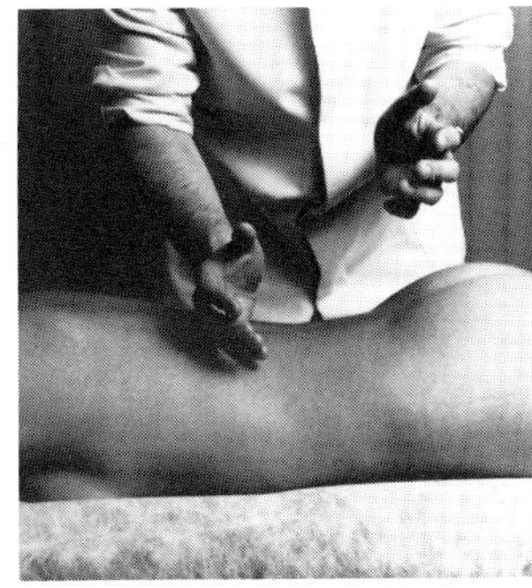

Abb. 119

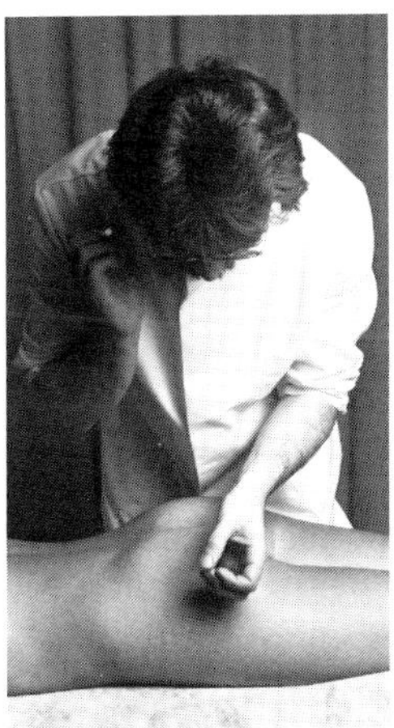

Abb. 120

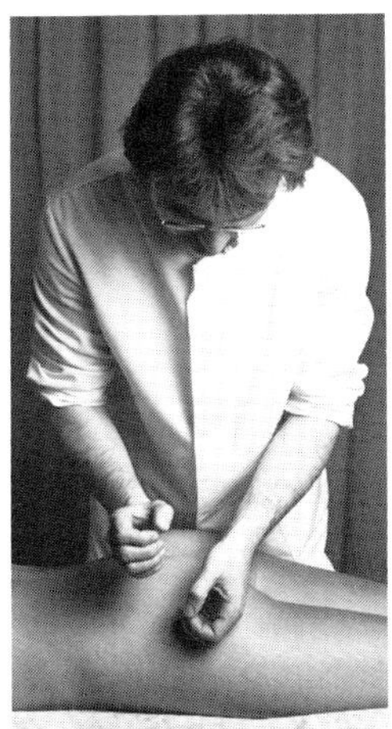

Abb. 121

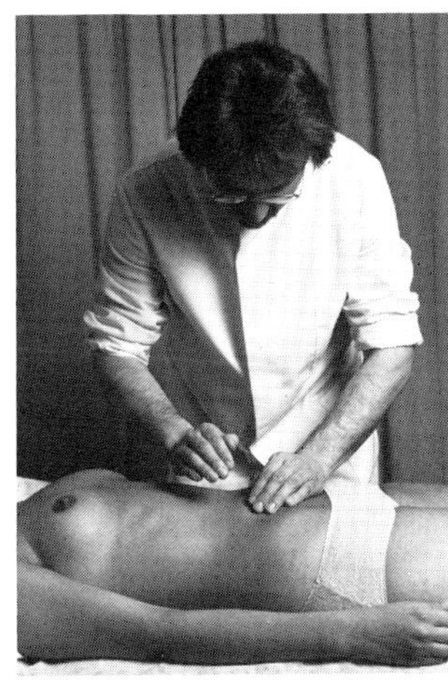

Abb. 122

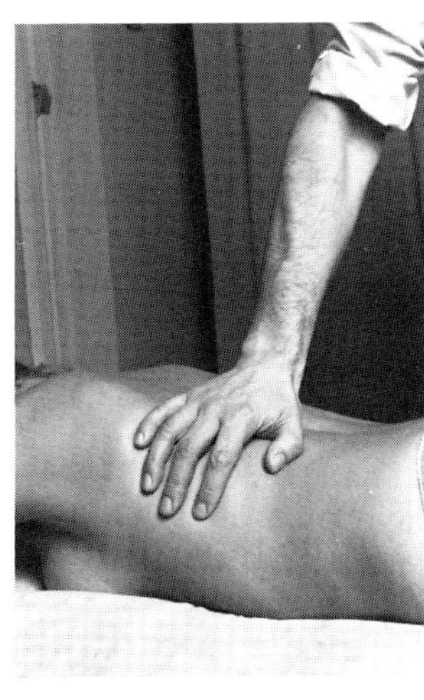

Abb. 123

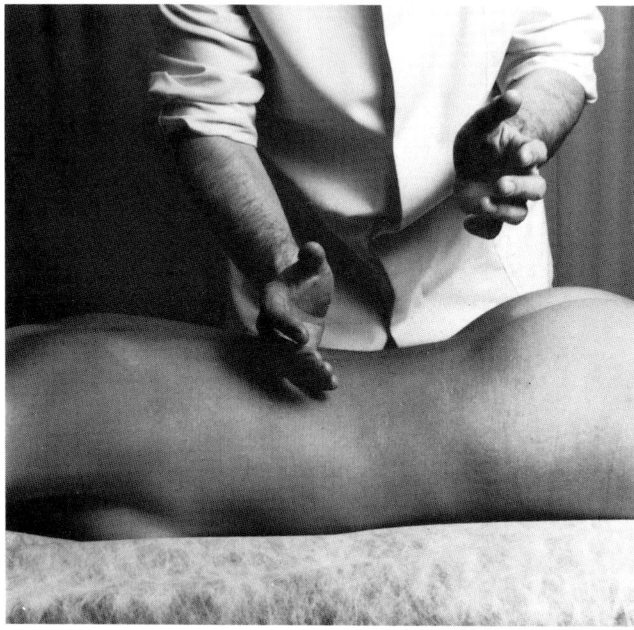

Abb. 131

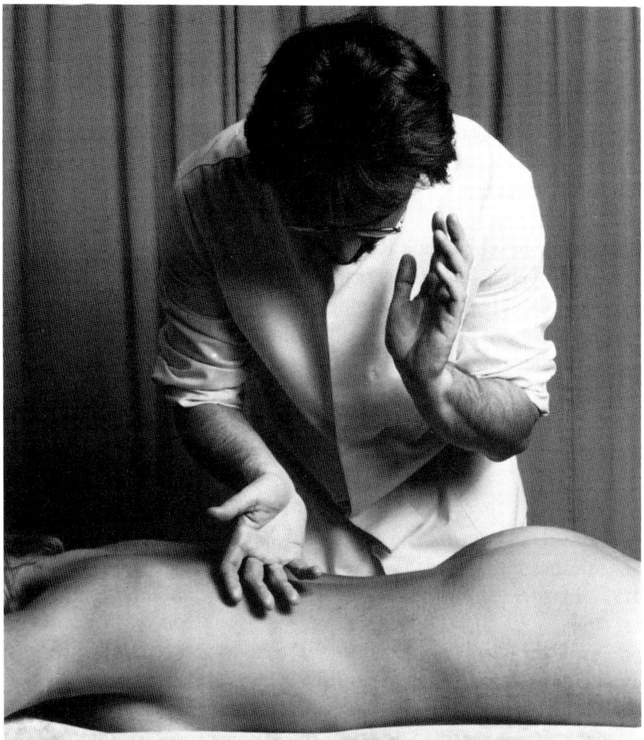

Abb. 132

In hypertonen Muskelbezirken können zur Detonisierung während der Therapie zusätzlich Vibrationen eingeschaltet werden. (s. Abb. 133)

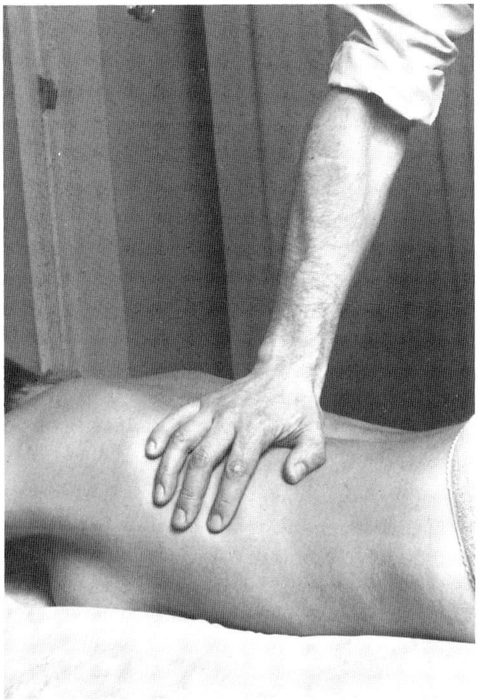

Abb. 133

Nach Ablauf der Rückenmassage kann eine beidhändige Ausstreichung vom Kopfende der Massagebank erfolgen entweder mit einer Knöcheleffleurage, die von der Schulterhöhe paravertebral zum Darmbeinkamm zieht und mit verstärktem Fingerdruck und leicht gespreizten Fingern zum Okzipitalbereich zurückführt oder in Form einer alleinigen beidhändigen Ausstreichung von lumbal nach okzipital.
Grundsätzlich sollte bei jeder Rückenmassage der subkristale Bereich mit in die Behandlung einbezogen werden. Dies geschieht mit Hilfe der Zweihandpetrissage oder der Fingerspitzenpetrissage von der seitlichen Begrenzung des Iliosakralgelenkes nach lateral ziehend und wieder zurück. Bei dort tastbaren Gelosen müßten schneckenförmige oder punktförmige Friktionen durchgeführt werden. (s. Abb. 134–135)

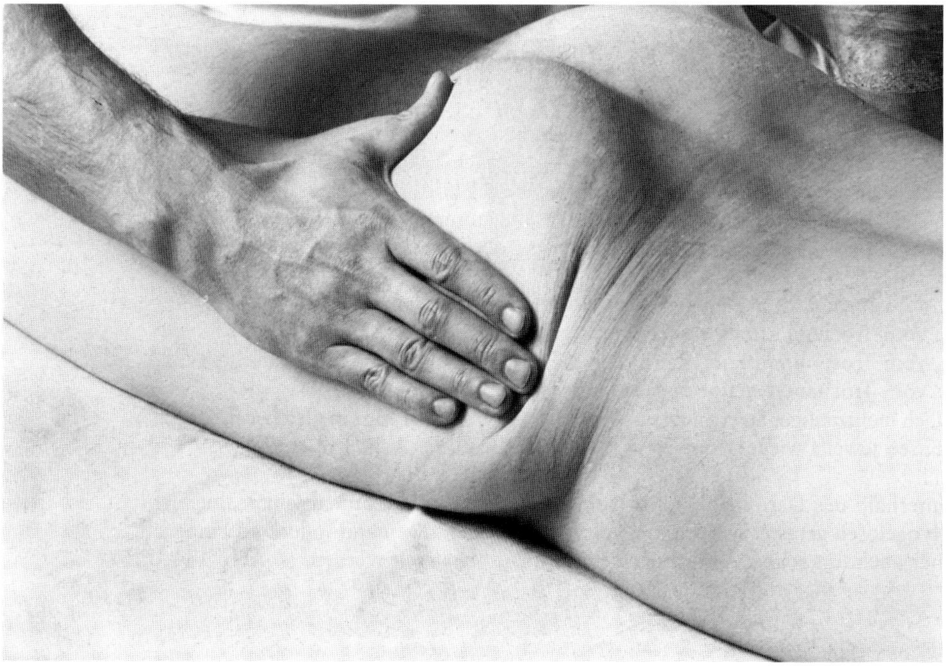

Abb. 136

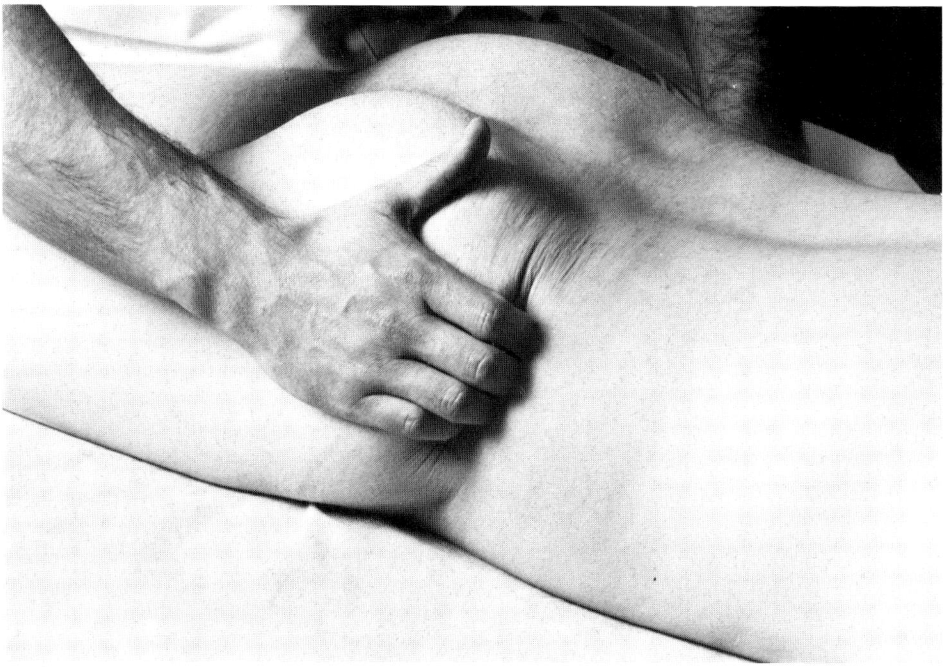

Abb. 137

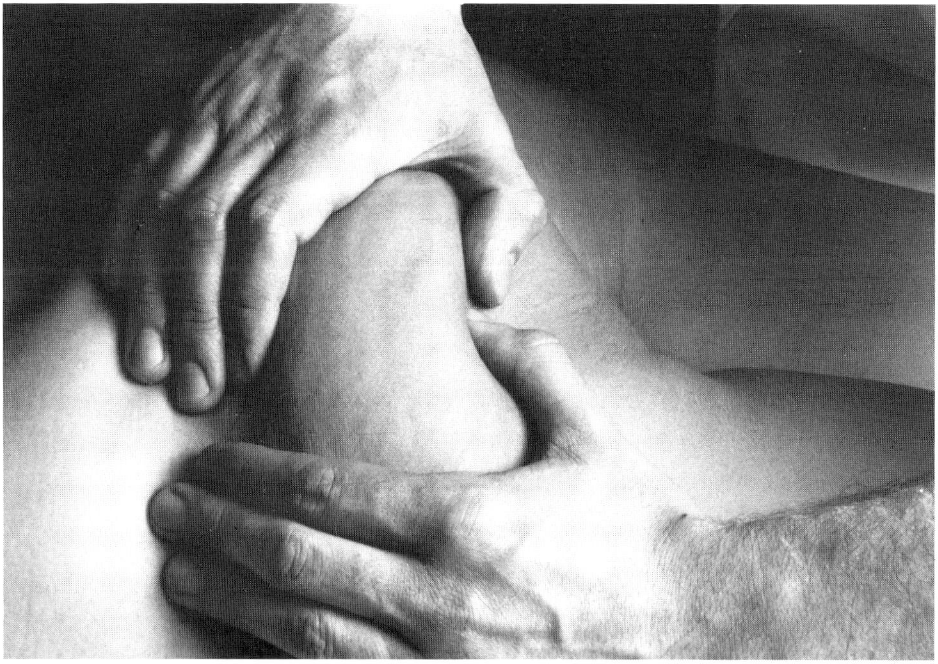

Abb. 138

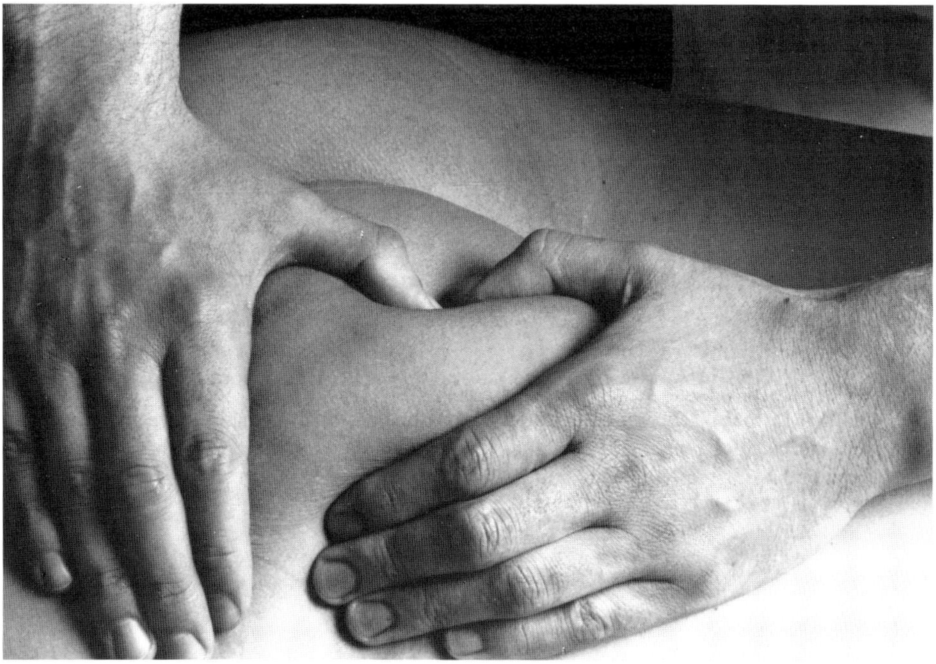

Abb. 139

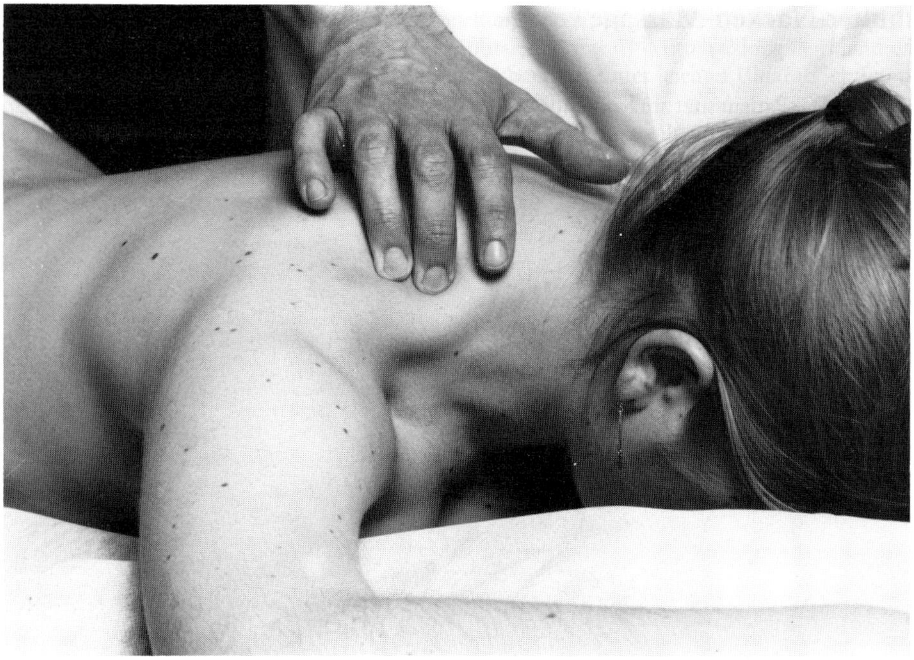

Abb. 143

Ausstreichung
Die Knöcheleffleurage beendet den ersten Abschnitt der Schulter-Nacken-Massage.

Es erfolgt nun eine **Änderung der Sitzposition** des Patienten, der jetzt quer zum Kopfende der Massagebank mit abduziertem Arm sitzt. Der Arm ist bis zur Horizontalen angehoben, im Ellenbogen gebeugt und liegt mit dem Unterarm in entsprechender Höhe auf dem hochgestellten, durch eine Halbrolle abgepolsterten Kopfteil der Massagebank oder einem abgepolsterten Bänkchen. Der Behandler steht hinter dem Patienten.
Einhandausstreichung des M. deltoideus vom Ansatz bis zur Schulterhöhe. Die nicht behandelnde Hand fixiert den Patienten an der gegenüberliegenden Seite in Höhe des oberen Trapeziusrandes. (s. Abb. 144a)

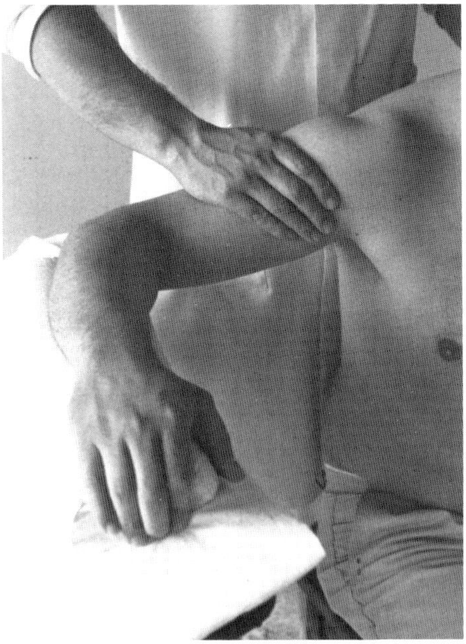

Abb. 144a

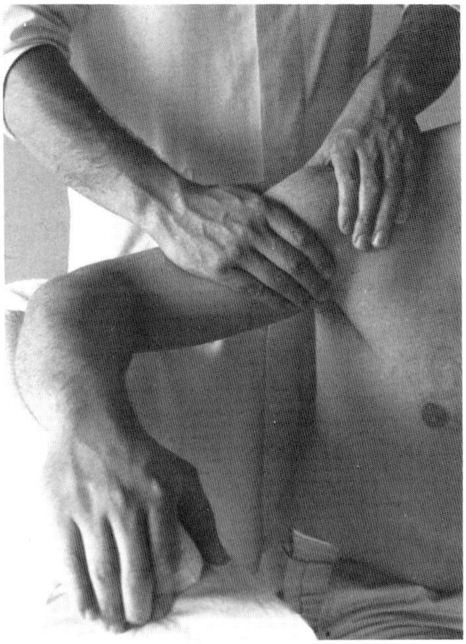

Abb. 144b

Zweihandpetrissage des gesamten M. deltoideus im Verlauf der Ausstreichung. (s. Abb. 144b)
Fingerspitzenpetrissage des M. deltoideus in drei Phasen: (s. Abb. 162)
Phase 1 vorderer Anteil
Phase 2 mittlerer Anteil
Phase 3 hinterer Anteil
Eine Endausstreichung beschließt die Behandlung, die auch *im Liegen* ausgeführt werden kann (Abb. 143).

Massage der oberen Extremität

Massage der Hand

Lagerung: Der Masseur sitzt auf der Massagebank, stützt die Füße auf die Querstreben eines davorstehenden Hockers„ so daß Hüft- und Kniegelenke des Behandlers rechtwinklig gebeugt sind. Der Patient sitzt auf dem Hocker in Längsrichtung neben der Massagebank, etwas zur Massagebank, beziehungsweise zum Masseur gedreht, um die nachfolgende Handlagerung zu ermöglichen. Die zu behandelnde Hand wird auf den Knien des Behandlers durch eine Halbrolle abgepolstert so gelagert, daß die Handinnenfläche des Patienten bei locker gestreckten Fingergelenken der Halbrolle aufliegt.

1. Behandlung der Hand von dorsal

a) Ausstreichung der Finger

Am Daumen beginnend werden alle Finger in einer rechts-links-übergreifenden Daumentechnik ausgestrichen.

Die Finger des Behandlers liegen leicht gestreckt auf der Patientenhand bzw. machen die Bewegung von Fingerspitzen zu Fingergrundgelenk mit. (s. Abb. 145)

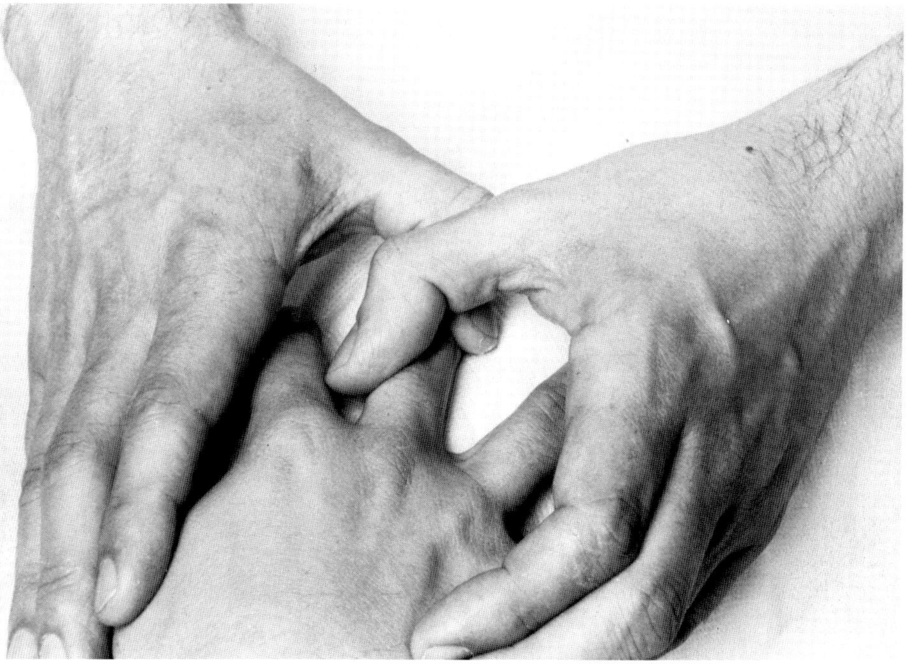

Abb. 145

Kneten der Finger

Mit den aneinandergelegten Fingerkuppen zwei und drei beider Hände werden die Seiten der Finger mit kreisartigen Bewegungen behandelt. Mit dem sogenannten «Geldzählgriff» (Daumenkuppe und Radialseite des Zeigefingergelenkes des Behandlers) erfolgt die Knetung der Fingerseiten mit dosiertem Druck von distal nach proximal. (s. Abb. 146, 147)

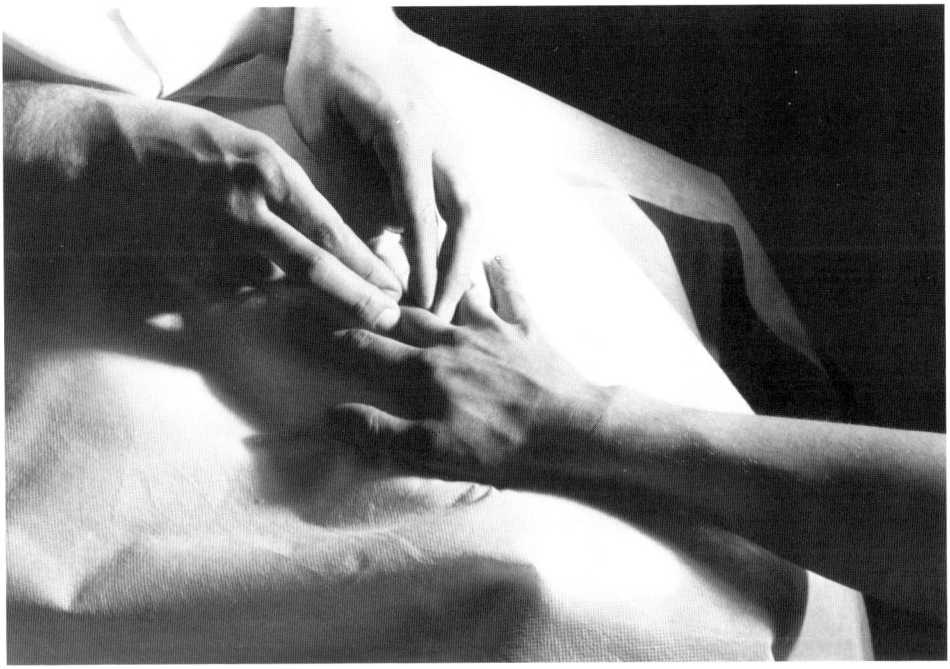

Abb. 146

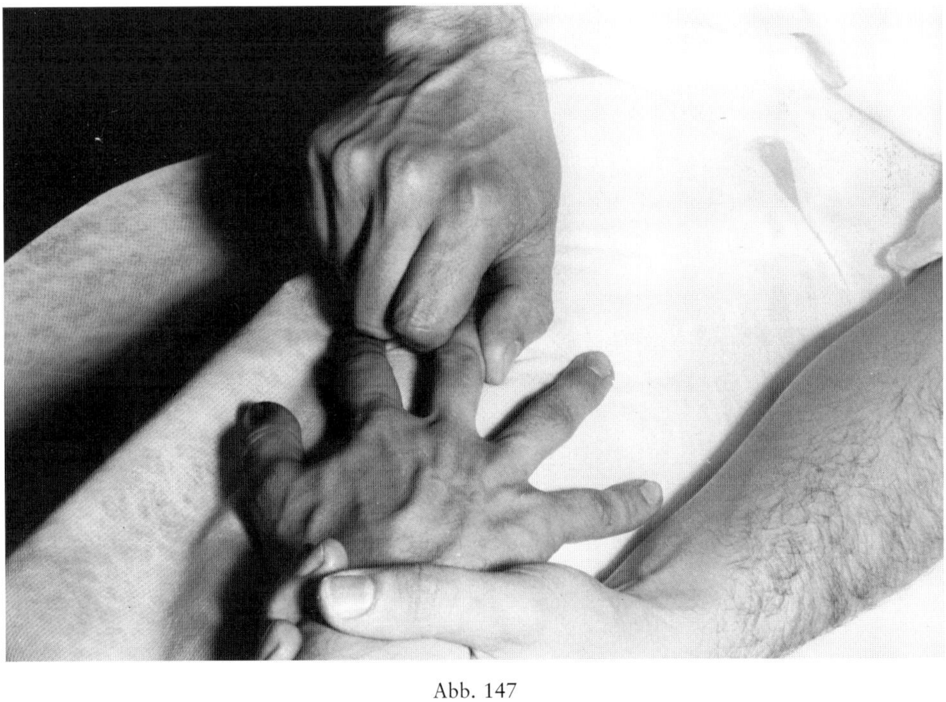

Abb. 147

Ausstreichung der Finger wie oben beschrieben.

b) **Ausstreichung** der Zwischenräume der Mittelhandknochen in der Daumen- über Daumen-Technik

Schneckenförmige Friktionen der Zwischenräume der Mittelhandknochen mit den Fingerkuppen zwei und drei einer Hand.

Ausstreichung der Mittelhandknochenzwischenräume wie beschrieben.

2. Behandlung der Hand von palmar

Der Handrücken des Patienten liegt in der Handfläche des Therapeuten. Die Behandlung beginnt mit der Knöcheleffleurage über die Finger und die Handinnenfläche. In Höhe des Handgelenkes erfolgt ein Zurückführen der Hand des Therapeuten mit dessen Handinnenfläche («Klappgriff»).
Es schließen sich dann folgende Handgriffe an:
Knetung der Finger mit dem «Geldzählgriff», (s. Abb. 147)
Ballenausstreichung des radialen Handballens (Daumenballens), (s. Abb. 148)
Ballenausstreichung des ulnaren Handballens (Kleinfingerballen), (s. Abb. 149)
Knetung Daumenballen mit der Fingerspitzenpetrissage,
Knetung Kleinfingerballen mit der Fingerspitzenpetrissage und/oder
mit dem Geldzählgriff (s. Abb. 150) und Dehnung der Handaponeurose mit den Daumen beider Hände (Daumen- über Daumentechnik) bis zum Karpaltunnel verlaufend.
Abschließend erfolgt noch einmal der «Klappgriff». (s. S. 94)

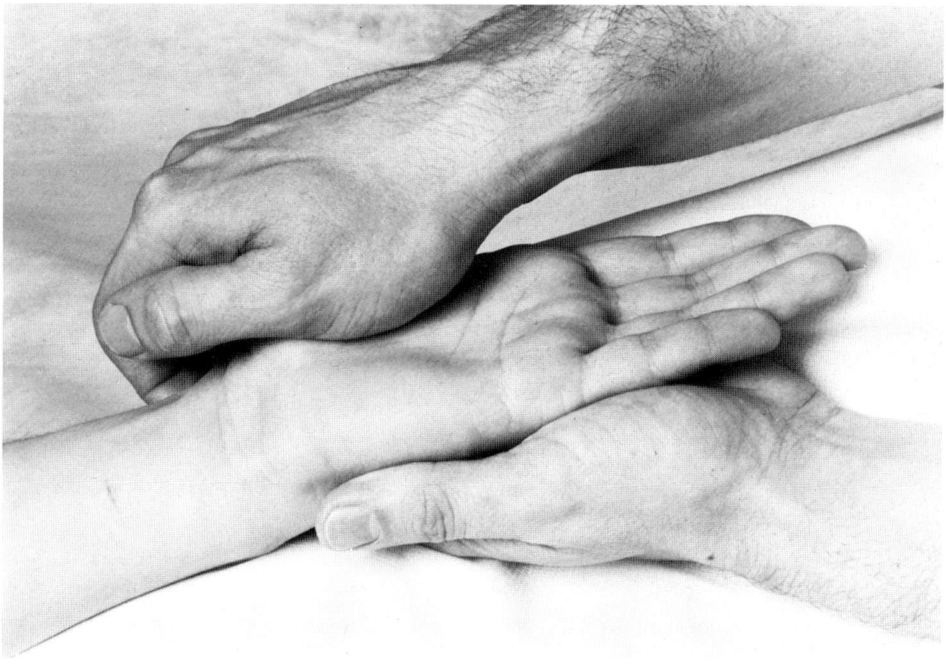

Abb. 148

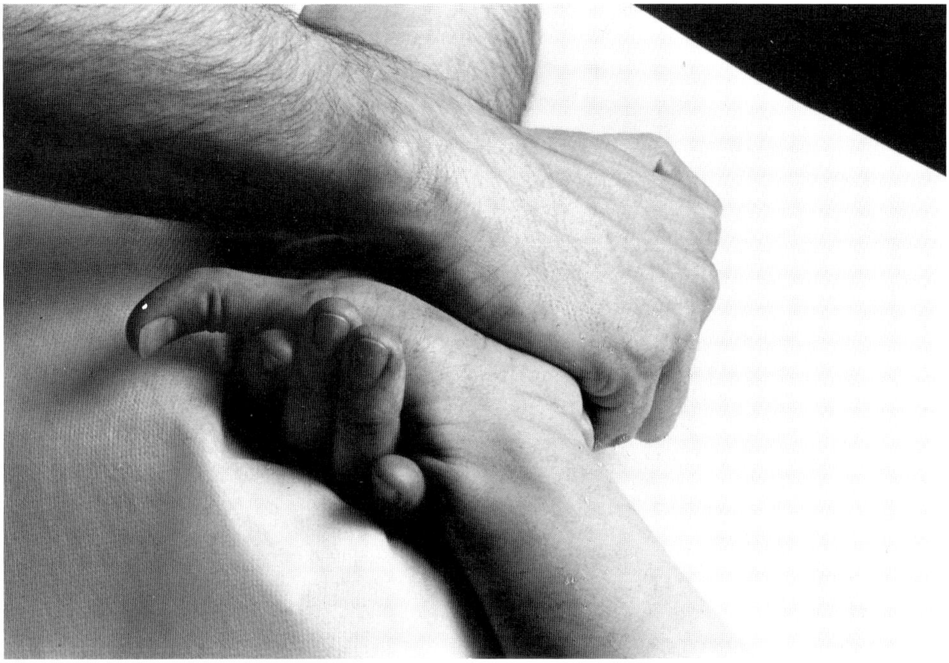

Abb. 149

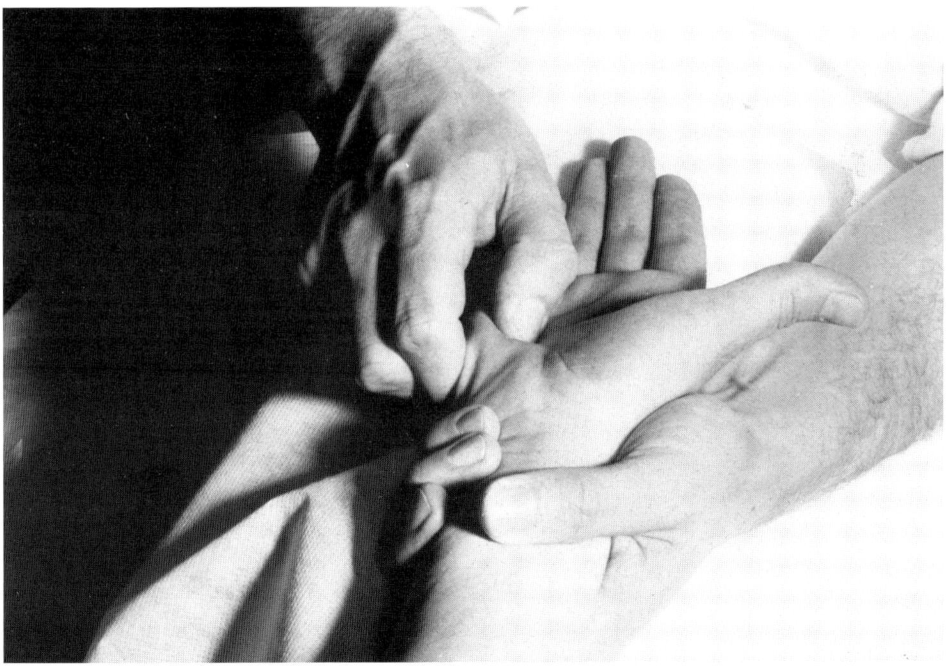

Abb. 150

Massage der Unterarmbeugemuskulatur

Lagerung des Unterarms wie bei Massage der Hand von der Palmarseite (s. Seite 122). Der Masseur fixiert mit der freien Hand das Handgelenk des Patienten. Einhandeffleurage vom Handgelenk bis zum Ellenbogen, dabei wird der anfangs abduzierte Daumen in Höhe des Epicondylus medialis zu den Fingern geführt und adduziert. Es folgt die Einhandpetrissage wie bei der Massage der Unterarmstreckmuskulatur beschrieben mit abschließender Ausstreichung.

Massage der Unterarmstreckmuskulatur

Lagerung

Die Behandlungsposition ist ähnlich der der Handmassage mit folgender Abänderung:
Patient und Masseur sitzen rechtwinklig zueinander. Das Ellenbogengelenk des Patienten ist rechtwinklig gebeugt und liegt abgepolstert auf einer etwas schräg liegenden Halbrolle. Die Hand des Patienten ist in Mittelstellung auf den Knien des Masseurs mit dessen freier Hand fixiert. Hand und Unterarm des Patienten müssen waagerecht gelagert sein.

Einhandeffleurage

Zunächst umschließen alle Finger des Masseurs mit abduziertem Daumen in Pronationsstellung der Hand und leichter Ulnarabduktion das Handgelenk des Patienten. Die Handinnenfläche liegt dabei intensiv an. Die Ausstreichung erfolgt vom Handgelenk bis zur Ellenbeuge, in der Ellenbeuge läßt der Druck der Finger deutlich nach.
Die Finger 2 bis 5 werden beim Abgang in der Ellenbeuge gestreckt, die Hand in Palmarflektion gebracht und verlassen in Verlaufsrichtung den Unterarm des Patienten. Es ist darauf zu achten, daß der Zeigefinger und Daumen des Behandlers nicht in der Ellenbeuge zerrt oder kneift. (s. Abb. 151–152)

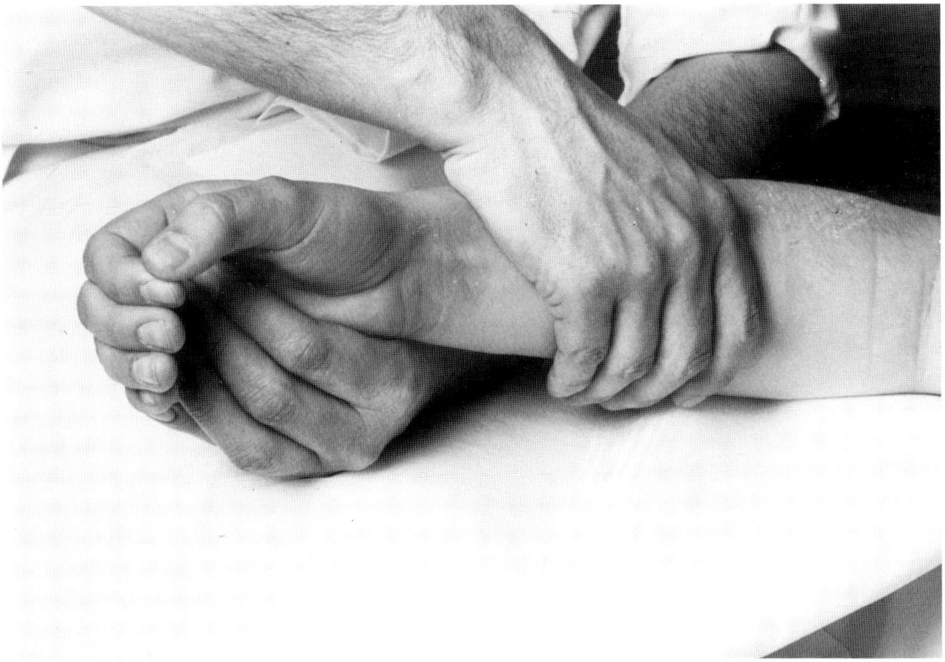

Abb. 151

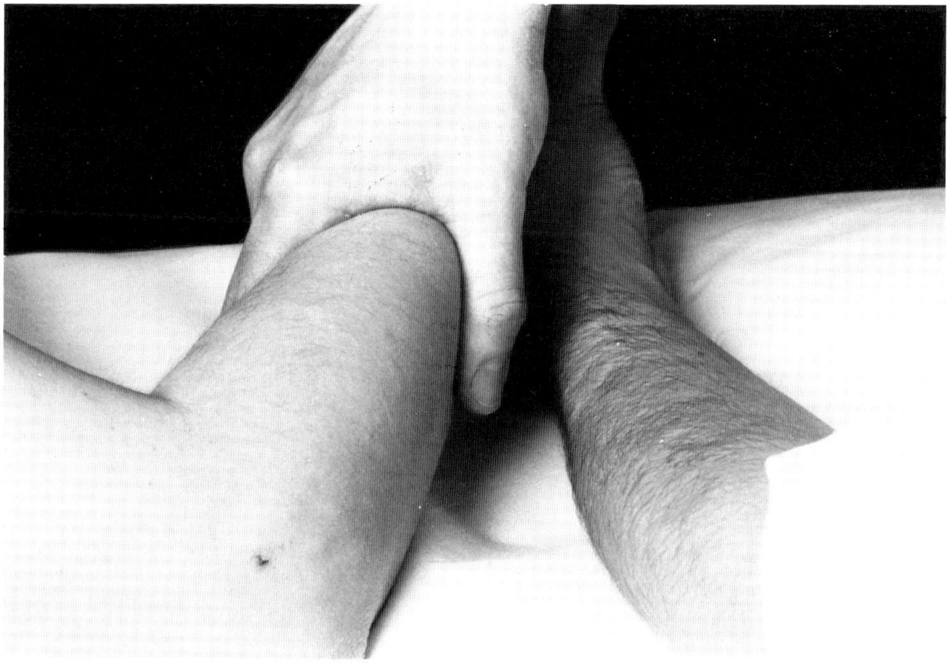

Abb. 152

Einhand-Petrissage
Die Einhandknetung beginnt in gleicher Handstellung wie bei der Einhandausstreichung beschrieben, nach einer ganz kurzen Streichung erfolgt der Übergang in eine Druckphase. Dabei gleitet der Daumen nach vorn, die Hand wird leicht radial abduziert und übt einen gleichmäßigen Druck auf die Muskulatur aus. Dieser Vorgang «Streichen – Drücken» wiederholt sich rhythmisch etwa im ¾-Takt. In der Ellenbeuge endet die Einhandpetrissage mit Nachlassen des Druckes wie bei der Effleurage. (s. Abb. 153–155)

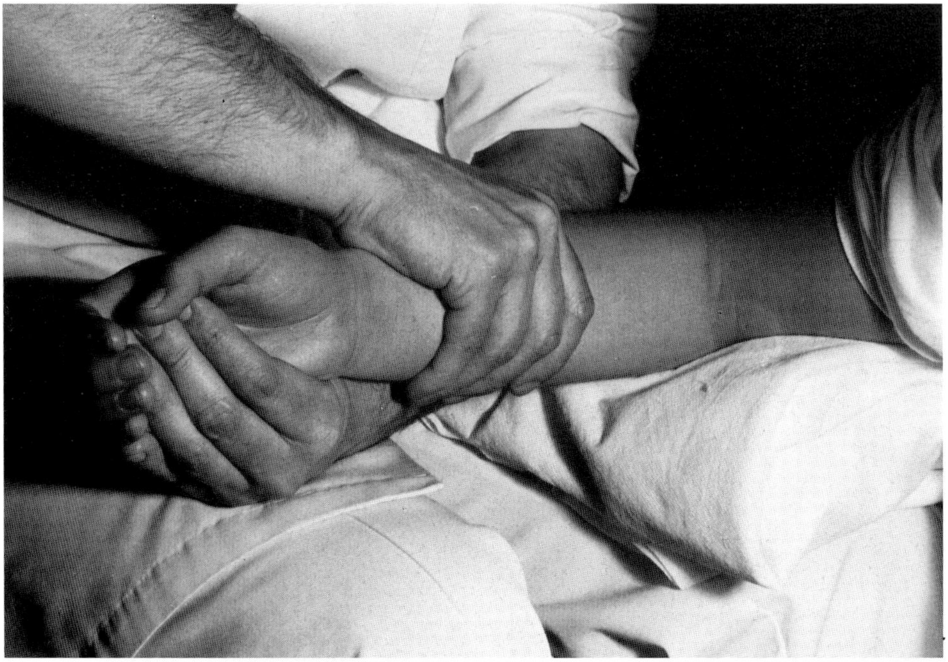
Abb. 153

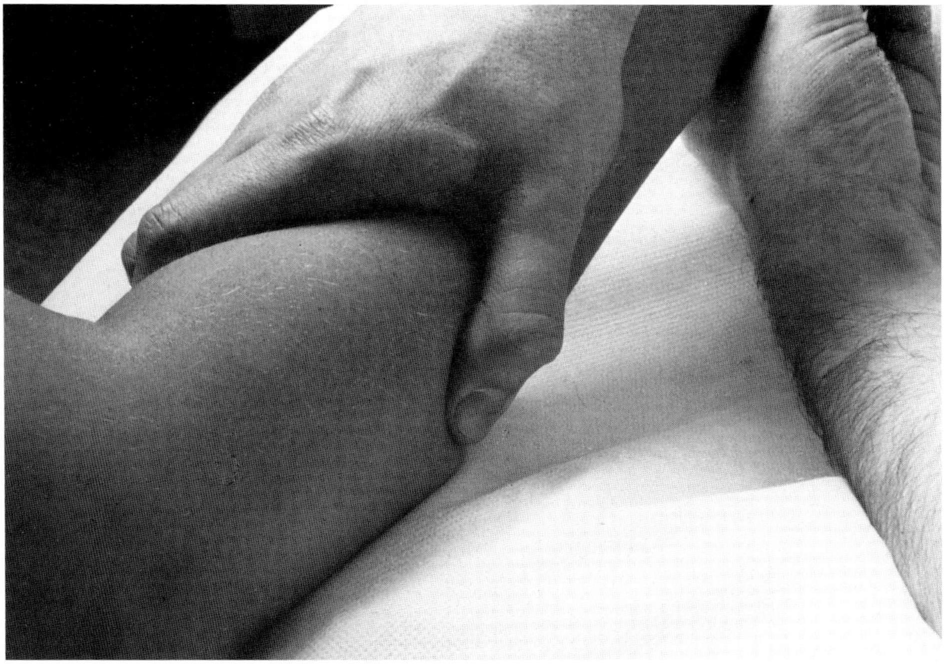
Abb. 154

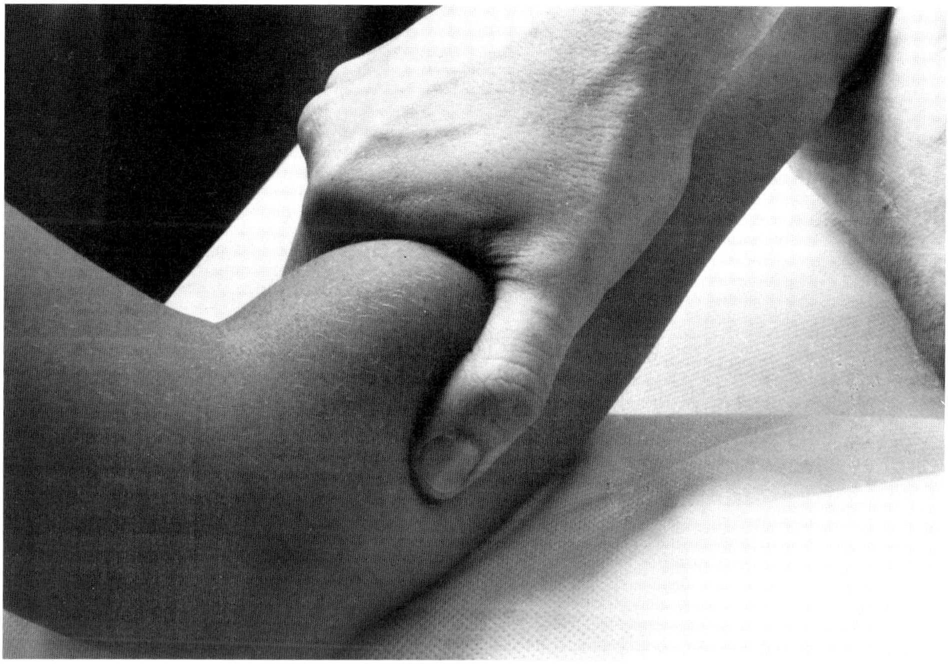

Abb. 155

Anschließend wird eine **Fingerspitzenpetrissage** der Unterarmstreckmuskulatur durchgeführt, wobei der Arm des Patienten auf der Halbrolle gelagert wird. (s. Abb. 156–157)

Die **Einhandeffleurage** beendet die Behandlung.

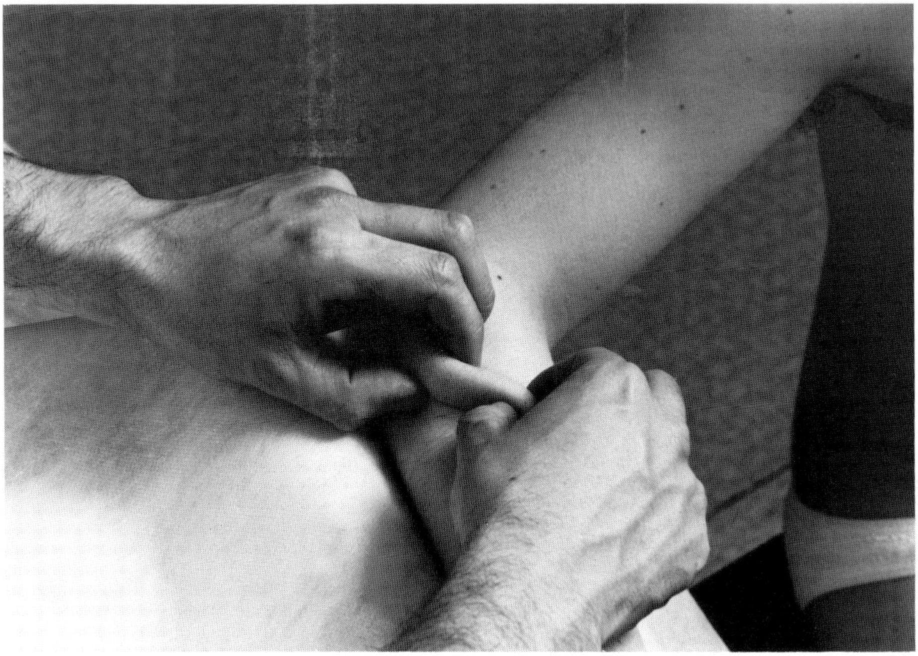

Abb. 156: Fingerspitzenpetrissage rechter Unterarm

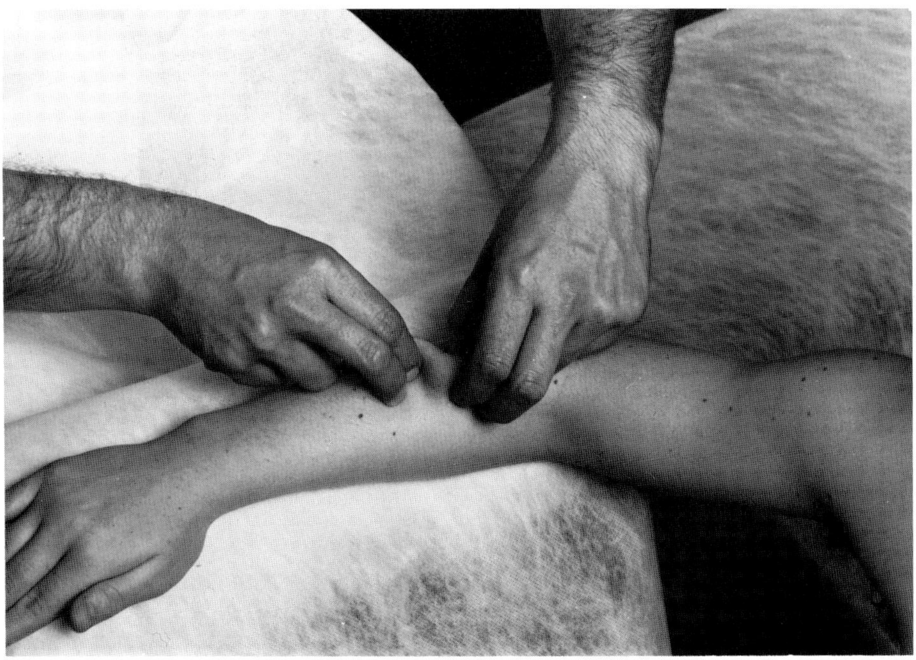

Abb. 157

Massage Oberarm

Massage des M. Trizeps brachii

Lagerung

Die nicht behandelnde Hand fixiert den Arm des Patienten in der Ellenbeuge, so daß das Schultergelenk in einer leichten Abduktions- und Innenrotationsstellung ist. Es folgt die Einhandausstreichung vom Ellenbogen entlang des dorsalen Deltarandes bis zur hinteren Achselfalte (s. Abb. 158 und 159), dann die Einhandpetrissage im gleichen Verlauf von distal nach proximal mit abschließender Einhandausstreichung. (s. Abb. 160 und 161)

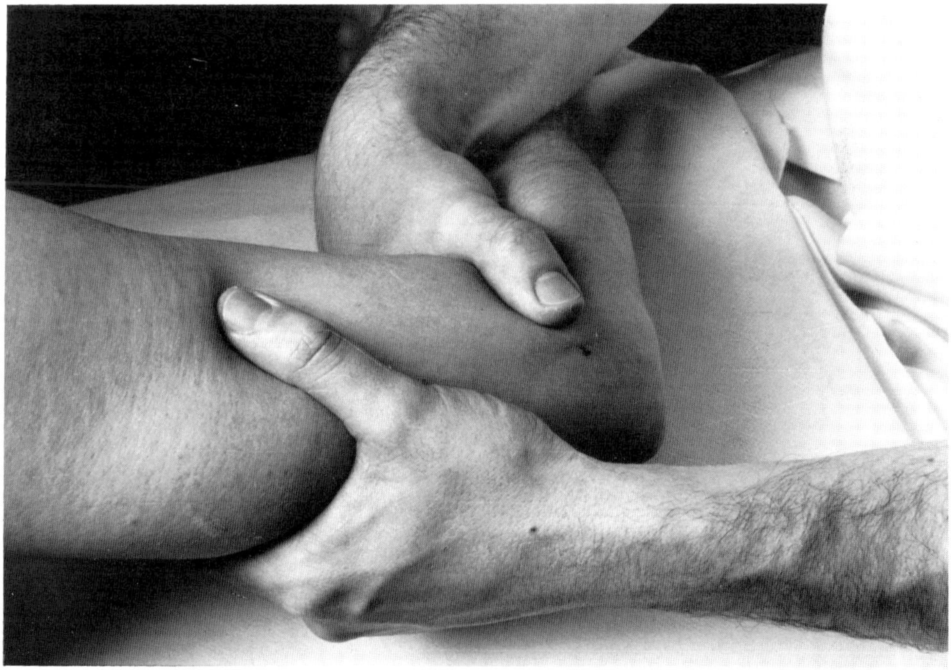

Abb. 158

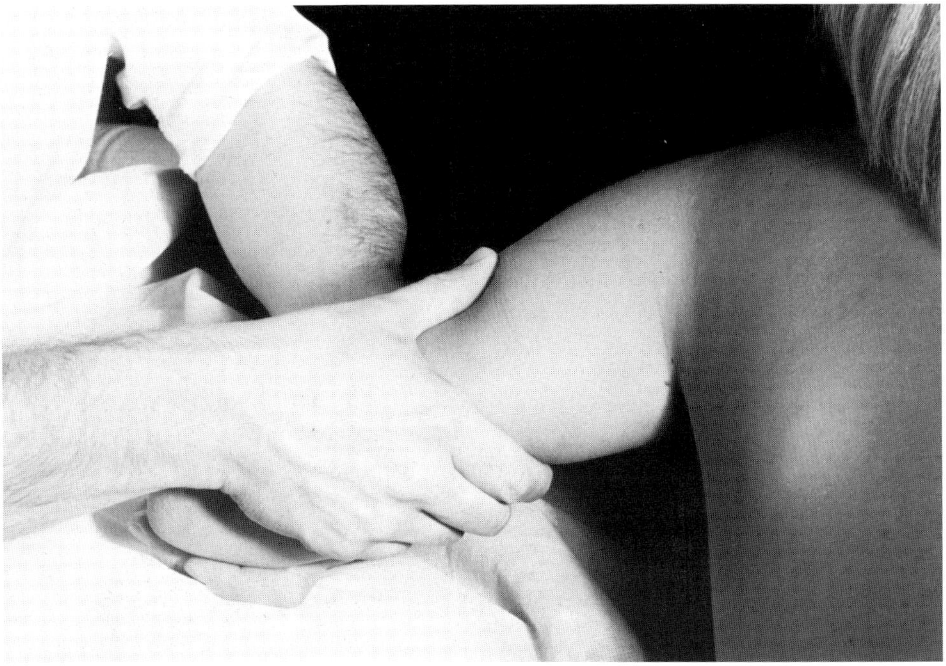

Abb. 159

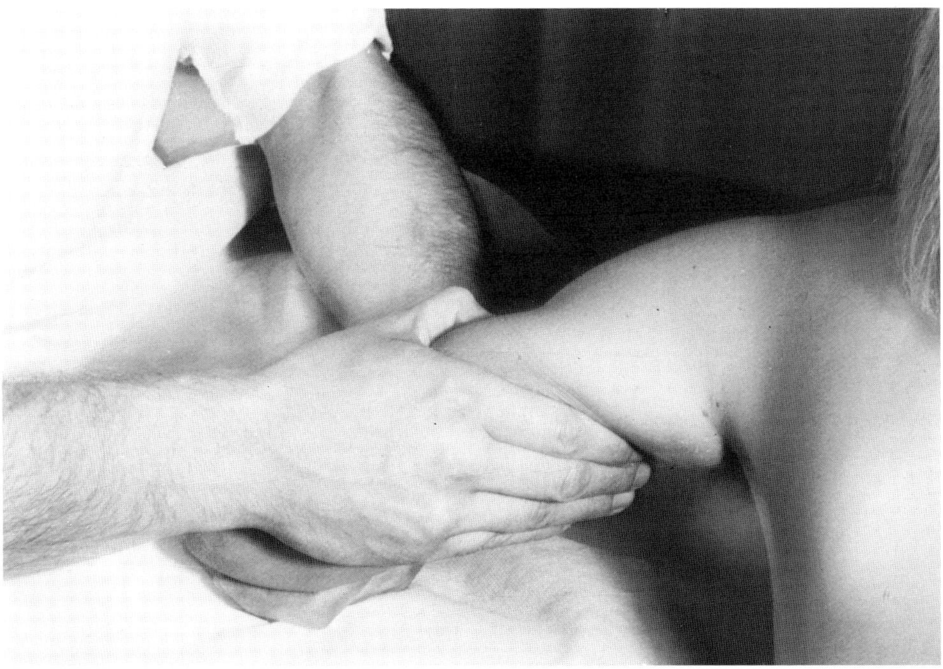

Abb. 160

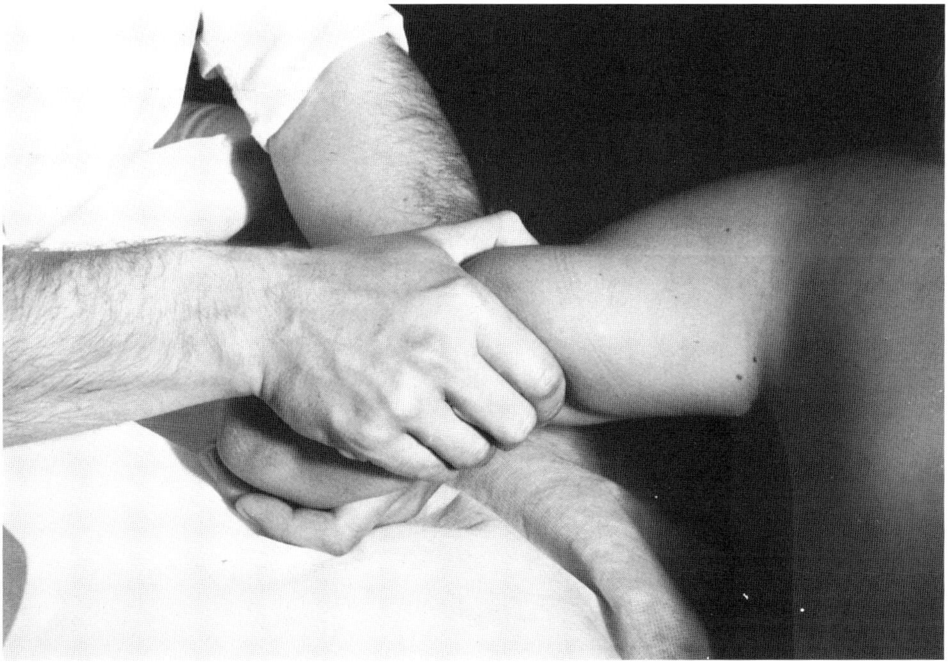

Abb. 161

Massage des M. bizeps brachii

Lagerung
Der Arm des Patienten wird am Unterarm fixiert und in leichte Supinationsstellung und leichte Beugung im Ellenbogengelenk gebracht. Es folgt die Einhandausstreichung von der Ellenbeuge bis zur vorderen Achselfalte, dann eine weiche Einhandpetrissage im gleichen Verlauf, wobei der Gefäßverlauf in der Ellenbeuge und in der Achselhöhle zu beachten und auszulassen ist. Abschließende Einhandausstreichung.

Massage des M. deltoideus

Lagerung
Fixation des Armes in der Ellenbeuge wie bei der Massage des M. trizeps brachii.
Einhandausstreichung vom Deltaansatz bis zur Schulterhöhe. Beim Abgang Adduktion des Daumens. (s. S. 119, Abb. 144 a)
Einhandknetung/Fingerspitzenknetung (s. Abb. 162) in gleicher Richtung.
Einhandausstreichung wie beschrieben.

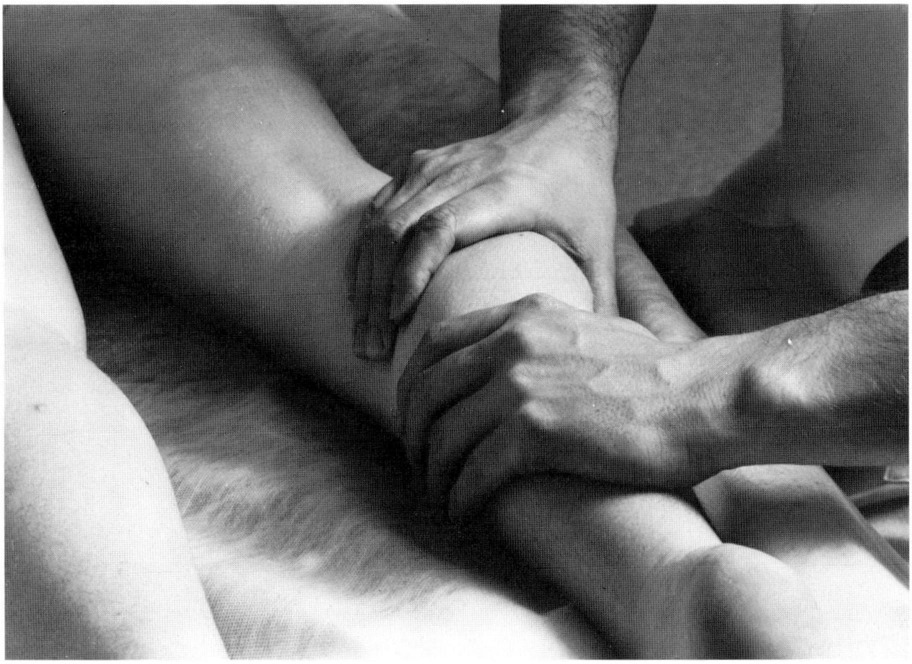

Abb. 172

Der Abgang erfolgt mit beiden Händen in Richtung Fibulaköpfchen. Abschließende **Hand- über Hand-Ausstreichung** wie oben beschrieben.
Cave: Vermehrten Druck in der Kniekehle vermeiden!
Zur intensiveren Therapie des Achillessehnengleitlagers empfiehlt sich die Ausarbeitung in der Daumen- über Daumen-Technik vom Fußende der Bank.

Die Unterschenkelmassage wird fortgesetzt mit der Massage der **Streckmuskulatur (M. tibialis anterior und der Peronaeusgruppe)**

Lagerung
Patient sitzt im Langsitz mit gestreckten Knien auf der Bank. Der Masseur steht am Fußende der Bank und fixiert mit der freien Hand den Fußrücken des zu behandelnden Beines, das in leichter Innenrotation liegt.

Knöcheleffleurage
Mit einer Hand im Bereich des M. tibialis anterior und der Peronaeusgruppe vom Malleolus lateralis bis unterhalb des Fibulaköpfchens und zurück **Cave** N. peronaeus! (ähnlich wie beim Iliotibialistrakt, Abb. 173).
Zug mit den Fingerkuppen 2 bis 5 und/oder 3 und 4 bei supinierter Hand entlang der Peronaeusgruppe

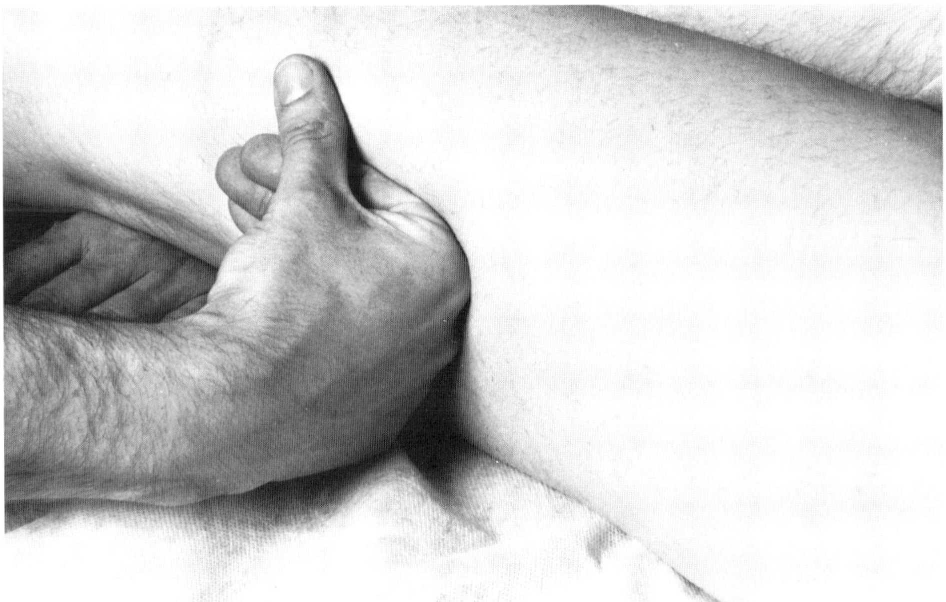

Abb. 173

Fingerspitzenpetrissage
Der Behandler steht auf der gegenüberliegenden Seite des zu behandelnden Beines. Die Fingerspitzenpetrissage des M. tibialis anterior und der Peronaeusgruppe erfolgt von distal nach proximal, eventuell mit einfließenden weichen Friktionen.
Abschließend **Knöcheleffleurage** wie oben beschrieben.

Quadrizepsmassage

Lagerung

Der Patient sitzt mit gestreckten Beinen auf der Massagebank, wobei das Kopfteil der Massagebank so hochgestellt werden muß, daß der Patient mit gebeugtem Hüftgelenk längs auf der Bank sitzt und den Rücken gut anlehnen kann. Dadurch wird eine Entspannung des M. quadrizeps erreicht. Auch der zweigelenkige Teil des M. quadrizeps (M. rectus femoris) ist entspannt. Der Masseur sitzt auf der zu behandelnden Seite des Patienten.

Effleurage

Hand- über Handausstreichung (Zweihandausstreichung), wobei das Knie nicht berührt werden soll. Im letzten Teil der Ausstreichung hebt zuerst die proximale Hand in Höhe der Leistenbeuge ab. Die distale Hand beendet die Ausstreichung, indem der Daumen mit Adduktion um den großen Trochanter gleitet. Der Druck der streichenden Hand soll an Fingern, Handinnenfläche und Daumen gleichmäßig stark sein. Die Streichung soll gleitend und alternierend mit beiden Händen vor sich gehen. (s. Abb. 174)

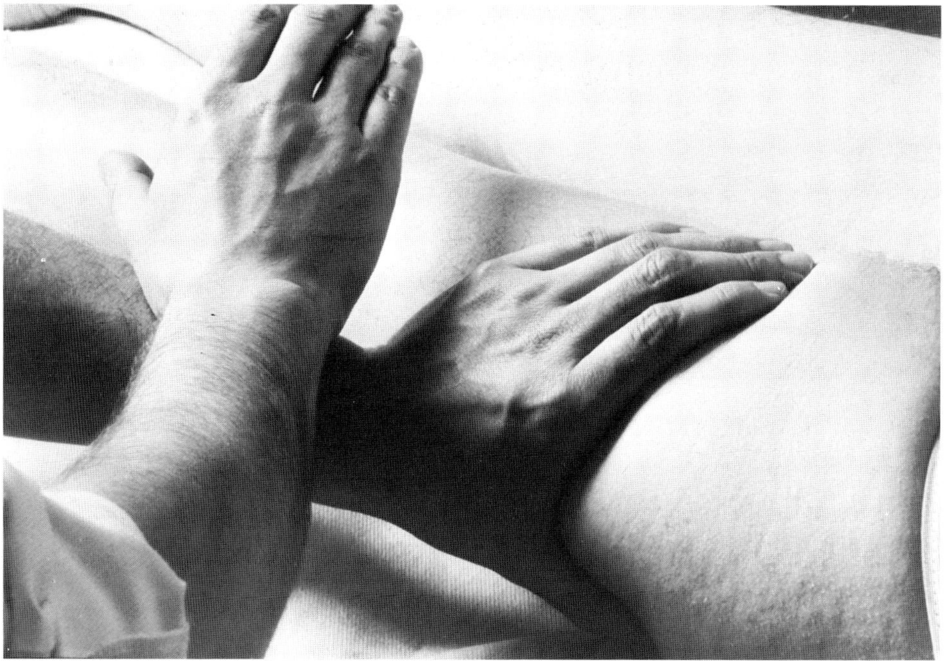

Abb. 174

Petrissage

Nach mehrmaligem Streichen erfolgt die Knetung (Zweihandpetrissage), die oberhalb des Kniegelenkes beginnt und bis in Höhe des oberen Darmbeinstachels unter Auslassung der Leistenbeuge geführt wird, wobei sich die Daumen etwa in der Linie des Ilio-tibialis-Traktes bewegen. Die Kniegelenkskapsel mit dem oberen Rezessus sollte von der Knetung ausgeschlossen sein. In Höhe des Darmbeinstachels hebt zuerst die proximale, dann die distale Hand ab. Nach mehrmaligen Knetungen beschließt die Hand- über Hand-Effleurage die Behandlung. (s. Abb. 175, 176)

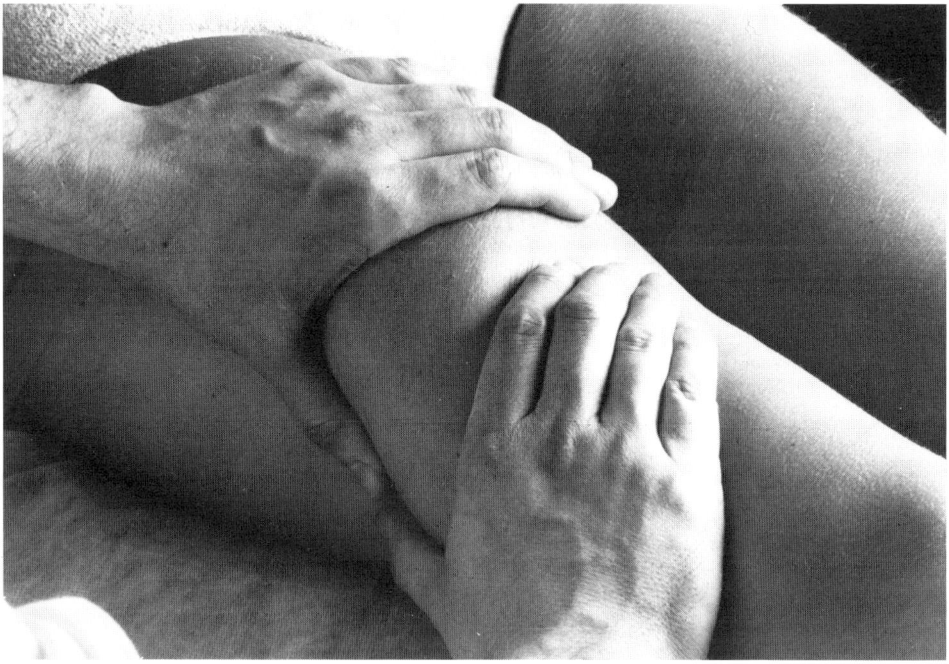

Abb. 175

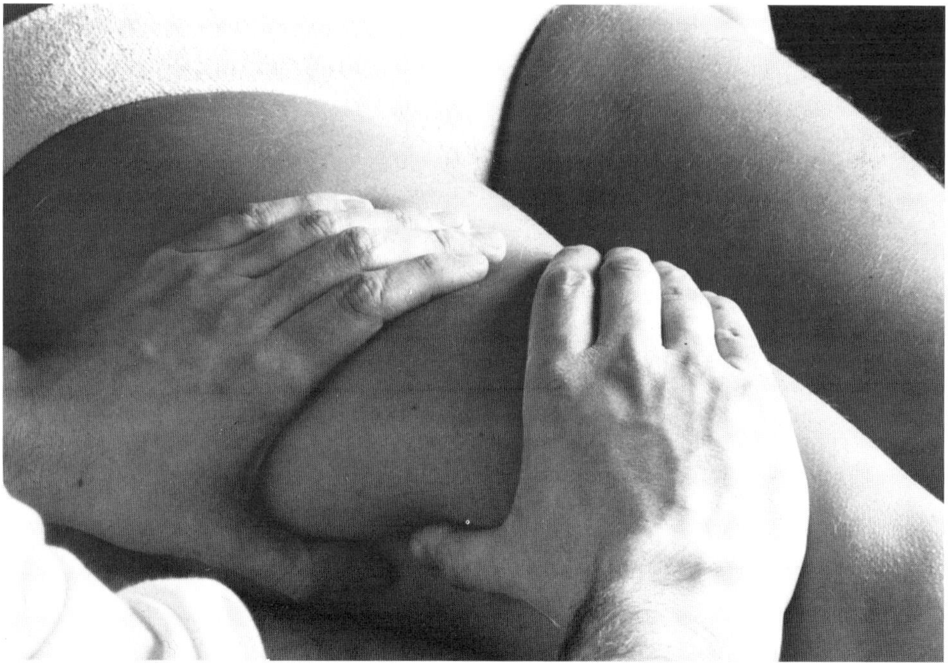

Abb. 176

Behandlung der medialen Kniezone (wenn vorhanden):
Lagerung wie bei der Quadrizepsmassage. Weiche Hand- über Handeffleurage, die medial unterhalb des Kniegelenks beginnt und dabei die mediale Kniezone erfaßt. Leichte Zweihand- oder Fingerspitzenknetung, die in die Zweihandpetrissage des M. quadrizeps übergeht. Die Behandlung ist abhängig vom Tastbefund und nur in Verbindung mit der Quadrizepsmassage durchzuführen.

Massage des Ilio-tibialis-Traktes

1. Lagerung wie bei der Massage des M. quadrizeps.
   Der Masseur sitzt seitlich auf der Bank neben dem zu behandelnden Bein etwa in Höhe Unterschenkel/Kniegelenk. Die freie Hand liegt als Gegenhalt unter der Kniekehle.

Ausstreichung
Knöcheleffleurage mit einer Hand von oberhalb des Kniegelenkes bis zum Trochanter major und zurück. (s. Abb. 177)
Zug mit den Fingerkuppen 2–5 und/oder 3 und 4 von distal nach proximal um den Trochanter, wobei die Finger hinter dem Trochanter in stärkere Beugung gehen und die Hand sich leicht schließt (s. Abb. 178 a + b).
Knetung mit Fingerspitzenpetrissage in der gleichen Richtung von der gegenüberliegenden Seite von distal nach proximal. (s. Abb. 179)
Abschließende *Knöcheleffleurage.*

2. Behandlung des Ilio-tibialis-Traktes in Bauchlage des Patienten, zum Beispiel nach Rücken- oder Glutaealmassage.
   Der Masseur steht an der zu behandelnden Seite. Die freie Hand wird medial vom Kniegelenk als Gegenhalt auf der Bank abgestützt.

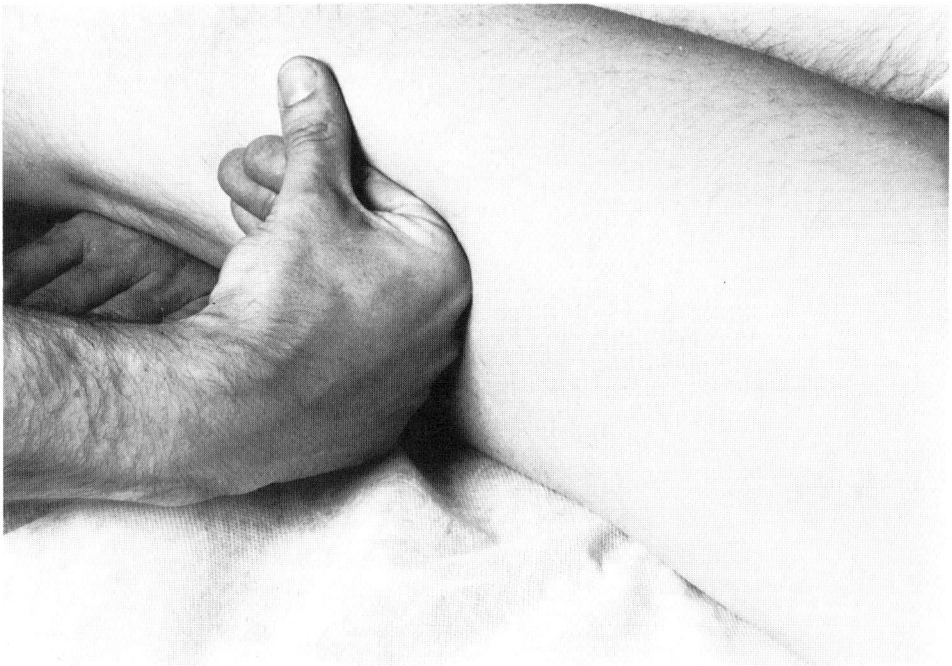

Abb. 177

Ischiasbehandlung

Lagerung: Bauchlage wie bei der Rückenmassage beschrieben und zusätzlich eine Rolle/Halbrolle unter den Fußrücken zur entspannteren Lagerung (s. S. 104).
Die Behandlung beginnt mit einer Rückenmassage unter besonderer Berücksichtigung des Lumbalbereiches. Es folgt dann die Massage der Glutaeen einschließlich des subkristalen Bereiches, wobei an der gesunden oder weniger schmerzhaften Seite begonnen wird. Daran anschließend wird eine Ausstreichung des gesamten erkrankten Beines vom Fußende her durchgeführt, wobei beide Hände unterhalb des M. glutaeus nach lateral abgehen (s. Abb. 180).

Es folgt die Ausstreichung zwischen den Gastrocnemiusköpfen in der Daumen-über-Daumen-Technik (s. Abb. 181), die allerdings sehr vorsichtig zu dosieren ist und keinesfalls zu einer weiteren Irritation im Verlauf des N. ischiadicus führen darf. Im Anschluß wird die Ausstreichung der ischiocruralen Zone zwischen Bizeps und Semimuskeln mit der gleichen Technik durchgeführt. Beide Hände umfassen dabei den Oberschenkel, wobei die Daumen abduziert und in allen Gelenken gebeugt sind. Die Hände streichen alternierend den Oberschenkel nach kranial und die Daumenkuppen weich die ischiocrurale Zone aus. Abgang unterhalb der Glutaealfalte nach lateral (s. Abb. 182).
Bei starker Behaarung muß eine «ischiocrurale Straße» rasiert werden. Abschließend Behandlung der Peronaeusgruppe und des Iliotibialtraktes (s. Seite 141 und Seite 145).
Zum Abschluß erfolgt eine Hand-über-Hand-Ausstreichung des gesamten Beines (s. Abb. 180).

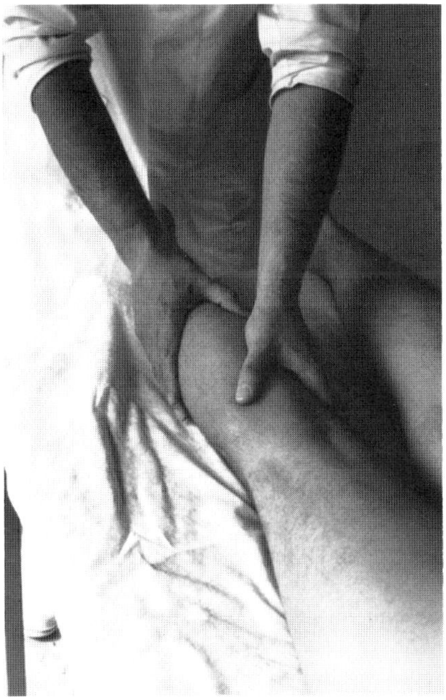

Abb. 180

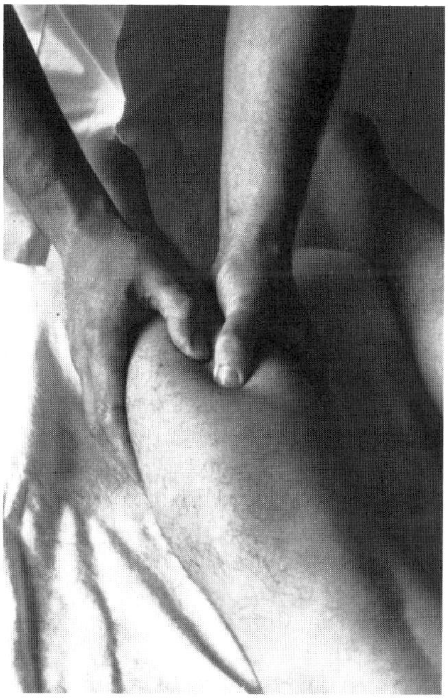

Abb. 181

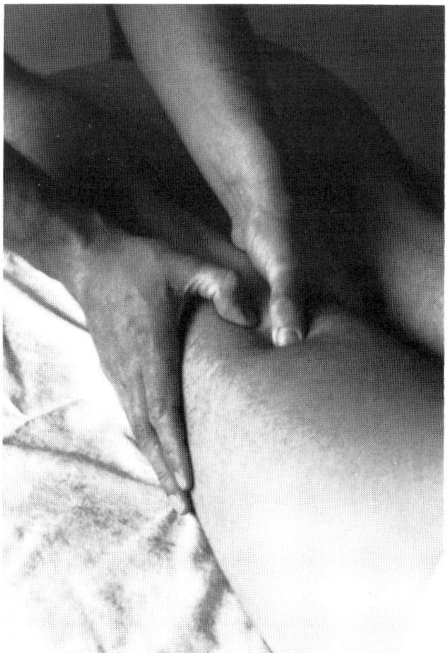

Abb. 182

Kolonmassage

Lagerung wie bei der Bauchmassage. Der Masseur steht links neben dem Patienten.
Zur Vorbereitung der eigentlichen Kolonmassage werden zunächst Handgriffe der Bauchmassage verwendet:
Großflächige, kreisförmige Ausstreichungen.
Kleinflächige, kreisförmige Ausstreichungen.
Quere alternierend gegeneinander geführte Ausstreichungen.
Es folgt die Ausstreichung des Kolonverlaufes mit weichen Einhandeffleuragen: Das Colon ascendens wird mit einer weichen Knöcheleffleurage, das Colon transversum und das Colon descendens mit der flach aufgelegten Hand ausgestrichen.
Anschließend werden Kreiselungen mit der gesamten Handinnenfläche einer Hand mit verstärktem Druck der Finger ausgeführt. Die zweite Hand führt und unterstützt die behandelnde Hand. Die Technik ist kreisend/ziehend im Kolonverlauf.
Phase 1 Colon ascendens
Phase 2 Colon transversum
Phase 3 Colon descendens
Diese Kreiselungen werden phasenweise in der Ausatmung des Patienten durchgeführt und mehrfach wiederholt mit zwischenzeitlichen Pausen unter Beobachtung der Atmung. Ausstreichungen in folgender Reihenfolge beenden die Behandlung:
Quere Ausstreichungen gegeneinander.
Kleinflächige, kreisförmige Ausstreichungen.
Großflächige, kreisförmige Ausstreichungen.
Abschließend leichte Klopfungen mit der hohlgestellten Hand im Kolonverlauf unter Auslassung der Blasengegend.

Ganzmassage

Bei der nachfolgenden Beschreibung der Ganzmassage wird auf die Technik der einzelnen Handgriffe nicht mehr eingegangen, da diese je nach Region eingehend beschrieben sind. Es wird lediglich der grundsätzliche Ablauf dargelegt.

A. Rückenlage des Patienten

Die Behandlung erfolgt in folgender Reihenfolge:
Untere Extremitäten, obere Extremitäten einschl. der Deltamuskeln, M. pectoralis bds., Bauchmuskulatur.
Der Patient sitzt im Langsitz auf der Massagebank. Das Kopfteil ist etwa rechtwinklig hochgestellt.

Behandlung der unteren Extremitäten

1. Massage des rechten Fußes.
   Zangengriff, Ausstreichung der Zehen und Zwischenknochenräume der Mittelfußknochen. Knöchelgriff, Klappgriff, Dehnung der Fußaponeurose, Zangengriff.
2. Massage des rechten Unterschenkels: Das Knie ist rechtwinklig gebeugt. Der Behandler sitzt wie bei der Unterschenkelmassage seitlich am Fußende der Bank und behandelt mit der Einhandausstreichung und der Einhandpetrissage den medialen und lateralen Anteil des Unterschenkels.
3. Quadrizepsmassage rechts mit Iliotibialistrakt ohne Fingerspitzenpetrissage.
   Anschließend erfolgt die Behandlung des linken Beines.

Behandlung obere Extremitäten

Der Patient liegt flach auf dem Rücken. Der Kopf ruht auf einer Halbrolle. Die Massagebank kann am Kopfteil geringfügig hochgestellt werden. Der Behandler steht auf der rechten Seite des Patienten.

1. Rechte Hand: Dorsale Ausstreichung der Finger und Mittelhandknochenzwischenräume. Knetung der Finger mit dem Geldzählgriff. Palmar: Behandlung mit dem Klappgriff und Dehnung der Handaponeurose.
2. Massage rechter Unterarm (Beuger und Strecker): Technik wie bei der Unterarmmassage beschrieben, lediglich die Lagerung ändert sich wie folgt: Die freie Hand hält die Hand des Patienten so, daß der Arm im Ellbogen gebeugt und vom Massagedruck entlastet ist.
3. Behandlung von Bizeps und Trizeps. Die freie Hand fixiert in der Ellenbeuge oder am Unterarm den Patienten.
4. Massage des Deltamuskels mit der Einhandausstreichung und Einhandpetrissage. Bei einem sehr kräftigen Deltamuskel kann die intensive Behandlung des Muskels später auch in Bauchlage erfolgen.
   Im gleichen Ablauf wird anschließend der linke Arm behandelt, wobei der Behandler auf der linken Seite des Patienten steht.

Behandlung des **M. pectoralis** rechts und links, jeweils von der entgegengesetzten Seite. **Bauchmassage** nur mit Ausstreichungen.

B. Bauchlage des Patienten

Behandlung der unteren Extremitäten einschl. der Glutaeen und des Rückens.

Massage des rechten Beines

1. Hand-über-Hand-Ausstreichung
2. Knetung mit der Zweihandpetrissage
3. Hand-über-Hand-Ausstreichung

Im Oberschenkelbereich sind die Semimuskeln und die Adduktoren in die Behandlung mit einzubeziehen.
Der Behandler wechselt auf die linke Seite des Patienten und behandelt das linke Bein in gleicher Weise.

Massage Glutaeus und Rücken

Der Masseur steht auf der linken Seite des Patienten und beginnt mit der Behandlung des rechten M. glutaeus. Es folgt die gezielte Behandlung der rechten Rückenseite. Er wechselt sodann zur rechten Bankseite und führt die Glutaeal- und Rückenbehandlung in gleicher Weise links durch. Danach erfolgt die beidhändige Ausstreichung des gesamten Rückens. Zum Abschluß der Ganzmassage steht der Masseur am Kopfende der Bank und führt Ausstreichungen mit verstärktem Druck der Fingerspitzen aus, wie es bei der Thoraxmassage beschrieben wurde.

Literatur

1 Bartels, Heinz und Rut: Physiologie. München–Wien–Baltimore 1980.
2 Böhm, M.: Leitfaden der Massage. Stuttgart 1911.
3 Böning, D.: Muskelkater, Deutsche Zeitschrift für Sportmedizin, 1988.
4 Bum, A.: Physiologie und Technik der Massage. Stuttgart 1906.
5 Faller, Adolf: «Der Körper des Menschen». Stuttgart, 1976.
6 Groher/Noack: Berliner Symposium 1981 über Sportliche Belastungsfähigkeit des Halte- und Bewegungsapparates. Stuttgart 1982.
7 Hamann, A.: Massage in Wort und Bild. Berlin 1976 und 1987.
8 Henschel, H.-D.: Alte und neue Wege der Massagetherapie. Kneipp-Physiotherapie 3/82.
9 Hoffa-Gocht-Storck-Lüdke: Technik der Massage. Stuttgart 1978.
10 Jerusalem, F.: Muskelerkrankungen. Stuttgart 1979.
11 Keidel, Wolf D.: «Kurzgefaßtes Lehrbuch der Physiologie». Stuttgart, 1973.
12 Kleen, E.: Handbuch der Massage. Berlin 1890.
13 Murrell, W.: Massage als Behandlungsmethode. Berlin, Leipzig 1890.

Die Bindegewebsmassage

Eine manuelle Behandlungsform
mit segmentaler/vegetativer Einflußnahme
auf vorwiegend funktionelle Erkrankungen
innerer Organe

1. Geschichte und allgemeine Einführung in die Bindegewebsmassage

Ihre Entdeckung durch Eigenbehandlung

Die Entstehung der Bindegewebsmassage geht auf die Krankengymnastin Frau ELISABETH DICKE (1884–1952) zurück. Diese erkrankte 1929 an einer arteriellen Verschlußerkrankung des rechten Beines. Nach ca. fünf-monatiger Krankheit stellten sich bei ihr typische Anzeichen von arteriellen Durchblutungsstörungen ein, wie fehlende Fußpulse und Ischämie. Es bestand die Gefahr einer drohenden Nekrose. Außerdem litt Frau DICKE unter Rückenschmerzen und bemerkte im Bereich des Kreuzbeines und der Glutaealmuskulatur infiltriertes Gewebe mit erhöhter Spannung, das sie intuitiv mit ziehenden Strichen der Fingerkuppen 3+4 behandelte. Nachdem sich daraufhin die Bein- und Rückenbeschwerden zu bessern begannen, zog sie auch den Trochanterbereich und den Ilio-tibialis-Trakt mit in die Behandlung ein. Nach ca. drei-monatiger Behandlung mit dieser Massage-Strichtechnik klangen die Beschwerden ab. Die arterielle Durchblutung normalisierte sich und eine drohende Amputation wurde verhindert. Später wurden auch auftretende Störungen an inneren Organen auf Anweisung von Frau DICKE von einer Krankengymnastin bei ihr selbst nach dieser Massagetechnik behandelt und subjektiv gebessert. Frau DICKE beschreibt, daß Herz- und Magenbeschwerden durch Therapie der entsprechenden Organzonen zurückgingen.
Hiermit war die Grundlage für die reflektorische Therapie über den kutiviszeralen Reflexbogen von der Haut zum inneren Organ geschaffen. (s. S. 187, Abb. 211).
Frau DICKE wußte seinerzeit nicht, daß ähnliche organbezogene Gewebeveränderungen bereits 1889 von HEAD als hyperalgetische Hautzonen und 1917 von MACKENZIE als hyperalgetische und hypertone Muskelzonen bei inneren Erkrankungen beschrieben worden waren.

Wissenschaftliche Anerkennung der Bindegewebsmassage

1938 ergab sich bei einer Demonstration an der Krankengymnastikschule in Freiburg/Breisgau eine Zusammenarbeit mit Frau Dr. TEIRICH-LEUBE und Professor KOHLRAUSCH und damit die klinische Überprüfung der durch diese Behandlung erzielten Ergebnisse. 1942 wurde eine gemeinsame Arbeit herausgegeben unter dem Titel «Massage reflektorischer Zonen im Bindegewebe bei rheumatischen und inneren Erkrankungen».
Da bei dieser neuen Massagetechnik vorwiegend das Bindegewebe therapiert wurde, ergab sich der Name «Bindegewebsmassage», obwohl bekannt ist, daß über die örtliche bindegewebige Wirkung hinaus vor allem über Segmente reflektorische, vorwiegend spasmolytische und allgemein vegetative Wirkungen erzielt werden. 1952 erschien nach dem Tode von Frau DICKE ihr Lehrbuch «Meine Bindegewebsmassage», das mehrfach neu aufgelegt wurde und 1982 in der 11. Auflage von DICKE/SCHLIACK/WOLFF erschienen ist.

Die neurovegetative Ganzheitsbehandlung von Teirich-Leube

Parallel dazu brachte Frau Dr. TEIRICH-LEUBE 1957 das Lehrbuch «Grundriß der Bindegewebsmassage» heraus, in dem eine andere Technik und auch eine andere therapeutische Grundauffassung dargelegt wurde. Das Buch ist inzwischen ebenfalls mehrfach überarbeitet und erschien 1968 in der 4. Neuauflage. In grob/vereinfachender Form stellt die Methode TEIRICH-LEUBE eine neurovegetative Ganzheitsbehandlung unter besonderer Berücksichtigung der Ubiquität des Bindegewebes und des vegetativen Nervensystems (VNS) dar. Die Methode will über die Einflußnahme auf Zonen und Segmente sowohl eine spasmolytische Wirkung auf innere Organe wie auch eine vegetative Umstimmung erzielen, berücksichtigt dabei das mögliche Springen von Zonen und schließt auch die Behandlung der Extremitäten mit ein. Sie stellt also eine Therapie «des» Bindegewebes in seiner Gesamtheit als Erfolgsorgan des VNS dar. Mit dieser Methode soll aber nicht nur eine reflektorische Wirkung auf die glatte Muskulatur der inneren Organe erzielt werden, sondern auch lokal der Tonus, die Konsistenz und die biologische Aufgabenstellung des Bindegewebes sowie der quergestreiften Skelettmuskulatur positiv beeinflußt werden. Die Intensität der Technik ist infolgedessen intensiver, da auch die tieferen Schichten der Körperdecke bis hin zur Faszie «erfaßt» werden sollen. Besonderer Wert wird auf das Auftreten des Schneidegefühls und die Ganzheitsbehandlung gelegt, da neben den vom Segment ausgelösten Reaktionen die Zielsetzung auch eine Umstimmung des VNS ist. Die Methode TEIRICH-LEUBE sollte nach unserer Auffassung die Grundlage der Bindegewebsmassage-Therapie darstellen.

Die reflektorisch-segmental ausgerichtete Methode Dicke

Die Methode DICKE stellt die manuelle Behandlung von Krankheiten über Organzonen mit Hilfe des sogenannten «kleinen und großen Aufbaues» dar, einer Technik, die unter mehr lokalistischen Gesichtspunkten im Sinne der Neuraltherapie arbeitet. Es ist die Massage «im» Bindegewebe. Frau Dicke selbst stellte ihre erste Veröffentlichung 1942 unter das Thema: «Massage reflektorischer Zonen im Bindegewebe». In dieser Arbeit beschrieb sie die reflektorische, segmentale Beeinflussung innerer Organerkrankungen.

Nach Aussage der Krankengymnastin Frau ILSE SCHUH, die als Zeitzeugin sowohl mit Frau Dicke wie auch mit Frau Dr. TEIRICH-LEUBE gearbeitet hat, haben sich beide Methoden immer mehr angenähert. Dabei soll Frau DICKE gegen Ende ihrer beruflichen Tätigkeit immer mehr oberflächliche bindegewebige Züge in Form von unterschwelligen Zugreizen durchgeführt haben.

Frau Dicke soll auch in den letzten Jahren ihrer Tätigkeit auf ein auftretendes Schneidegefühl, das nach ehemaliger Auffassung ein wesentliches Therapie-Kriterium darstellte, nicht unbedingt mehr bestanden haben.

Auf dem ursprünglich durchgeführten «kleinen Aufbau» (unterhalb von Thoracal-Lumbal-Segmenten) hat sie dann je nach dem Grad der Zonenausprägung den sogenannten «großen Aufbau» – also die gesamte Rückenbehandlung – angeschlossen.

Damit haben sich beide Techniken sicher angenähert, wobei TEIRICH-LEUBE auf Grund ihrer ärztlichen Vorbildung die Therapiemethodik weiter ausbauen und untermauern konnte. Leider war die Kommunikation zwischen beiden Damen gegen Ende ihrer Tätigkeit nicht sehr eng, so daß eine gemeinsame Abstimmung der Bindegewebsmassagetherapie ausgeblieben ist.

Nach der Darstellung von DICKE/SCHLIACK/WOLF sind wir aber nicht der Ansicht, daß es sich bei einer Bindegewebsmassage nur um eine symptomatische Therapie handelt, sondern daß durch die Therapie sehr komplexe, insbesondere neurophysiologische Vorgänge ausgelöst werden. Wir billigen der Bindegewebsmassage auch keine «therapeutische Universalität» zu, sondern ordnen ihr einen umrissenen Indikationsbereich zu, der später im einzelnen erörtert wird. (s. Kapitel 7, S. 208)

Diagnostik unter Zuhilfenahme des Tastbefundes

Als *Grundlage* der Bindegewebsmassage dient die Feststellung der Zonen in Form der Inspektion und des Tastbefundes. Bindegewebszonen gelten als Störfaktoren im Bereich der neurovegetativen Peripherie und ergeben Hinweise auf erkrankte Organe. Sie haben aber keine Aussagekraft über Aktualität, Ursache und Schweregrad der Erkrankung. Sie vermitteln weiter einen Eindruck über die Ausgangslage des VNS. Rückschlüsse auf die Beteiligung innerer Organe ergibt die topographische Lage der Zonen in bestimmten Körpersegmenten, wobei Segmente das Versorgungsgebiet eines Spinalnerves darstellen. Sie werden je nach anatomischer Lage als Dermatome (Hautzonen), Myotome (Muskelzonen) oder Enterotome (Eingeweidezonen) bezeichnet. Entwicklungsgeschichtlich stellen *Segmente* eine bestimmte Gliederung eines pflanzlichen, tierischen oder menschlichen Lebewesens dar. Die segmentale Gliederung wird durch neurale spinale Einflußbereiche hervorgerufen, die zunächst abschnittweise von der Urwirbelkörperbildung ausgehen. Bei einfachen Lebewesen ist die nervale segmentale Versorgung strickleiterförmig parallel zum jeweiligen Nervenaustritt aus dem Wirbelkanal gegeben. In dieser Entwicklungsstufe sind Segmente auch allein lebensfähig und regenerierbar. Grundsätzlich haben Segmente eine verschiedene Flächenausdehnung und einen unterschiedlichen histologischen Aufbau. Sie werden – wie schon beschrieben – durch den Einflußbereich gemischter motorischer, sensibler und vegetativer Spinalnerven begrenzt, die vom Rückenmark in Einzeletappen ausgehend, unterschiedliches Gewebe flächenmäßig begrenzt (= segmental) versorgen und eigenständig innervieren.

Segmentierung bei einfachen Lebewesen

Als typisches Beispiel kann nach *Schliack* der segmental klar gegliederte Körperaufbau einer Schlange herangezogen werden. Da jedes Segment einzeln innerviert wird, ist aus dem ursprünglich geradlinig gestreckten muskulären Aufbau eine geschlängelte Körperfortbewegung ermöglicht.

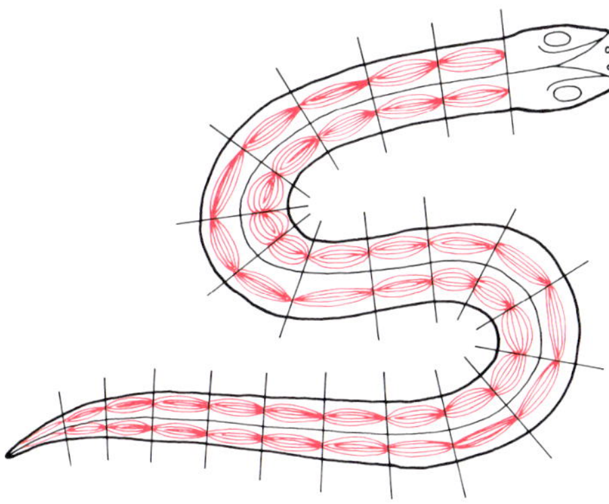

Abbildung 186: Symmetrischer strickleiterförmiger segmentaler Aufbau einer Schlange

Bezüglich der Regenerierbarkeit verweist *Schliack* auf die Möglichkeit der Neubildung eines Eidechsenschwanzes nach dessen Abtrennung. Das fehlende Körperteil wird zunächst als Einheit in toto gebildet und später segmental gegliedert.

Für Diagnostik und Therapie ist die Kenntnis der Einflußbereiche der Spinalnerven und die sich daraus ergebende Segmentierung der Haut und Muskulatur von Bedeutung. Diese segmentale Gliederung ist seit langem bekannt, wurde aber von verschiedenen Autoren unterschiedlich festgelegt.

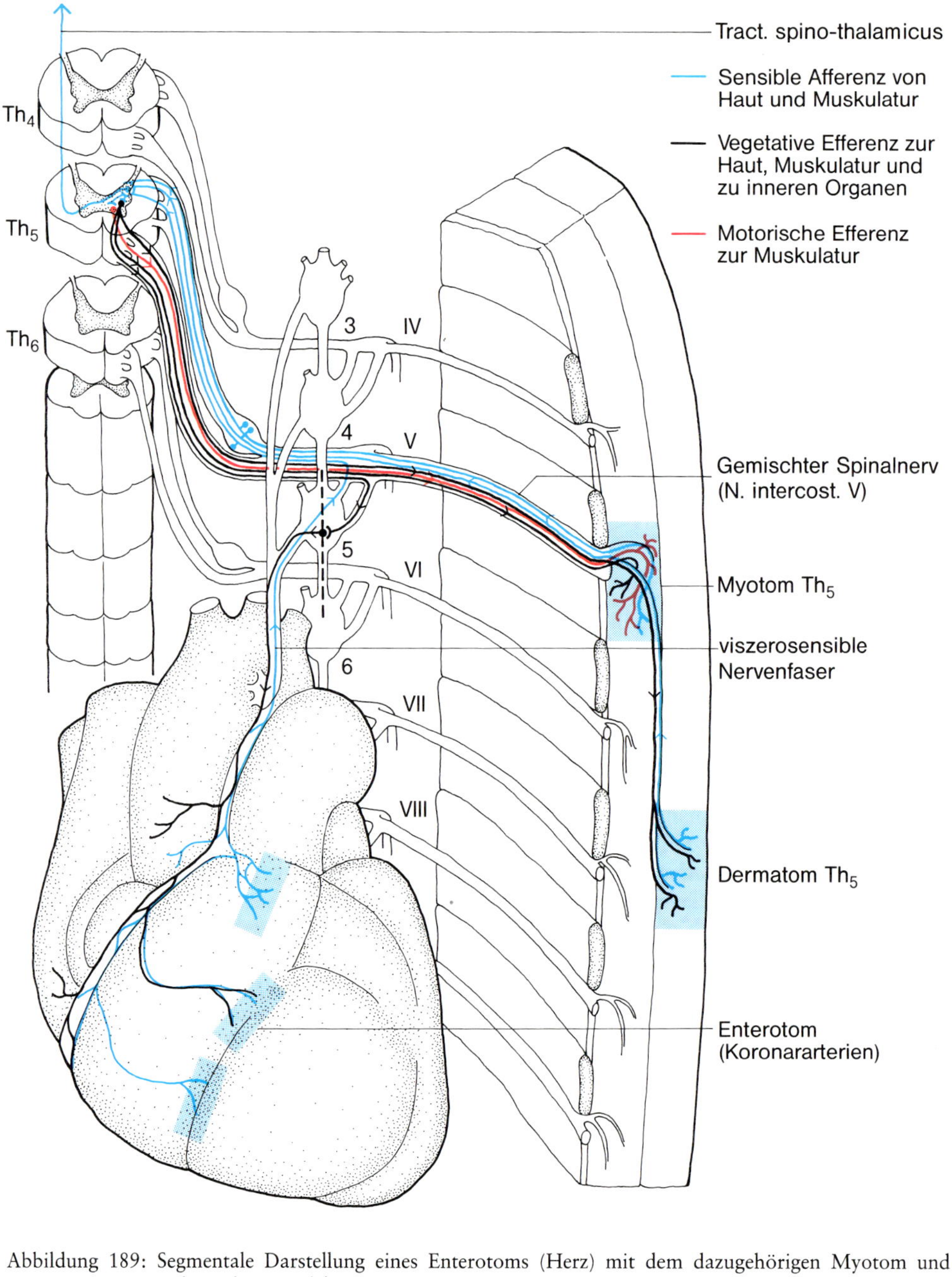

Abbildung 189: Segmentale Darstellung eines Enterotoms (Herz) mit dem dazugehörigen Myotom und Dermatom in Bereichen Th 5 (modifiziert nach SCHLIACK)

Segmentale Zusammenhänge

Schon der röm. Arzt GALEN hat im 2. Jhd. n. Chr. Segmente beschrieben. Den eigentlichen wissenschaftlichen Anstoß zur Erforschung und Festlegung segmentaler Zusammenhänge ergab um die Jahrhundertwende die Beschreibung maximaler Schmerzpunkte in Haut und Muskulatur durch HEAD und MACKENZIE. Diese hyperalgetischen Zonen werden durch segmentale Zuordnung über Dermatome oder Myotome mit inneren Organerkrankungen in Verbindung gebracht. In Veröffentlichungen der jüngsten Zeit weisen HANSEN und SCHLIACK jedoch darauf hin, daß die Gegebenheiten der segmentalen Innervation von Dermatomen und Myotomen nicht völlig zu klären seien, da der anatomische Verlauf der Spinalnerven nicht mit letzter Sicherheit darzustellen sei (s. Abb. 190–194, S. 165–167).

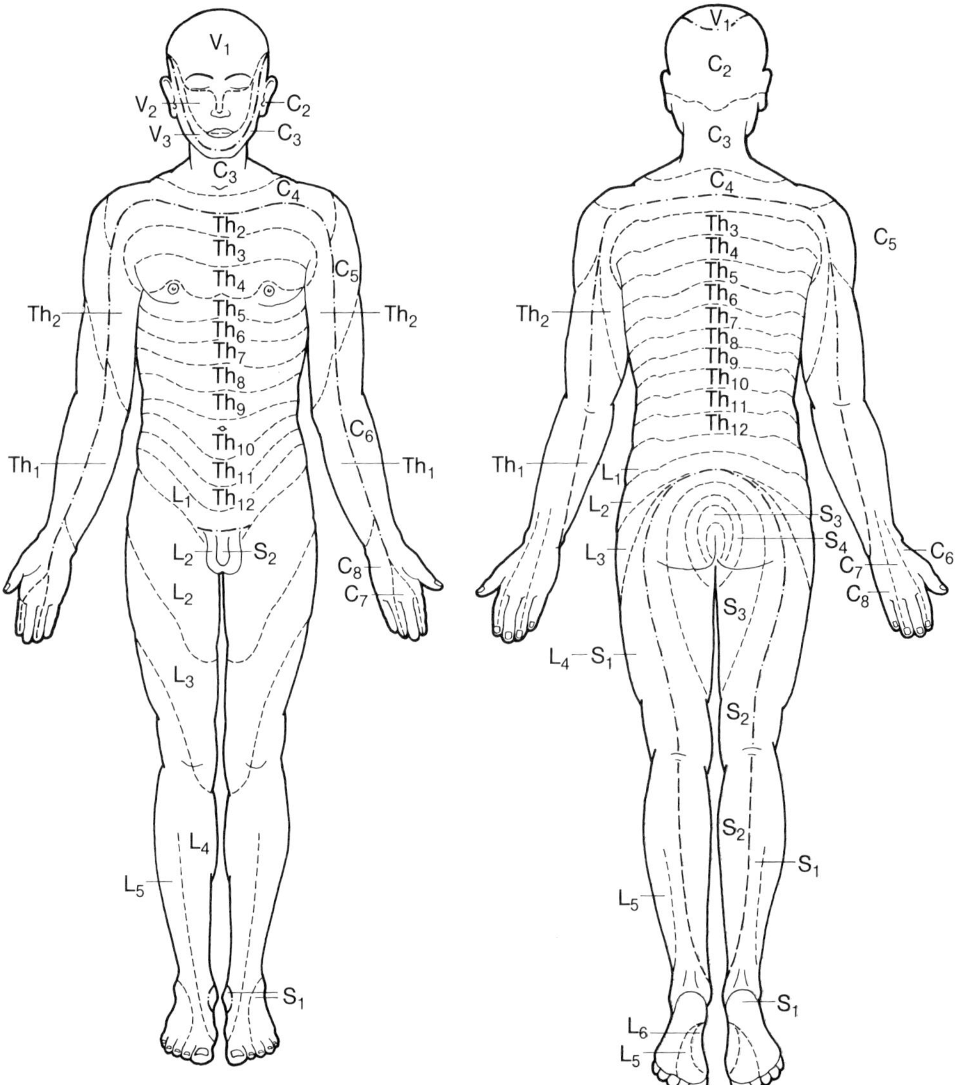

Abbildung 190: Ventrale und dorsale Dermatome (nach Hansen-Schliack) (entnommen von A. Hamann u. a.)

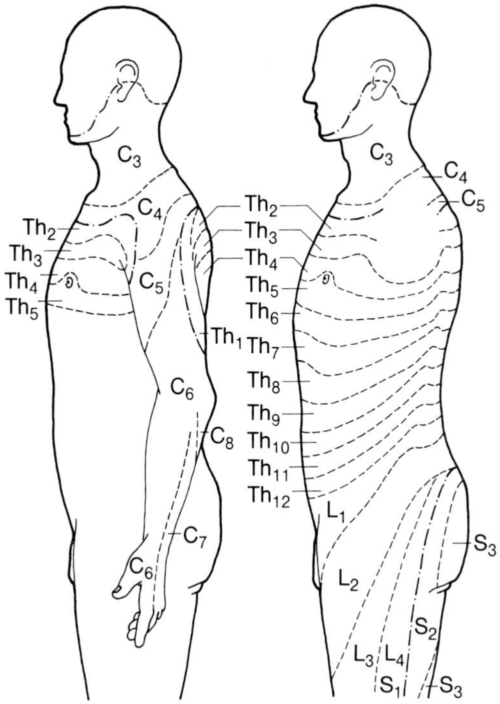

Abbildung 191: Laterale Arm- und Rumpfdermatome

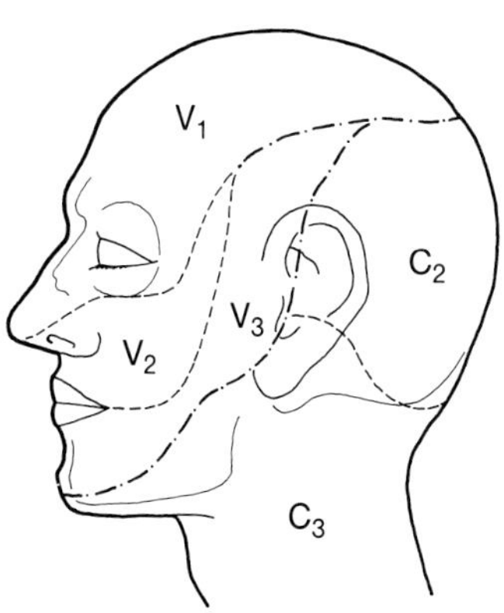

Abbildung 192: Kopfdermatome. Segmentale Gliederung über die Trigeminusäste (V 1–3) und die cervicalen Dermatome C2 und C 3.
(V. = 5. Hirnnerv)

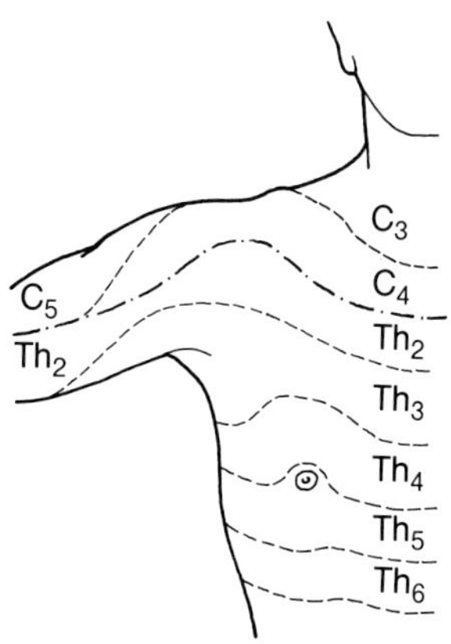

Dermatome der Achselhöhle

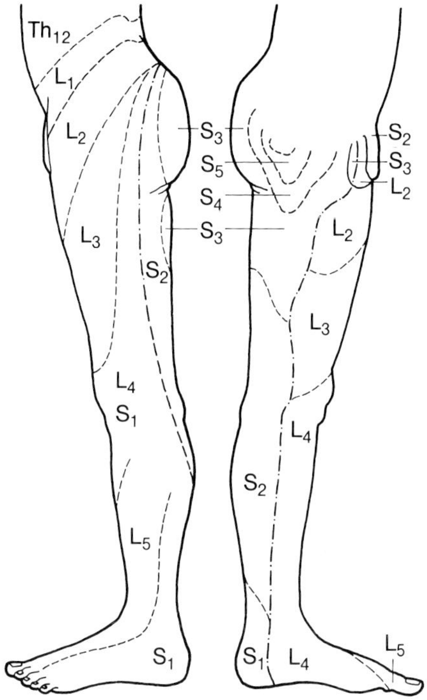

Abbildung 193a: Dermatome der Außenseite der unteren Extremität und des Fußrückens

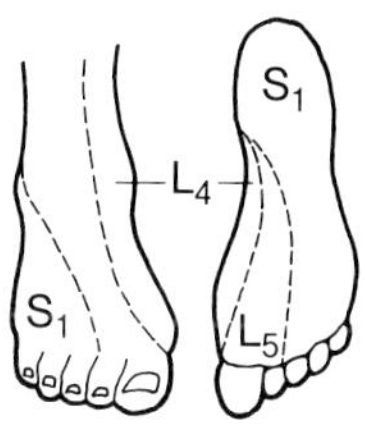

Abbildung 193b: Dermatome der Innenseite der unteren Extremität und der Fußsohle

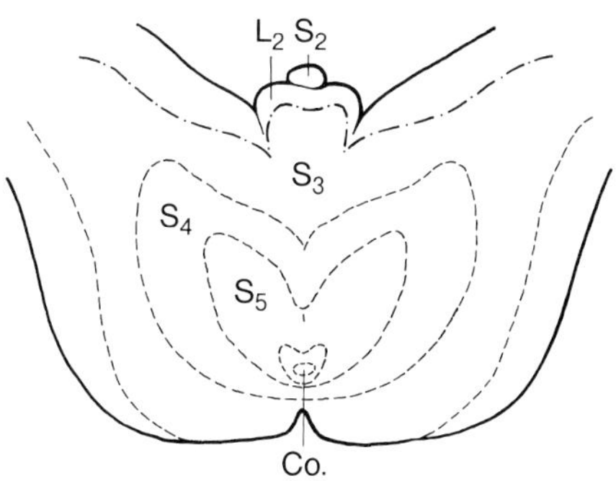

Abbildung 194: Dermatome des Dammes

2. Definition

Unter Bindegewebsmassage versteht man die manuelle Beeinflussung der Körperdecke, insbesondere der Haut/Unterhaut und/oder der Unterhaut/Faszie sowie der Muskulatur durch mechanische Dehnreize mit Hilfe einer bestimmten Zug-, Schiebe- und Strichtechnik. Das therapeutische Ziel ist die Erreichung einer lokalen und einer allgemeinen Wirkung. Lokal wird über vegetative Bahnen reflektorisch, segmental eine Spasmolyse bei funktionellen Erkrankungen erzielt unter Mitbeteiligung von motorischen und sensiblen Bahnen des Zentralnervensystems (ZNS). Allgemein wird eine vegetative Harmonisierung angestrebt.

3. Anatomische und physiologische Vorbetrachtungen

Um Wirkungsabläufe und Wirkwege dieser Therapieform verständlich zu machen, sollen zunächst einige anatomische, physiologische und neurophysiologische Voraussetzungen dargestellt werden.

Entstehung, Aufbau und Aufgabenstellung des Bindegewebes

Das Bindegewebe entsteht entwicklungsgeschichtlich aus dem Mesoderm, dem mittleren Keimblatt, später aus dem embryonalen Mesenchym, einem zunächst undifferenziertem Gewebe, aus dem sich alle Stützgewebe, das Blut und das Retikulo-endotheliale System (RES) entwickeln. Das Verständnis für die differenzierten Aufgaben des Bindegewebes ist erst in den letzten Jahrzehnten gewachsen. Es galt im allgemeinen als bradytrophes (= langsam wachsendes) Stützgewebe, ohne wesentliche Funktionen für den Gesamtorganismus. Als wesentliche Eigenschaften wurden in der Literatur Festigkeit, Elastizität, Viskosität und Quellbarkeit beschrieben. Daraus resultierten auch die Vorstellungen über pathologische Veränderungen wie Zerreißbarkeit, Schlaffheit, Rigidität und Quellung. Bindegewebige Verquellungen wurden unter dem Sammelbegriff Kollagenosen (nach KLEMPERER) zusammengefaßt. Inzwischen wissen wir, daß das Bindegewebe je nach Aufgabenstellung einen sehr unterschiedlichen Aufbau hat und daß es neben der Stütz- und Haltefunktion auch weitere physiologische Aufgaben wie Filter-, Reinigungs- und Abwehrfunktion, aber auch Speicherfunktionen von Wasser, Salz, Fett, Eiweiß, Stärke und auch Schlackenstoffen hat. Man nimmt an, daß etwa 15% des Körpergewebes aus Bindegewebe bestehen und etwa 25% der Wasserreservoire im Bindegewebe lokalisiert sind.
Histologisch werden im wesentlichen drei verschiedene Arten unterschieden:
1. kollagenes Bindegewebe
2. elastisches Bindegewebe
3. retikuläres Bindegewebe

zu 1. Das straffe kollagene Bindegewebe spielt beim Zusammenhalt der Muskelfaser als Bindeglied eine wesentliche Rolle (s. klass. Massage, Abb. 5, S. 14) wie auch in den einzelnen Verschiebeschichten der Umhüllungen von Muskelgruppen, dem «bindegewebigen Skelett» (s. klass. Massage, Abb. 7, S. 16). Nach Verletzungen dient es weiter zur Narbenbildung. Diesem Bindegewebe kommt neben der Stütz- und Haltefunktion teilweise die oben beschriebene Abwehr- und Speicherfunktion zu. Es bildet Sehnen, Bänder, Faszien, wobei die Grundelemente, die Fibroblasten, und die Sehnenfasern, die Tendofibrillen, durch eine interzellulare Kittsubstanz fest miteinander gebündelt und *verzahnt* sind (s. klass. Massage, Abb. 8, S. 17).

zu 2. Elastisches Bindegewebe ist in der Lunge und in bestimmten Hohlorganen wie Gefäßen und Eingeweiden zu finden. Kollagenes wie elastisches Bindegewebe findet man auch in verschiedenen Schichten der Haut, insbesondere im Korium (s. Abb. 197 a).

zu 3. Dem retikulären Bindegewebe fallen ausschließlich Aufbau- und Abwehrfunktion im RES zu. Es dient also der Blut- und Lymphbildung und hat in Lymphknoten, Tonsillen und der Milz Abwehraufgaben. Aus dem festen Zellverband des retikulären Bindegewebes werden

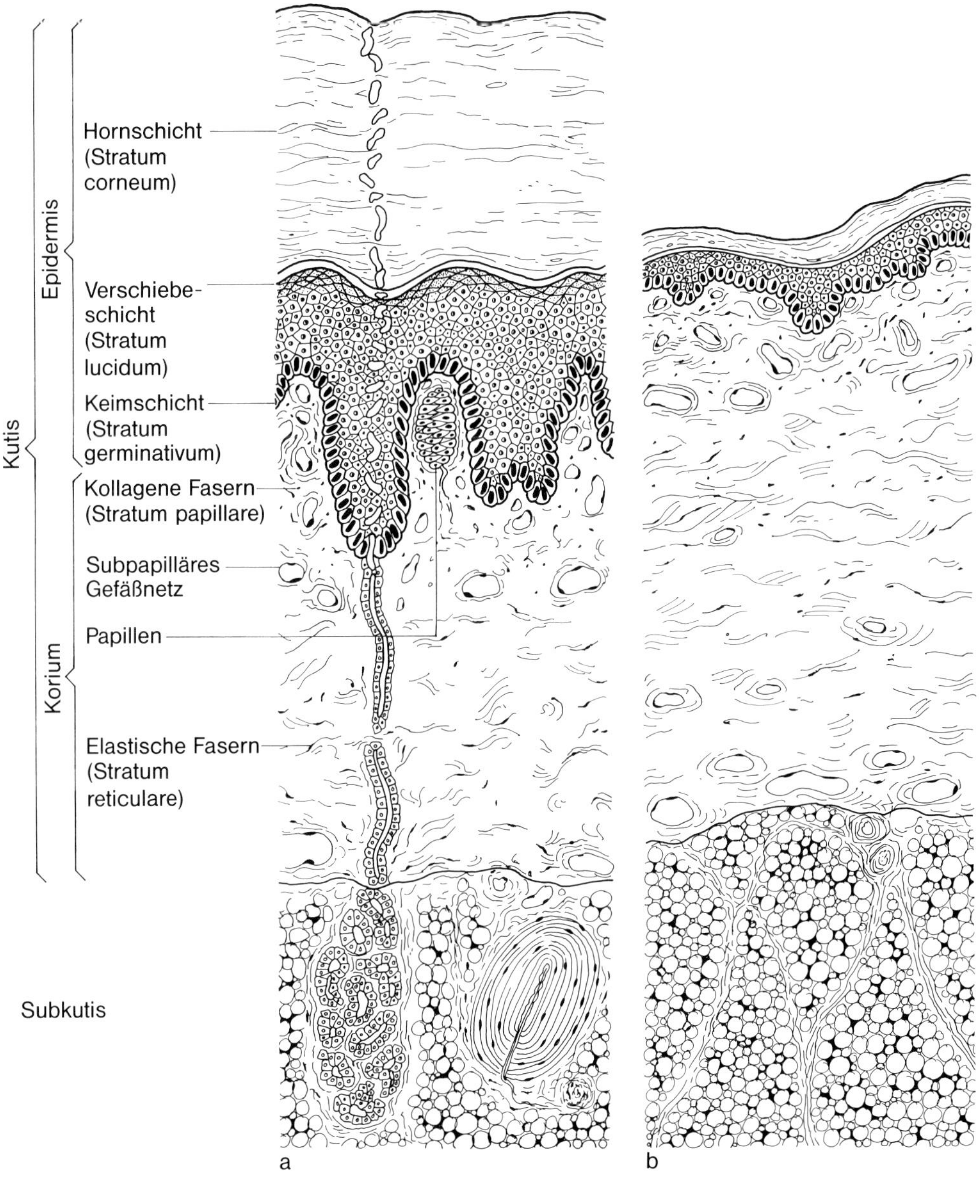

Abbildung 197: Unterschiedliche Ausprägung der anatomischen Schichten in der Fingerbeere (a) und der Bauchhaut (b) (entnommen aus HAMANN u. a.)

noch sogenannte «freie Zellen» gebildet wie verschiedene Arten von Leukozyten, Histiozyten und Mastzellen, die im pathologischen Geschehen im wesentlichen der Abwehr durch Phagozytose dienen.

Für die Bindegewebsmassage ist der bindegewebige Anteil in den einzelnen Gewebeschichten mit seiner vegetativen Versorgung naturgemäß von besonderem Interesse. So findet sich Bindegewebe besonders in der Lederhaut (Korium) und in der Unterhaut (Subkutis), weiter in den sich anschließenden Faszien und der Muskulatur.

Zum besseren Verständnis sollen in der Abb. 197 die Schichten der Haut in Erinnerung gerufen werden, die in ihrer quantitativen Ausdehnung in den einzelnen Körperbereichen, je nach funktionaler Aufgabenstellung, unterschiedlich stark ausgeprägt sind. Die bindegewebigen Schichten des Koriums sind am stärksten an Hand- und Fußballen, am Rücken und am Gesäß entwickelt.

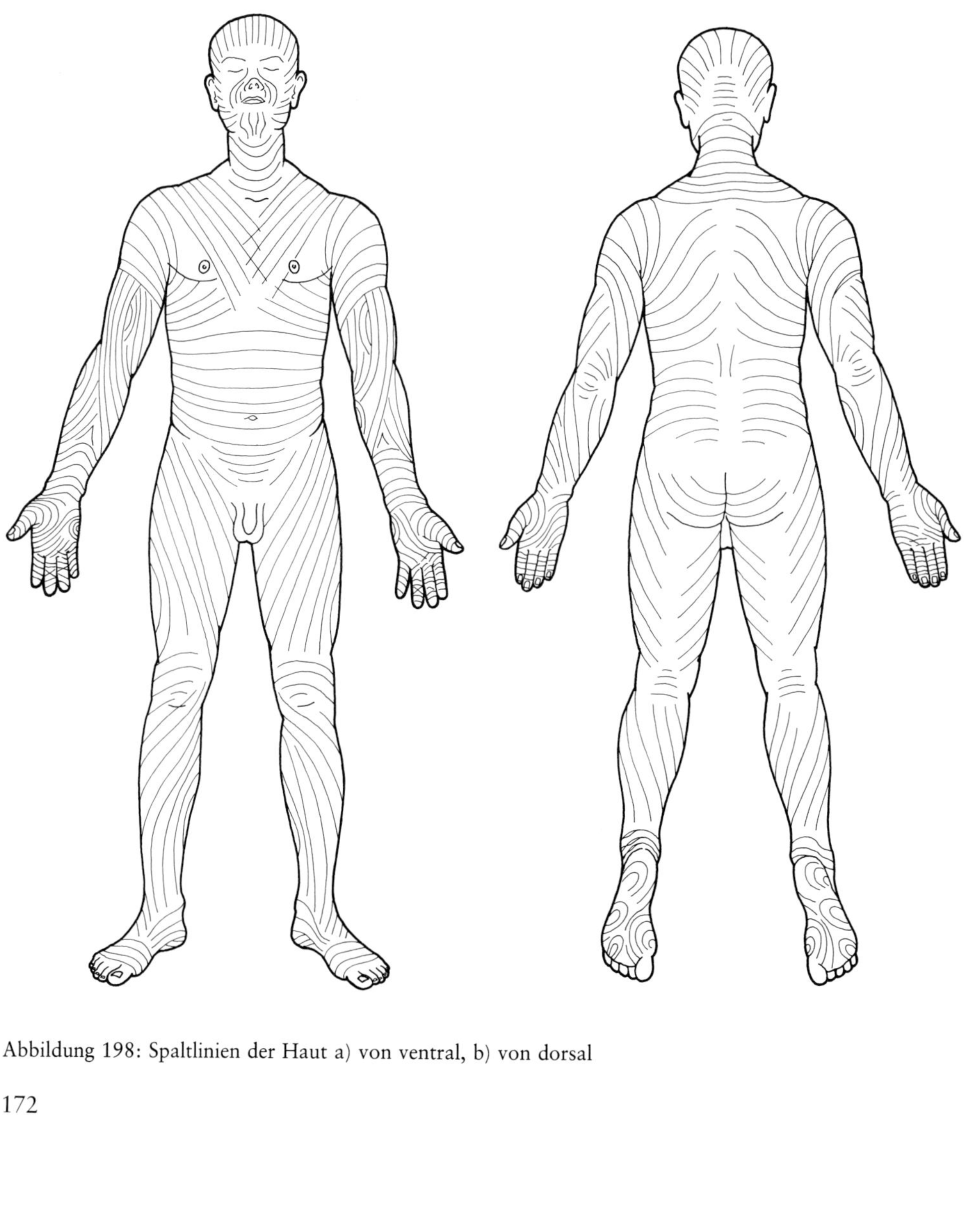

Abbildung 198: Spaltlinien der Haut a) von ventral, b) von dorsal

Das Korium (Lederhaut) stellt den wesentlichen bindegewebigen Anteil der Haut dar und besteht aus kollagenen und elastischen Fasern. Die Anordnung der kollagenen Fasern ergeben die *Spaltlinien* der Haut, die in ihrem Verlauf auf grund der sich ergebenden Struktur die geringste Dehnbarkeit der Haut anzeigen (s. S. 172, Abb. 198). Die sogenannte Hauttechnik der Bindegewebsmassage (s. S. 203) wird sich mit ihren tangentialen Zügen in Form von Dehnreizen nach diesem Spaltlinienverlauf richten. Weiter befinden sich im Korium u.a. Sinnes-Rezeptoren wie Meißner'sche Tastkörper, die die sensible Afferenz auslösen und Krause-Endkolben oder Ruffini-Zellen als Thermorezeptoren. In der Subkutis dient ein bindegewebiges Gerüst dem Zusammenhalt des dort liegenden Fettgewebes, das der Polsterung dient und in dem auch Gefäße, Nerven und Drüsen eingelagert sind. Histologisch handelt es sich um ein lockeres gemischtes kollagenes/elastisches Bindegewebe. Über die Erkrankung dieses Bindegewebes in Verbindung mit dem umgebenden Fettgewebe, der Pannikulose, wurde bereits berichtet (s. klass. Massage, S. 68).

Vegetative und segmentale Innervation mit Reflexbahnen

Neben der lokalen Einwirkung auf das Bindegewebe ist der wesentliche Angriffspunkt der Bindegewebsmassage das VNS. Es sollen daher beide Anteile des VNS schematisch in Kurzform in Erinnerung gerufen werden. Das zentrale Steuerungszentrum des VNS liegt im Zwischenhirn, vorwiegend im Limbischen System. Von hier aus werden sympathikotone und vagotone Reaktionen des Organismus gesteuert. Topographisch ist der periphere sympathische Anteil in den Ganglien der Seitenhornsäule von C 7 bis L 2 lokalisiert, sowie im Grenzstrang (Truncus sympathicus), der an der Schädelbasis paarig beginnt und an der Steißbeinspitze unpaarig endet. Zwischen Rückenmark und Grenzstrang bestehen Verbindungen jeweils über den Ramus communicans albus und griseus. Außerdem enthält der N. Trigeminus (V. Hirnnerv) sympathische Nervenfasern. Der parasympathische Anteil des VNS besteht im wesentlichen aus zwei nervalen Anteilen, dem 10. Hirnnerv, dem N. vagus (N. pneumo-gastricus = Lungen/Magen-Nerv), und dem N. pelvicus. Der N. vagus versorgt von seinem zentralen Hirnkerngebiet aus über mehrere Hauptschaltstellen (Ganglien/Plexen) die gesamte Peripherie, Kopf, Extremitäten, Thorax und etwa die oberen zwei Drittel des Abdominalraumes. Der N. oder Plexus pelvicus ist im Sakralbereich lokalisiert. Sein parasympathischer Aufgabenbereich liegt ungefähr im unteren Drittel der Bauchhöhle, Genitalien, Blase und Teilen des Kolons. Weitere parasympathische Nervenfasern sind im III., VII. und IX. Hirnnerv enthalten.
Bekanntermaßen haben beide Teile des VNS ihre physiologischen «ergotropen und trophotropen» Aufgaben – «Tag-/Nachtnerv», «Antreiber/Verlangsamer» – und müssen als Antagonisten in Abstimmung zueinander in Tätigkeit treten. Die folgenden Abbildungen 199–201 sollen den Aufgabenbereich und die Wirkungen der vegetativen Innervation in vereinfachender Form verdeutlichen.

Im Gegensatz zu den motorischen und sensiblen nervalen Leitungsbahnen des ZNS, der sensiblen Afferenz oder der motorischen myoneuralen Efferenz, besteht die vegetative Nervenleitung aus jeweils 2 Neuronen, die innerhalb von Ganglien vor dem jeweiligen Erfolgsorgan einmal umgeschaltet werden. Man unterscheidet dabei eine prae- und eine postganglionäre Faser. Im parasympathischen System liegen die Ganglien organnah, im sympathischen System – bis auf wenige Ausnahmen – organfern im Grenzstrang, also rückenmarksnah (s. Abb. 200).
Neben diesen anatomischen Gegebenheiten unterscheiden sich beide Systeme weiter durch die Abgabe humoraler Überträgerstoffe (Transmitter). Im Bereich der 1. Umschaltung wird bei beiden Systemen Azetylcholin freigesetzt, am Erfolgsorgan parasympathisch ebenfalls Azetylcholin, sympathisch dagegen Noradrenalin (s. Abb. 201).
Medikamentös können diese Hormonwirkungen durch sogenannte Sympathiko- oder Parasympathikomimetica verstärkt und durch Sympathiko- oder Parasympathikolytica gemindert werden.

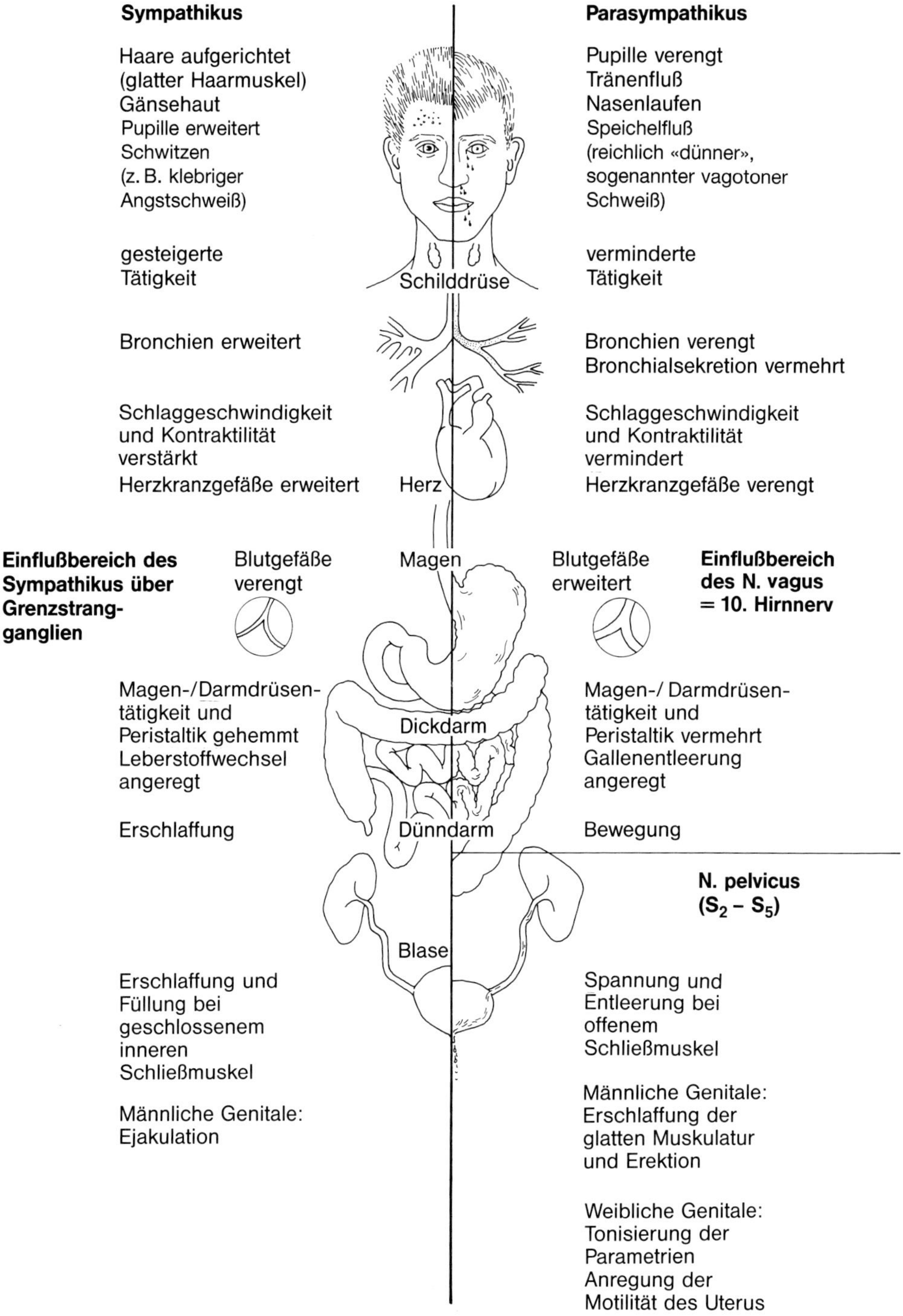

Abbildung 199: Wirkungen der Anteile des vegetativen Nervensystems (VNS)

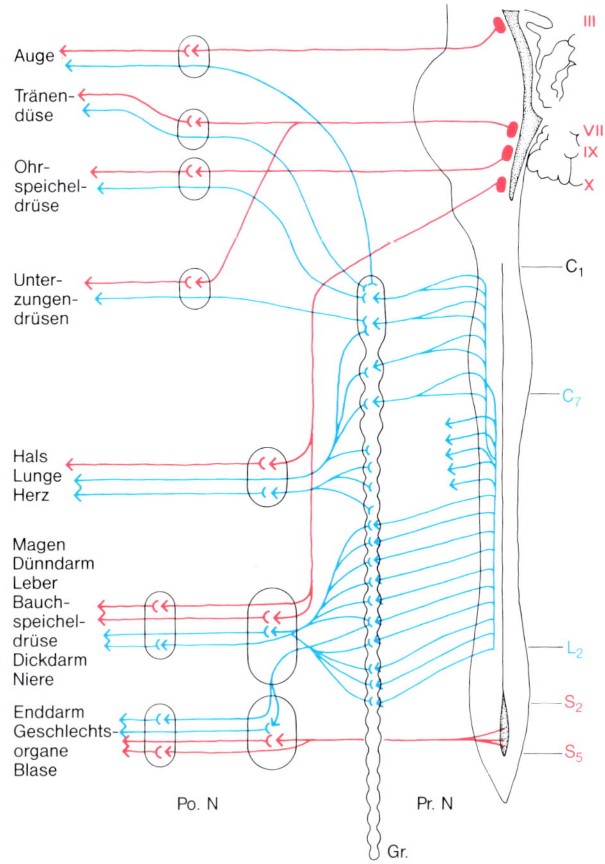

Abbildung 200: Vereinfachte Darstellung der vegetativen Organinnervation (Rot = parasympathisch, blau = sympathisch)

III = N. Oculomotorius
VII = N. Facialis
IX = N. Glossopharyngeus
X = N. Vagus
} Gehirnnerven mit parasympathischen Fasern

Pr. N = praeneurale Faser
Po. N = postneurale Faser
Gr. = Grenzstrang = Umschaltung für sympathische Fasern

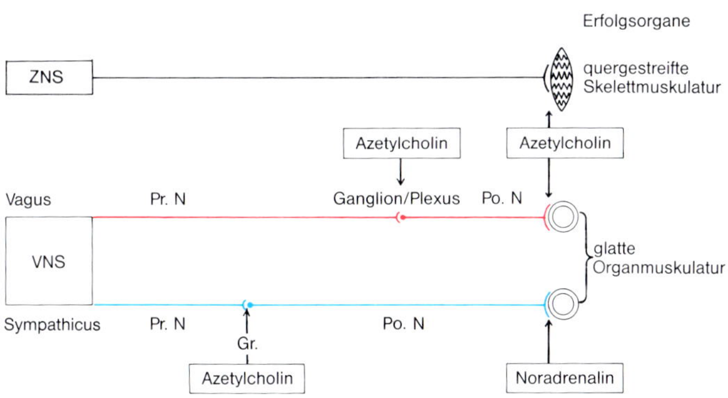

Abbildung 201: Schematische Darstellung der somatischen Leitung des ZNS (motorische Efferenz = myoneurale Verbindung) und vegetativer Fasern beider Anteile des VNS mit Überträgerstoffen (Transmittern)

Wie bereits beschrieben, stellen Bindegewebszonen als Reiz- und Irritationszentren Störfaktoren im Bereich der ausgewogenen «vegetativen Symmetrie» zwischen sympathischem und parasympathischem Anteil dar. Sie können als Foci für neurovegetative Syndrome angesehen werden. So können Störungen von Hautzonen auf nervalem Wege über die Seitenhornschaltung auf innere Organe übertragen werden – dem kutaneo-viszeralem Weg (s. Abb. 211, S. 187) – wie sich auch auf umgekehrtem Wege Organstörungen über den Viszero-kutanen Weg an der Haut (s. Abb. 202) oder auf viszeromuskulärem Weg (s. Abb. 203) an der Muskulatur als Zonen in entsprechenden Segmenten niederschlagen. Man hat sich bei beiden Reflexwegen schematisch folgende Schaltungen vorzustellen:

a) Schaltung Enterotom – Dermatom

Inneres Organ (Enterotom) – afferente sensible Leitung – Grenzstrang – Ramus communicans griseus – Hinterwurzel – Spinalganglion – Hinterhorn (getrennte Schaltung über die Hinterstrang- und Vorderseitenstrangbahn zum Thalamus) – Seitenhorn – Umschaltung auf vegetative Efferenzen – Ramus communicans albus – Grenzstrang – Haut (Dermatom). Auch der umgekehrte kutaneo-viszerale Weg ist möglich (Refered pain, s. S. 182 und 183).

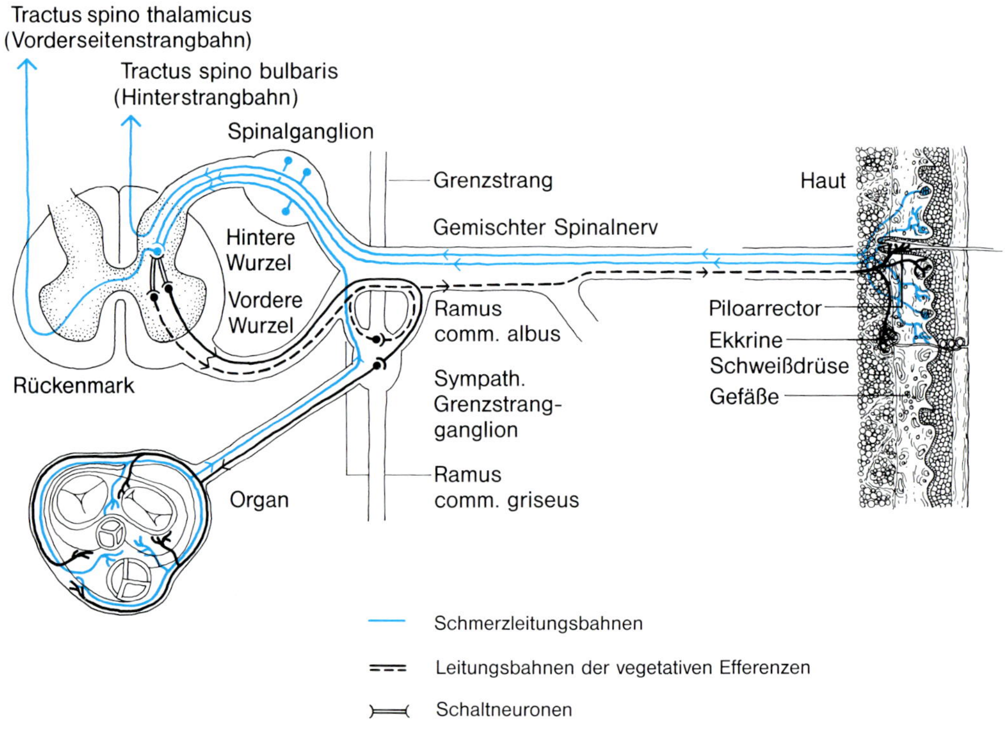

Abbildung 202: Schema der segmentalen Innervation. Reflexbahn von Enterotom über vegetative Efferenzen zum Dermatom = viszerokutaner Weg (entnommen aus SCHLIACK: Segmentprobleme)

b) Schaltung Enterotom – Myotom

Enterotom – Seitenhorn (Schaltung wie unter a) beschrieben), dann Vorderhorn – Durchlaufen des Grenzstranges – Muskulatur (Myotom).

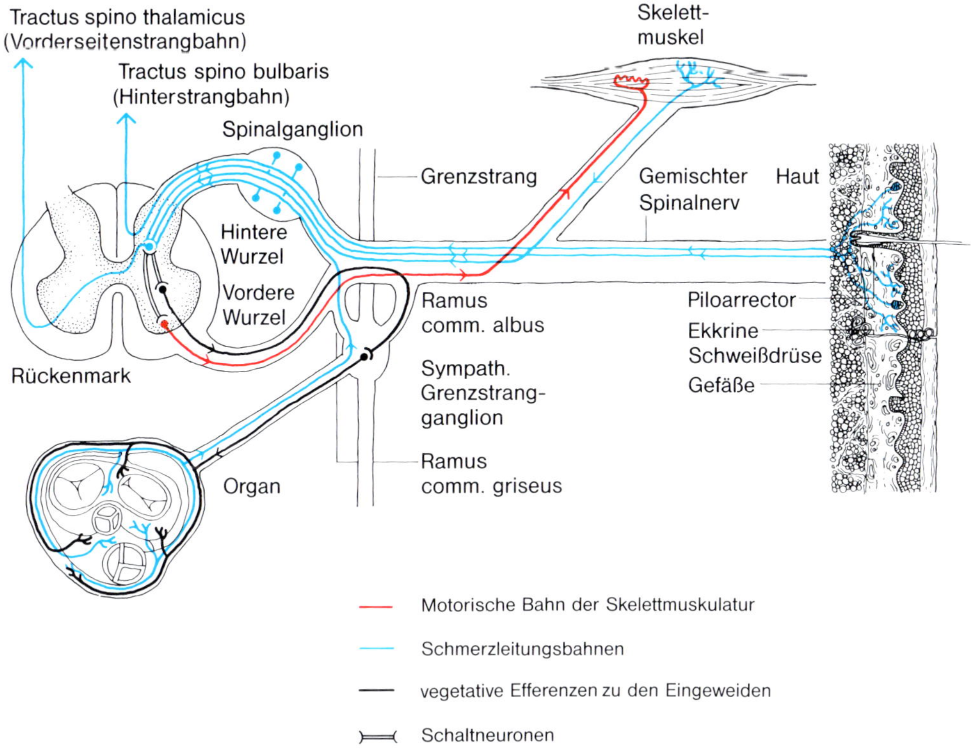

Abbildung 203: Schema der segmentalen Innervation: Reflexbahn vom Enterotom zum Myotom viszeromuskulärer Weg (entnommen aus SCHLIACK: Segmentprobleme)

Aus dem Vorgesagten ist zu entnehmen, daß die Entstehung der Dermatome und Hautzonen nach Head voraussichtlich über die Hinterhorn-/Seitenhornschaltung ausgelöst wird, die der Myotome oder Muskelzonen nach MACKENZIE über die Seitenhorn-/Vorderhornschaltung. Unter therapeutischen Gesichtspunkten ist es möglich, die beschriebenen Reflexbögen vom inneren Organ zur Haut oder Muskulatur und deren anatomischen Niederschlag als Dermatome oder Myotome im umgekehrten Sinne zu nutzen. Der kuti-viszerale Reflexbogen stellt über eine nervale, segmentale Verbindung zwischen Haut und Eingeweiden den Wirkweg der Bindegewebsmassage dar (s. Abb. 211, S. 187).

c) Vegetative Fehlschaltungen

Bindegewebszonen haben aber auch die Möglichkeit, durch verschiedenartige nervale Schaltungen reflektorisch untereinander zu korrespondieren. Durch das sogenannte «Springen» wird ein wechselndes Zonenbild und eine unterschiedliche Symptomatik hervorgerufen.

Mit der Bindegewebsmassage werden unter anderem funktionelle Krankheiten auf nervalem Wege im Sinne der Neuraltherapie behandelt. Durch manuelle, periphere, segmentale Einflußnahme auf spinale Nerven wird über die sensible Afferenz eine Analgesie erreicht (Gate control Theorie), über vegetative Bahnen eine Spasmolyse und durch Einwirkung auf die Vasomotorik eine sofort einsetzende Dilatation im Sinne der Dermographia rubra. Auch eine lokale Beeinflussung von bindegewebigen und muskulären Veränderungen über motorische Efferenzen ist möglich. Es bietet sich hier durchaus der Vergleich zur therapeutischen Lokalanästhesie mit Impletol an, wo neben der Soforteinwirkung auf Spasmolyse und Schmerz (Sekundenphänomen nach HUNEKE) auch mit Hilfe der Prokain-Komponente (Kapillarabdichtung und Zellmembranstabilisierung) Einfluß auf Beseitigung eines Gewebsödems genommen werden kann wie auch auf die Verhinderung lokaler muskulärer dystrophischer Prozesse im Sinne der Neuralpathologie (RIEKER und SPERANSKY). Darüber hinaus wird, wie schon erwähnt, auch eine umstimmende Wirkung auf das gesamte VNS erzielt. Es soll sowohl das vegetative Gleichgewicht der gestörten Organfunktionen wiederhergestellt werden, wie auch die gesamte vegetative Symmetrie. Es ist deshalb wichtig, daß der ganze Rücken, eventuell unter Einschluß der Extremitäten, behandelt wird und nicht nur einzelne Zonen, die Beschwerden bereiten.

Der Massagereiz, der auf eine bestimmte Zone einwirkt, beeinflußt auf kuti-viszeralem Wege das segmental dazugehörige Organ (s. Abb. 211, S. 187). Der Reiz kann aber auch von anderen Zonen aufgenommen werden und auf nervalem Wege an anderen Organen ungewollte Wirkungen hervorrufen. So können *Fehlreaktionen* auftreten, die durch *Verbindung der Zonen untereinander* hervorgerufen werden, wie z. B. Herzbeschwerden bei Behandlung der Magenzonen (Römheld-Symptomen-Komplex). Auch aus dieser Überlegung heraus bevorzugen wir die bindegewebige Ganzbehandlung, die wir nach TEIRICH-LEUBE modifiziert haben, um neben der Einflußnahme von bindegewebigen Zonen auf innere Organe – bei wechselnder Zonen-Lokalisation – auch eine allgemeine vegetative Einregulierung zu erreichen.

Es sei an dieser Stelle schon darauf hingewiesen, daß vor Beginn einer Behandlung grundsätzlich sowohl für Diagnostik als auch für Therapie, die Aufnahme des bindegewebigen Status zu stehen hat, also die graphische Darstellung aller sichtbaren und tastbaren Veränderungen des bindegewebigen Anteils der Haut (Cutis), Unterhaut (Subcutis), der Faszie und des bindegewebigen Anteils der Muskulatur. Auch der klinische Aktivitätsgrad der jeweiligen Zonen muß festgehalten werden. Wir wissen, daß bei der Therapie mit der Bindegewebsmassage nicht nur die «akuten» Zonen eine Rolle spielen, sondern auch die zur Zeit *«stummen»* oder *«klinisch stummen» Zonen*. Man hat die Erfahrung gemacht, daß auch stumme oder klinisch stumme Zonen *Störfelder* für andere Organe sein können. Aus diesen Gründen ist vor jeder Bindegewebsmassage neben dem Tastbefund des Rückens auch eine gezielte Befragung des Patienten vorzunehmen. In den Kapiteln 6 und 10 wird hierauf noch im einzelnen eingegangen werden. Da Bindegewebszonen während des Krankheitsverlaufes oder während der Therapie infolge Fehlschaltung reflektorisch springen können, soll im Folgenden eine Darstellung dieser nervös-reflektorischen Vorgänge gegeben werden.

1. Der afferente sensible nervale Input von der Peripherie kann von der Seitenhornsäule (C 7–L 2) in die *Intermediärzonen*, die zwischen Seitenhorn- und Vorderhornsäule lokalisiert sind, verschoben werden. In diesen Intermediärzonen, die 1953 von SCHEIDT beschrieben wurden, können sich Schaltvorgänge in vertikaler Richtung kranial und kaudal über sogenannte *«Übergangssegmente»* weiter ausbreiten (s. S. 179, Abb. 204).

Auf Grund dieser Weiterschaltungsmöglichkeit können nervale Impulse in anderen Wirbelsäulenabschnitten – auch oberhalb von C 7 und unterhalb von L 2 – über die von Scheidt beschriebenen «Übergangssegmente» austreten und in der Peripherie über die entsprechenden Spinalnerven andere Zonenbilder und eine andere Symptomatik auslösen. Werden Reize auf nervalem Wege bis

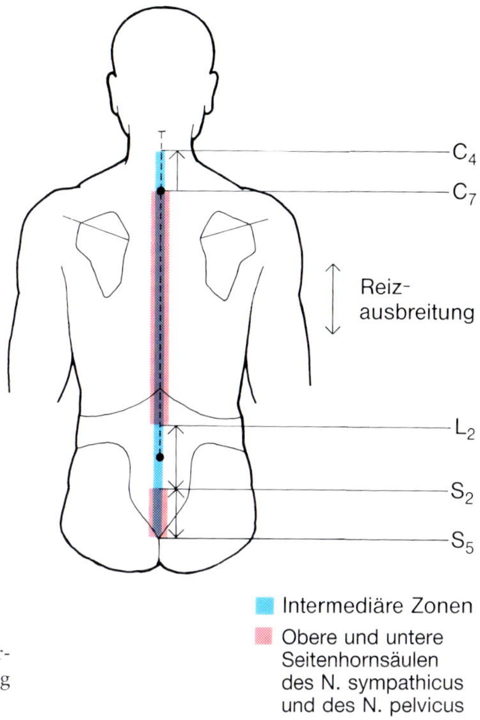

Abbildung 204: Lokalisation der Scheidt'schen Übergangssegmente mit kranialer und kaudaler Begrenzung der Intermediärzonen

an die kraniale oder kaudale Begrenzung dieser *Übergangssegmente (C 4–S 2/S 5)* fortgeleitet, so entsteht dort durch Summation eine sogenannte «vegetative Stauung», die sich dann vorwiegend an der quergestreiften Muskulatur durch Spannungsänderungen in Form von zervikalen oder lumbalen Schmerzsyndromen niederschlägt. Wir sprechen in diesem Fall von *funktionellen myalgischen Syndromen,* die vegetativen oder psychischen Ursprungs sind. Der volkstümliche Ausdruck *«die Angst sitzt im Nacken»* gibt diesen nervalen Vorgang mit muskulärem Niederschlag wieder. Bekannt ist auch die typisch ängstliche Haltung des vegetativ labilen Menschen mit dem Wechsel zwischen hypertonen und schlaffen Muskelbereichen (s. Abb. 205).
Aber auch untereinander korrespondierende Organstörungen können reflektorisch auf diesem Schaltwege zervikale und lumbale Syndrome hervorrufen. Scheidt beschreibt diese Vorgänge als *«synneurische Störungen»,* d. h. pathologische Zonenverbindungen untereinander mit daraus resultierenden Befunden und Beschwerden. Zu berücksichtigen ist ferner, daß die Extremitäten den Intermediärzonen segmental angeschlossen sind und daß auch von dort eine Einflußnahme auf innere Organe über Intermediärzonen und Seitenhornschaltung möglich ist.
Nach dieser Überlegung können auch im umgekehrten Sinne innere Organstörungen von den Seitenhörnern auf die Intermediärzonen umgeschaltet werden und sich im Zervikal- oder Lumbalbereich oder in den Extremitäten, die den Intermediärzonen angeschlossen sind, niederschlagen. Es sei an dieser Stelle daran erinnert, daß die oberen Extremitäten in den Segmenten C 4 bis Th 2 und die unteren in L 2 bis S 3 lokalisiert sind (s. Abb. 190, 191, 193 a+b S. 165, 166, 167). In diesen Körperbereichen befindet sich aber auch die segmentale Lokalisation für bestimmte innere Organe, so daß bei inneren Organstörungen eine wechselnde Zonenlokalisation sowohl am Stamm wie auch an den Extremitäten denkbar ist. Kompliziert wird die Beurteilung weiter dadurch, daß in die Armzonen des Rückens auch Kopf-, Herz- und Bronchialbeschwerden projiziert werden können, sowie in die Zonen der unteren Extremitäten arterielle und venöse Erkrankungen wie auch Genital- und Blasenkrankheiten. Da sich Erkrankungen innerer Organe

auch zonenmäßig überlappen können, wird die Beurteilung weiter erschwert. Darüber hinaus können degenerative Erkrankungen der Wirbelsäule ihre Schmerzprojektion in Head'sche Zonen innerer Organe übertragen und therapeutische Überlegungen zunächst in eine falsche Richtung führen. So kann z. B. eine thorakale Osteochondrose stenokardische Beschwerden vortäuschen (s. S. 213–215 und Abb. 229a, b u. c).

Legt man die Scheidt'schen Überlegungen zugrunde, so ist es denkbar, daß *Zervikal- oder Lumbalsyndrome auch durch innere Organerkrankungen* über die Intermediär-Zonenverschiebungen ausgelöst werden können. Konsequenterweise müßte dann die Therapie dieser Syndrome in der *Behandlung der den inneren Organen segmental zugehörigen Dermatome/Myotome* bestehen. An dieser Stelle ist anzumerken, daß die Scheidt'sche Theorie von anderen Autoren nicht übernommen wurde und daß sie nur eine Arbeitshypothese darstellen kann.

Erschwerend für die Beurteilung eines Krankheitsgeschehens ist nicht nur die Tatsache, daß eine exakte schematische Abgrenzung der Segmente durch Überlappung nicht möglich ist, sondern daß auch von verschiedenen Autoren unterschiedliche Segmentschemata angegeben werden. Es wird daher für eine gezielte Therapie die Synopsis und die Gesamtsymptomatik entscheidend sein, also das Suchen nach Zonen und deren Maximalpunkten (Dermatomen, Myotomen), die Befragung und der Gesamtbefund des Patienten.

Da innere Organe ihre Segmente im wesentlichen oberhalb von L 2 projizieren, soll mit der Bindegewebsmassage in glutaealen-sakralen Bereich begonnen werden, weil von dort nur geringe viszerogene Irritationen auszulösen sind. Bei Nacken- und Kreuzschmerzen sollte für den Therapeuten nicht nur der Lokalbefund im Vordergrund des Interesses stehen, sondern es sollte auch nach weiteren Zonen gesucht werden, um eine zervikale oder lumbale Reflektion innerer Organstörungen im Sinne der «synneurischen» Verbindung über Intermediärzonen auszuschließen. Aus der Genese des jeweiligen Rückenbefundes ist zu entscheiden, ob bei der zu erfolgenden Therapie der Bindegewebsmassage oder der klassischen Massage der Vorzug zu geben ist. Dabei wird man der Bindegewebsmassage bei funktionellen Erkrankungen der Hohlorgane mit glatter Muskulatur – also bei vorwiegend nervalen viszero-kutanen/muskulären Vorgängen – den Vorzug geben, während man die klassische Massage besonders bei pathologischen Veränderungen der quergestreiften Skelettmuskulatur einsetzen wird. Da es im Krankheitsgeschehen Grenzgebiete bzw. Überschneidungen gibt – ein Patient kann salopp ausgedrückt «Flöhe und Läuse» haben – kann der erfahrene Masseur beide Methoden bis zu einem gewissen Grade kombinieren.

2. Ein weiteres Springen von Zonen ist über nervale Kollateralen im Grenzstrang ebenfalls in vertikaler kranialer oder kaudaler Richtung möglich und findet dann seinen jeweiligen Niederschlag über die segmentale spinale Nervenleitung in der Peripherie des Körpers.

3. Auch ein *viszero-viszeraler nervaler Kurzschluß* im Sinne eines modifizierten Eingeweide-Axon-Reflexes ist möglich, wie z. B. beim Römheld'schen Symptomenkomplex durch nervale Kurzschlüsse zwischen Magen und Koronarien oder bei Obstipationen oder Diarrhöen durch eine Verbindung zwischen Galle und Dickdarm.

Aus den beschriebenen Möglichkeiten nervaler Schaltungen ergibt sich, daß – wie schon im Vorgesagten erwähnt – neben der regelmäßigen Feststellung des Bindegewebsmassage-Status, die gezielte Befragung des Patienten vor und während der Therapie von besonderer Bedeutung ist, um sich über die ätiologischen Kausalzusammenhänge und den jeweiligen Stand der Therapie ein Bild machen zu können. In Abbildung 206 werden diese nervalen Schaltwege zusammenfassend dargestellt.

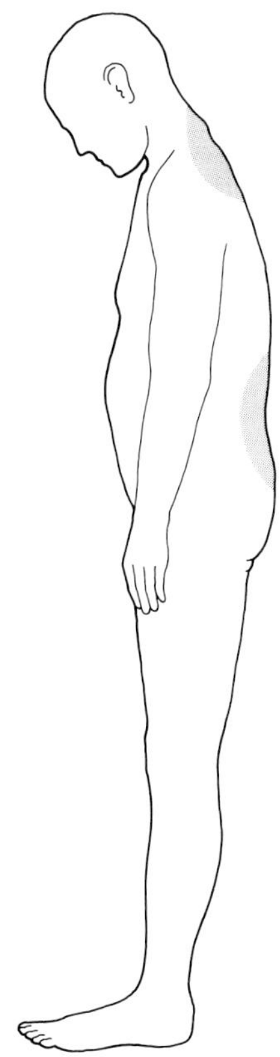

Abbildung 205: Zervikaler und lumbaler Hartspann psychischen oder vegetativen Ursprungs bei typischer ängstlicher Körperhaltung (s. auch S. 73/74)

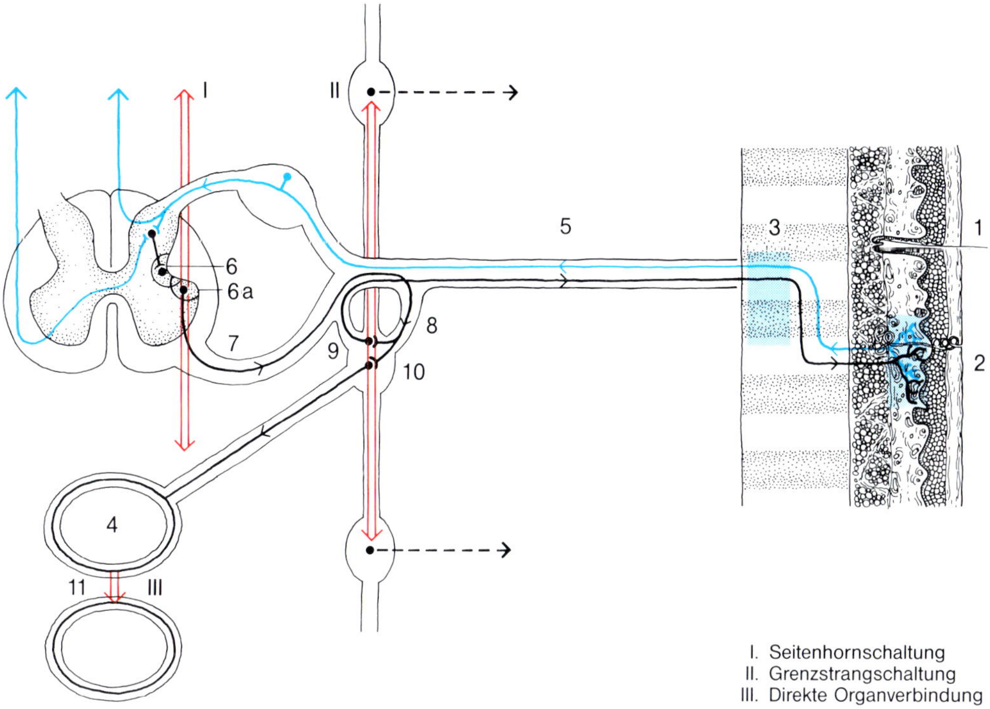

Abbildung 206: Graphische Darstellung nervaler Schaltvorgänge, die zum Springen von Zonen führen können

1) Körperdecke
2) Dermatom
3) Myotom
4) Enterotom
5) Gemischter Spinalnerv, Schmerzleitungsbahn (sensible Afferenz)
6) Seitenhorn
6a) Intermediärzone
7) Vegetative Efferenz
8) Ramus communicans albus
9) Ramus communicans griseus
10) Grenzstrang
11) Viszero-viszerale Verbindung

I. Seitenhornschaltung *II. Grenzstrangschaltung* *III. Direkte Organverbindungen*

I. Die Seitenhornschaltung

Der über die Hinterhörner einlaufende nervale Impuls (sensorischer Input) kann über die Seitenhornsäule oder die Intermediärzonen nach kranial oder kaudal verschoben werden. Es können somit in verschiedenen anderen Organen (Enterotomen) Reaktionen mit einer entsprechenden Zonen-Manifestation (Dermatome/Myotome) ausgelöst werden. Über Intermediärzonen können nervale Reize bis in deren Endbereich (C 4/S 2/S 5) über Übergangssegmente geleitet werden, dort durch Summation zu einem vegetativen Stau führen und in der Peripherie z. B. ein spastisches myalgisches Zervikal- oder Lumbalsyndrom auslösen.

II. Die Grenzstrangschaltung

Nervale vertikale Schaltvorgänge in Grenzstrangganglien können zu viszeralen Irritationen führen, die ihren Niederschlag segmental in einem dem Enterotom entsprechenden Zonenbild finden.

III. Direkte Organverbindungen

Der reflektorische Kurzschluß von einem Hohlorgan auf ein anderes wird als viszero-viszeraler Reflex bezeichnet, der sich ebenfalls im entsprechenden Segment des betroffenen Organs niederschlagen kann.

4. Wirkwege der Bindegewebsmassage

Die Wirkungsabläufe der Bindegewebsmassage sind nach dem Vorgesagten sehr komplex und bis heute mit letzter Sicherheit noch nicht völlig zu beweisen. Daher sind auch die Wirkwege wissenschaftlich noch nicht endgültig abgeklärt. Als Denkmodell bietet sich jedoch die schon vorgetragene Überlegung an, den für die Entstehung der Zonen verantwortlichen nervalen Weg, den viszerokutanen oder viszero-muskulären Reflex unter therapeutischen Gesichtspunkten umzukehren und somit zu versuchen, über den kutiviszeralen Reflexbogen Einfluß auf das pathologische Geschehen zu nehmen.
Es ist eine alte Erfahrungstatsache, daß das Berühren der Körperdecke durch die Hand eine lindernde oder heilende Wirkung ausüben kann. Wissenschaftlich ist durch plethysmographische Untersuchungen, wie auch durch Gastro- und Endoskopien, nachgewiesen, daß bei funktionellen abdominalen Beschwerden durch vegetative Einflußnahme in Verbindung mit lokaler Applikation von Wärme in der Tiefe eine Vasodilatation, das Nachlassen der Spastik an Hohlorganen und eine Verminderung überschießender Darmmotilität eintritt. Diese Vorgänge treten auch reflektorisch beim Handauflegen der Mutter beim unruhigen Kind auf. Man kann sie sich unter therapeutischen Gesichtspunkten zunutze machen.
Die Auslösung des kuti-viszeralen Reflexes hat für die erfolgreiche Anwendung der Bindegewebsmassage eine ähnlich fundamentale Bedeutung wie die des myostatischen Reflexbogens bei der klassischen Massage. Im Folgenden soll dieser Reflex in Anlehnung an *Schliack* erläutert und graphisch dargestellt werden.
Bei Erkrankung eines inneren Organes leitet eine sensible Afferenz die Schmerzempfindung vom Enterotom zu den entsprechenden Grenzstrangganglien. Durch Weiterleitung über den Ramus communicans griseus gelangt dieser Reiz über die Hinterwurzel zum sensiblen Hinterhorn. Im Hinterhorn erfolgen Reizweiterschaltungen zu der Seitenhornsäule und damit zum peripheren vegetativen Zentrum. Die hier beginnenden vegetativen Efferenzen durchlaufen die Intermediärzone, die Vorderwurzel, den Ramus communicans albus des Grenzstranges und finden ihren Niederschlag als Zonen in der Körperdecke in Dermatomen oder Myotomen. Darüber hinaus kann eine Wirkung auf die Vasomotoren der Gefäße (Vasokonstriktion), der Haarbälge = Arrector pili (Gänsehaut) und der exkretorischen Drüsen (Schweißabsonderung) erzielt werden. Diese Symptome sind als vegetative Stigmata bekannt. Auch eine lokale Tonussteigerung der quergestreiften Skelettmuskulatur ist möglich.
Im Hinterhorn kann es nach Schliack durchaus zu einem Stau von viszeralen und somatischen Schmerzimpulsen kommen, da auch aus der Peripherie ständig zusätzliche sensible Meldungen und Schmerzimpulse einfließen (Nullmeldungen nach Schliack), die dann vom Tractus spinothalamicus infolge Kumulation nicht mehr aufgenommen und zum Gehirn weitergeleitet werden können. Es erscheint also möglich, daß mangels Weiterleitungsmöglichkeit der Schmerz vom Enterotom in Dermatome oder Myotome verschoben wird, wie auch der umgekehrte Weg vom Dermatom/Myotom zum Enterotom denkbar ist. Head bezeichnete dieses Phänomen der Schmerzübertragung vom inneren Organ auf die Haut als refered pain (s. Abb. 207). Er beschrieb in Kenntnis der Arbeiten von Mackenzie u. a. eine segmentale nervale Zuordnung von inneren Organen auf bestimmte Zonen aufgrund des enticklungsgeschichtlichen metameren Aufbaus des menschlichen Körpers.

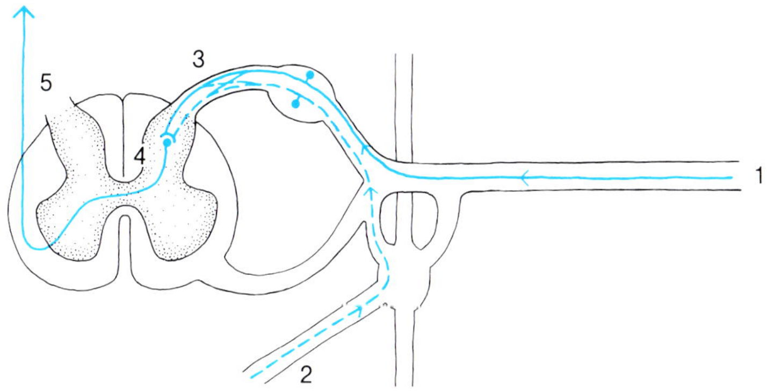

Abbildung 207: Schema der ersten Phase der Schmerzleitungsbahnen mit Darstellung des «übertragenen Schmerzes» (refered pain) von Eingeweiden auf die äußere Haut (Head'sche Zone) und umgekehrt wie auch Schmerzimpulsstau im Hinterhorn. Sensible, algetische Afferenz (somatische Leitung) von der Peripherie zum Hinterhorn (1) Schmerzleitung von den Eingeweiden zum Hinterhorn (viszerogene Leitung) (2) sensorischer Input (1 + 2) Möglichkeiten der gegenseitigen Schmerzübertragung (3) Schmerzimpulsstau im Hinterhorn (4) Schmerzleitungsbahn (Tractus spino-thalamicus) contralateral zum Gehirn (5)

Die oberflächliche Manifestation der Schmerzprojektion vom inneren Organ zum Dermatom wird als Head'sche (hyperalgetische) Hautzone bezeichnet. Head hat in seinen Arbeiten in den 90er-Jahren des vorigen Jahrhunderts weiter beschrieben, daß diese schmerzhaften Zonen nicht immer einen gesamten dem jeweiligen Segment entsprechenden Dermatombereich in Anspruch nehmen, sondern häufig auf sogenannte «Maximalpunkte» beschränkt sind. Er hat seinerzeit besonders darauf hingewiesen, daß es wichtig ist, die Lage der Maximalpunkte, die dem Patienten die eigentlichen Beschwerden bereiten, auf das entsprechende Dermatom zu übertragen, um daraus diagnostische Rückschlüsse zu ziehen. Head beschreibt weiter, daß sich im Ablauf von Krankheiten ausgedehnte Schmerzübertragungen innerer Organe von Dermatomen auf umschriebene Maximalpunkte reduzieren können. Zusammenfassend schreibt er wörtlich: «Bei der Beschreibung dieser Zonen und ihren Grenzen werde ich daher Nachdruck auf die Lage des Punctum maximum legen, denn letzteres gibt uns den Schlüssel für die Bedeutung der auf die verschiedenen Körperstellen projizierten Schmerzen».
Aus historischen Gründen sollen die von Head angegebenen Maximalpunkte in Originalabbildungen dargestellt werden, wobei die von ihm 1898 beschriebenen korrespondierenden inneren Organe in Kurzfassung aufgelistet werden. Head beschreibt Maximalpunkte im Kopfbereich und von C 3 bis S 4 und gibt einen Organbezug an, der unseren Vorstellungen heute nur noch teilweise entspricht. Zum besseren Verständnis wird auf die folgenden Abbildungen 208, 209 und 210 hingewiesen, die die ursprünglich von Head angegebenen Segmente darstellen und auf die Darstellung der modernen Segmenteinteilung nach Hansen und Schliack, die wir heute für unsere Überlegungen zugrunde legen (s. S. 165, Abb. 190).

Der Organbezug der Maximalpunkte wurde von Head seinerzeit wie folgt angegeben:

Lage des Maximalpunktes innerhalb der Head'schen Zone	korrespondierende innere Organe
C 3	Herz, Lunge, Leber
C 4	Herz, Lunge, Leber, Magen
Th 1	Herz, Lunge
Th 2	Herz, Lunge, Aortenbogen
Th 3	Herz, Lunge, Aortenbogen
Th 4	Lunge, Herz
Th 5	Lunge
Th 6	unt. Lungenlappen, Herz (Vorhöfe) gelegentl. Magen
Th 7	Magen, Leber, gelegentl. Galle
Th 8	Magen, Leber, Galle, oberer Teil Dünndarm
Th 9	Magen (Pylorus), oberer Teil d. Dünnd. gelegentl. Rektum
Th 10	Leber, Darm, Nieren u. Ureter, Prostata, Hoden, Ovarien
Th 11	Darm, Nieren u. Ureter, Harnblase, Uterus, Adnexen
Th 12	Darm (Colon), Uterus, Nieren u. Ureter, Harnblase, Prostata, Ovarien u. Adnexen
L 1	Nieren u. Ureter, Harnblase, Uterus u. Adnexen
L 2	Harnblase
L 5	evtl. Prostata
S 1	Prostata
S 2	Rektum, Prostata, Uterus
S 3	Rektum, Harnblase, Prostata, Uterus
S 4	Rektum, Harnblase, Uterus (Muttermund)

Maximalpunkte im Kopfbereich:

Lage	thorakaler und abdominaler Organbezug
Fronto – nasal	Herz (Aorten + Ventrikel) Lunge
Mid orbital	Herz s. o., Lunge, Leber, Magen
Fronto – temporal	Herz (s. o. und Vorhöfe), Lunge
Temporal	Vorhöfe, Lungen, Magen, Leber – Galle
Vertikal	Vorhöfe, Lungen, Magen, Darm, Leber, Galle
Parietal	Vorhöfe, Lungen, Magen, Darm, Leber
Okzipital	Darm, Leber, Hoden, Ovarien
	Organbezug im Kopfbereich
Mandibular	Mahlzähne
Maxillar	Iritis, harter Gaumen
Hyoid	Mahlzähne, Ohr, Trommelfell, Zunge, Tonsillen
Nasolabial	Eckzahn
Mental	Schneidezähne, Zunge
Laryngeal	Weisheitszähne, Kehlkopf

erscheint ein Hinweis von Schliack wichtig, daß die sogenannten «Druckpunkte», also manuell ausgelöste Schmerzpunkte, wie die Druckpunkte nach Boas, McBurney, Plexus solaris usw. nicht Myotomen oder Maximalpunkten mit segmentalem Bezug entsprechen und als «Organwegweiser irreführend» sind.

Die therapeutisch notwendige Reflexumkehr hat nun auf den bisher vorgezeichneten Wegen über den kuti-viszeralen Reflexbogen zu erfolgen (s. Abb. 211). Vom Dermatom ausgehend wird ein manuell gesetzter Reiz über die sensible Afferenz zum Hinterhorn geleitet. Hier erfolgt die Umschaltung über Schaltneurone zum Seitenhorn und damit zu vegetativen Efferenzen, die über die Vorderwurzel, den Ramus communicans albus und über das Grenzstrangganglion zum inneren Organ, dem Enterotom, ziehen und dort eine Spasmolyse bewirken. Gleichzeitig ziehen vegetative Fasern vom Grenzstrangganglion auf efferentem Wege im Verlauf des gemischten Spinalnerven zum Gefäßsystem des Dermatoms und bewirken dort über die Vasomotoren eine Dermographia rubra. Aber auch sensible und motorische Wirkungen (Schneidegefühl und Detonisierung des muskulären Hartspanns im Myotom) sind feststellbar, und geben dem Therapeuten eine Kontrolle über die Effizienz seiner Therapie.

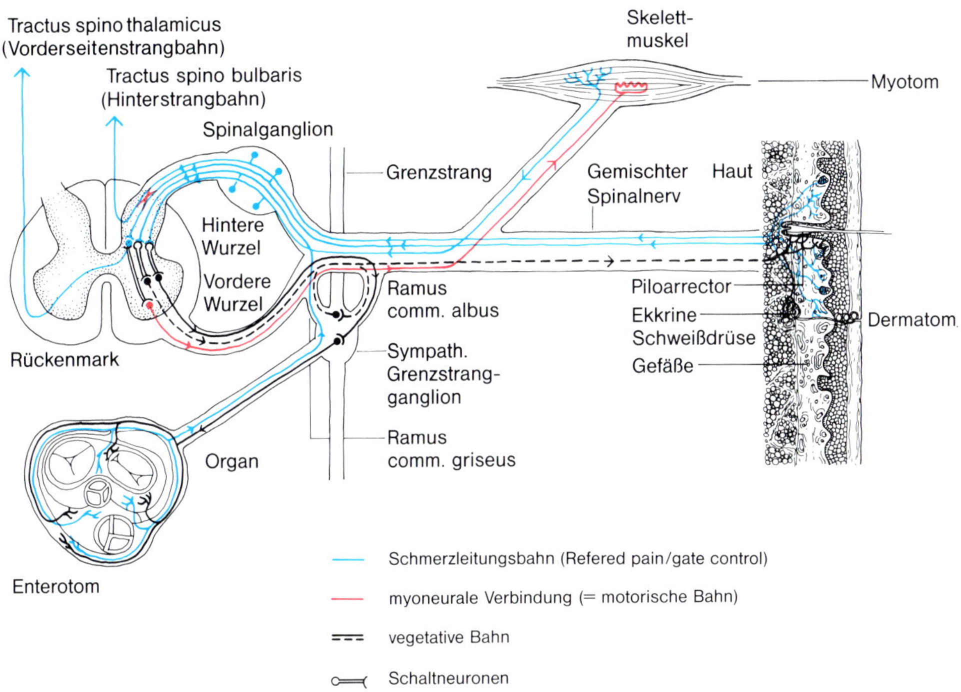

Abbildung 211: Die kuti-viszerale Reflexbahn (entnommen aus SCHLIACK: Segmentprobleme)

Wie schon dargelegt, ist das therapeutische Ziel der Bindegewebsmassage im wesentlichen die Spasmolyse am erkrankten Organ und damit das Erreichen von Beschwerdefreiheit. Die Kontrolle der therapeutischen Maßnahmen und der damit zu erwartende Erfolg zeigt sich als Sofortreaktion am Ort der Therapie durch die Entstehung der Dermographia rubra und durch das Schneidegefühl beim Patienten. Wenn beide Symptome vorliegen, ist die therapeutisch erforderliche Reflexbahnung erfolgt. Es kann davon ausgegangen werden, daß mit Ablauf dieser Reflexwege auch durch die in dieses Reflexgeschehen eingebundene Seitenhornschaltung über vegetative Efferenzen eine Spasmolyse am erkrankten Organ bewirkt wird. Eine sofort oder später einsetzende Detonisierung hypertoner Muskelbezirke wird die Intaktheit des Reflexgeschehens unter Einschluß der motorischen Efferenzen beweisen.

Kontrolle der Wirksamkeit der Bindegewebsmassage mit Hilfe des kutiviszeralen Reflexbogens:

Bei Intaktheit	der sensiblen Bahn	→Schneidegefühl (blau)
	der vegetativen Bahn	→Dermographia rubra u. Spasmolyse (schwarz)
	der motorischen Bahn	→Detonisierung der quergestreiften Muskulatur (rot)

Fehlen Rötung, Schneidegefühl und Nachlassen der Gewebsspannung, kann der therapeutisch notwendige Reflexweg nicht gebahnt sein und es muß zu Fehlreaktionen kommen, die einen therapeutischen Erfolg nicht ermöglichen. Um Fehlschaltungen auf abdominelle Organe zu vermeiden, soll der Beginn der Bindegewebsmassage unterhalb von L 2 im Glutaeal-Sakral-Bereich erfolgen, da die den Abdominalorganen zugehörigen Segmente oberhalb von L 2 lokalisiert sind. (s. S. 213–215, Abb. 229 a–c) Von hieraus sollte sich die Behandlung über den gesamten Rücken im Sinne der Ganzheitstherapie des VNS ziehen. Zu intensives Massieren kann die therapeutisch indizierte Reizschwelle überschreiten und zu unerwünschten Neben- oder Fehlreaktionen beim Patienten führen (s. refered pain, Abb. 207). Unter dieser therapeutischen Prämisse ist die Intensität der Massagehandgriffe im Verlauf der Therapie langsam zu steigern, in Verbindung mit vorsichtigem manuellem Lösen der einzelnen Gewebsschichten.

Analog dem *Arndt-Schulz-Gesetz* in der Hydrotherapie, das besagt, daß zu schwache Reize keine Wirkung haben, schwache Reize anregend wirken, starke Reize hemmen und zu starke Reize lähmen, soll auch bei der Bindegewebsmassage zunächst mit milden Gewebereizen individuell gearbeitet werden, wobei im Beginn der Therapie klinisch akute Zonen ausgespart werden müssen. Es gilt die Faustregel, daß mit der Therapie umso milder begonnen werden soll, je akuter der Beschwerdekomplex und je ausgeprägter der Zonenbefund des Patienten ist. Dabei ist nach KLEIN und HENDRICKX die Alles- oder Nichts-Reaktion der Reflexleitung zu beachten, d. h. es muß mit einer gewissen, dem jeweiligen Krankheitsbild und Krankheitsverlauf angemessenen Intensität gearbeitet werden bei Aussparung der «aktiven» Zonen, um den gewünschten Erfolg zu erreichen. Grundsätzlich gilt dabei, daß eine oberflächliche Behandlung eher vagoton und eine tiefergehende eher sympathikoton wirkt.

Bleiben therapeutische Maßnahmen unterschwellig, kommt es nach SCHLIACK zu einer reaktiven Summation der nervalen Reize durch Speicherung im «Zellgedächtnis» des betreffenden Organsystems sowie im Hinterhornbereich («Reizfeldbildung»). Es kann dann schon ein schwacher späterer therapeutischer Reiz genügen, um eine überschießende Fehlreaktion beim Patienten auszulösen («Feldreaktion«). Wie bereits geschildert, ist es aber auch möglich, daß sich der Bindegewebsstatus durch nervale Fehlschaltungen in Form von Springen von Zonen ändern kann und damit der Therapieablauf komplizierter und risikoreicher wird (s. Abb. 206, S. 181). Andererseits kann die Bahnung von Reflexvorgängen durch zu starke bindegewebige Reize zu einer refraktären Phase im Zielgebiet führen, d. h. daß Zellreaktionen im Zielgebiet der Therapie ausbleiben, da vegetativ auszulösende Reaktionen geblockt werden und zu einem reaktionslosen Parenchym führen («Feldinhibitation»).

Es soll damit gezeigt werden, daß eine Bindegewebsmassage-Therapie besondere Kenntnisse, Erfahrungen und auch ein besonderes Tast- und Einfühlungsvermögen des Therapeuten voraussetzt. Ohne diese Voraussetzungen wird es leicht zu Irritationen bzw. Fehlreaktionen kommen können. Es muß daher konsequenterweise in diese Therapie das VNS in seiner Gesamtheit einbezogen werden, um über eine allgemeine vegetative Harmonisierung auch eine möglichst risikoarme segmentale Beeinflussung innerer Organe zu erzielen. Bei all diesen komplexen und komplizierten Schaltvorgängen ist es daher unerläßlich, daß sich der Therapeut vor jeder Therapie einen Eindruck über die Entwicklung des Zonenbefundes durch Vergleich des Status und durch Befragung des Patienten verschafft, um sich an den entsprechenden «Schwellwert», d. h. an den jeweils aktuellen Status heranzutasten.

Für Arzt und Masseur gibt es anatomisch verschiedene Ansatzpunkte, um durch Ausschaltung der Nozirezeptoren oder durch eine Unterbrechung sensibler Afferenzen eine Analgesie zu erreichen:

1. Ausschaltung der Dermatome, insbesondere deren Maximalpunkte, der Head'schen Zonen oder hyperalgetischer Hautzonen (HAZ), s. S. 183
2. Ausschaltung der Myotome mit deren Maximalpunkten, den Mackenzie-Zonen (s. S. 184), bzw. der muskulären Maximalpunkte nach Kohlrausch (s. Abb. 228, S. 206)
3. Blockade des sympathikotonen Grenzstranges, der auch sensible Fasern führt
4. Blockade der sensiblen Hinterwurzel

Physiotherapeutisch kommen zur Unterbrechung der Algesie thermische Anwendungen infrage, z. B. Wärme- oder Kältepackungen, Einreibungen mit hyperämisierenden Mitteln, klassische Massagen oder Bindegewebsmassagen und elektrotherapeutische Maßnahmen mit Ultraschall, Interferenzstrom oder niederfrequentem Reizstrom. Auch eine Blutegelbehandlung kann zum Erfolg führen.

Ärztlicherseits sind unter konservativen Gesichtspunkten Injektionen mit lokal anästhesierenden Substanzen wie Impletol o. ä. in diese Bereiche möglich. Auf neurochirurgischem Gebiet kann durch eine Hinterwurzelresektion (Rhizotomie) oder durch eine Elektro-Stimulation des Hinterhorns Beschwerdefreiheit erreicht werden. Auch eine gezielte Resektion konstriktiver vegetativer Efferenzen zur Verminderung einer Hyperperistaltik oder Hypersekretion ist möglich, z. B. durch Vagotomie bei bestimmten Magenerkrankungen. In diesem Zusammenhang darf aber nicht unerwähnt bleiben, daß eine postoperative Bindegewebsmassage-Behandlung nach Vagotomie nicht indiziert ist, da ja wesentliche Schaltvorgänge nicht mehr möglich sind.

5. Allgemeine und lokale Wirkungen der Bindegewebsmassage Nervale und humorale Reaktionen

Die Wirkungen der Bindegewebsmassage sind analog der klassischen Massage unter allgemeinen und lokalen Gesichtspunkten zu sehen.

I. Allgemeine Wirkung

Wie schon im Vortext beschrieben, zielt die allgemeine Wirkung der Therapie auf eine Umstimmung und Harmonisierung des VNS bei vegetativ labilen Persönlichkeitsstrukturen hin («vegetative Dispositionskrise»). Auch kann eine allgemeine Stoffwechselanregung erzielt werden.

II. Lokale Wirkung

Die lokale Wirkung ist eine von den Bindegewebszonen der Körperdecke über Dermatome oder Myotome ausgehende manuelle segmentale/reflektorische Beeinflussung der glatten Muskulatur der entsprechenden inneren Organe (Enterotome) über den kutiviszeralen Reflexbogen im spasmolytischen Sinne. Aber auch der Tonus der quergestreiften Skelettmuskulatur kann über die Muskelspindel, dem «vegetativen Organ» des Skelettmuskels, mit Hilfe des Eigenreflexbogens im detonisierenden Sinne beeinflußt werden (s. klass. Massage S. 31 + 32, Abb. 19). Neben der Einflußnahme auf den Tonus der glatten Muskulatur von Hohlorganen und der quergestreiften Skelettmuskulatur wird weiter eine dilatatorische Wirkung auf Gefäße erzielt.

Nervale und humorale Reaktionen

1. Die nervale Reaktion tritt als Sofortreaktion (Axon-Reflex) über das VNS in Form einer Dermographie (Hautschrift) auf. Man unterscheidet die physiologische Dermographia rubra (rote Hautschrift) (s. Abb. 212b) von einer bei verstärkten Reaktionen auftretenden Dermographia elevata (erhabene Hautschrift), (s. Abb. 212a) die durch überschießende Abgabe von Gewebshormonen ausgelöst wird. Eine auftretende Dermographia alba (weiße Hautschrift), die insbesondere bei arteriellen peripheren Durchblutungsstörungen am Beginn der Therapie auftritt, oder eine Dermographia marmorata (weiß/rote Mischform) weisen auf Fehlreaktionen hin. Als Ausdruck einer weiteren richtigen nervalen Schaltung über die sensible Afferenz des ZNS soll beim Patienten während der Therapie ein *Schneidegefühl* auftreten. Das Fehlen eines Schneidegefühls, ein Druckgefühl oder überhaupt keine Empfindung, weisen ebenfalls auf Fehlregulationen hin. Ziel der lokalen, nervalen Reaktion der Bindegewebsmassage muß die über das VNS bewirkte Spasmolyse am Enterotom und damit das *Nachlassen der Organbeschwerden* sein. *Mißempfindungen* wie Haut-Irritationen, Jucken, Ameisenlaufen, deuten auf eine erhöhte allgemeine vegetative Unausgeglichenheit hin. Durch überschießende *sympathikotone Reaktionen* können innere Unruhe, Gereiztheit und Schlafstörungen entstehen, durch Auslösung eines vermehrten Vagotonus Müdigkeit, Atembeklemmung, Polyurie, vermehrter Stuhldrang, Schweißausbrüche. (s. S. 174, Abb. 199)

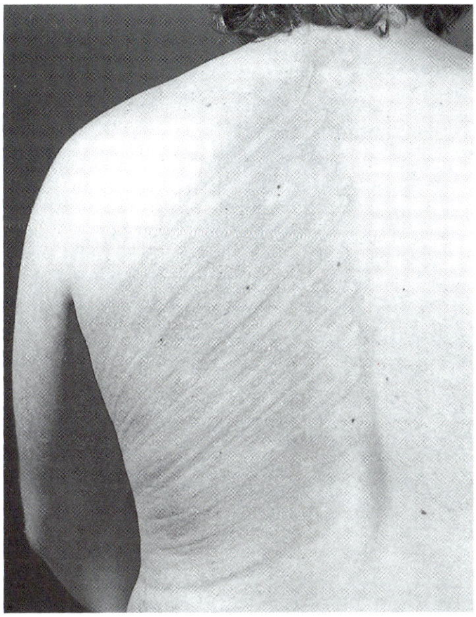

Abb. 212a: Dermographia elevata

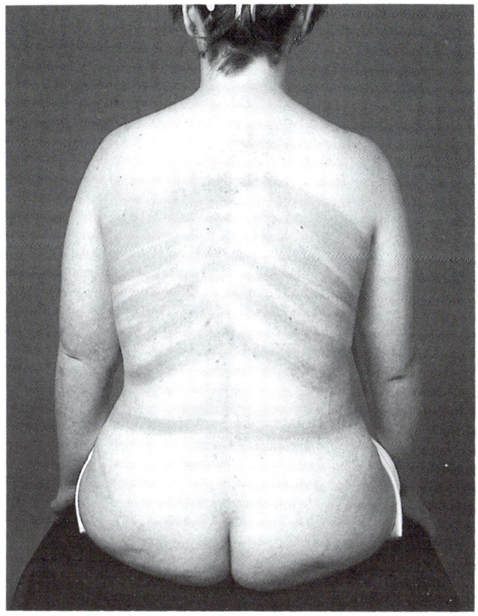

Abb. 212b: Dermographia rubra

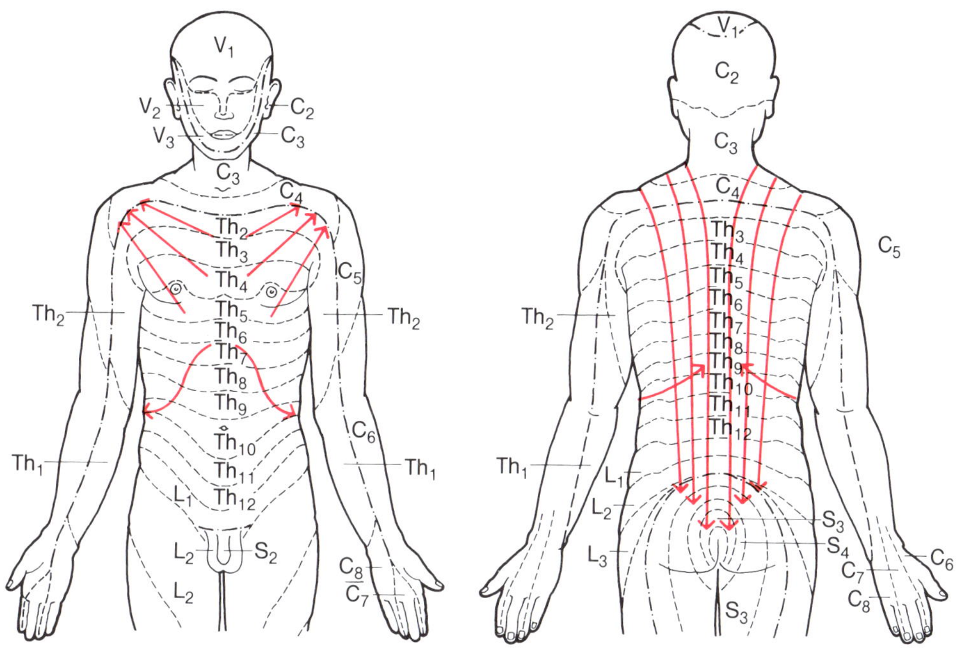

Abbildung 213: Ausgleichsstriche in Form von beidseitigen und gleichseitigen tangentialen Zügen über dem unteren Rippenbogen vom Sternum zur Wirbelsäule (von ventral nach dorsal) und durch einen Spreizgriff in Fächerform über dem M. pectoralis vom Sternum zur Schulterhöhe. Dieser wird zuerst rechts, dann links und abschließend gleichzeitig durchgeführt (s. auch Abb. 242 und 243, S. 248–250)

Bei Fehlschaltungen können *zusätzliche Organbeschwerden* wie Kopf-, Herz- oder abdominelle Beschwerden auftreten. Man wird hier während der Therapie eventuell auch das *Springen* von Zonen beobachten können. *Allgemeine Beschwerden* wie Abgeschlagenheit, Mattigkeit und Parästhesien der Hände und Füße können über eine Kreislaufdysregulation letztlich zum *Kollaps* führen. Sobald Fehlreaktionen oder ein präkollaptischer Zustand eintritt, ist die Behandlung sofort zu unterbrechen, der Patient entsprechend zu lagern und *Ausgleichsstriche* durchzuführen (s. Abb. 213). Bei sehr ausgeprägten vegetativ labilen Patienten empfiehlt es sich, die *Therapie* im *Liegen* der im Sitzen vorzuziehen.

2. Die humorale Reaktion zielt auf die Ausschüttung vasodilatatorisch wirkender Gewebshormone hin. Über den «Vaguswirkstoff» Azetylcholin kommt es zu einer Einwirkung auf die Vasomotoren und damit zu einer Dermographia rubra. Bei einer überschießenden humoralen Reaktion kann es im Wege der Histaminausschüttung lokal zur Quaddelbildung kommen und damit zur Dermographia elevata (erhabene Hautschrift). Als allgemeine humorale/hormonelle Wirkung kann eine starke Ermüdbarkeit auftreten mit verminderter Reaktionsbereitschaft des Patienten. Da es sich hier um eine Spätreaktion handelt, die erfahrungsgemäß auch erst nach der Therapie auftreten kann, soll nach der Bindegewebsmassage Nachruhe eingehalten werden.

6. Erstellung des Bindegewebsstatus

Am Anfang der Therapie stellt der Status die Grundlage der Bindegewebsmassage dar. Im Verlauf der Therapie hat er aufgrund von Zonenveränderungen Aussagekraft über die Effektivität der therapeutischen Maßnahmen. Der Status vermittelt weiter einen Eindruck über eine vorliegende «vegetative Dispositionsstörung» bei entsprechender vegetativer Konstitution und über Erkrankungen bestimmter Organe mit dem daraus reflektorisch resultierenden Zonenbild. Er vermittelt also eine Aussage über die jeweilige vegetative Ausgangslage des Patienten, gibt aber auch diagnostische Hinweise auf vielleicht bestehende oder abgelaufene Organerkrankungen. Er ermöglicht somit eine allgemeine und eine differenzierte Aussage und die daraus resultierende komplexe Physiotherapie.

Wir verwenden in Ausbildung und Therapie einen Stempelvordruck, auf dem die einzutragenden Zonen, der Name des Patienten, der Name des Masseurs und das Datum des Beginns der Therapie vom Therapeuten zu vermerken sind, um die erzielten Veränderungen im Verlauf der Therapie chronologisch festzuhalten und dem Arzt und Therapeuten eine Kontrolle zu ermöglichen (s. Abb. 214).

Der Status wird zunächst durch Inspektion, dann durch Palpation erstellt und abschließend durch gezielte Befragung des Patienten ergänzt und komplettiert. (s. Kap. 10, S. 217)

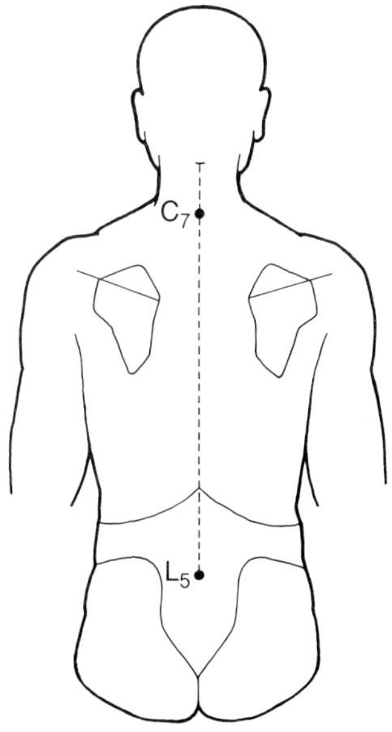

Abbildung 214: Stempelvordruck «Rücken» zum Eintragen von Bindegewebszonen

Zonenfeststellung durch Inspektion und Palpation

Man unterscheidet grundsätzlich sichtbare von tastbaren Zonen. Sichtbare Zonen sind besonders im Schulter-Nacken- und Beckenbereich lokalisiert, wie z. B. zervikal das Nackenband, die Kopfzone, die arterielle Armzone oder glutaeal die arterielle Beinzone, das Venen-Lymph-Band und die Blasenzone. Tastbare Zonen sind mehr im Thorakal-Lumbal-Bereich feststellbar wie z. B. die Magen- oder Leber/Gallenzone (s. Abb. 229 a–c, S. 213–215).

A. Bei den sichtbaren Zonen werden Einziehungen von Aufquellungen unterschieden.

1. Eine Einziehung des Bindegewebes entsteht durch Flüssigkeitsverdrängung im Zentrum der Zone. Man spricht hier auch von einer Entquellung, die mit einem flüssigkeitsangereicherten, gequollenen Saum umgeben ist. Anatomisch sind wahrscheinlich besonders die elastischen Bindegewebsfasern im Korium betroffen, die durch Kontraktion die zentrale Einziehung bewirken (s. Abb. 197 a, S. 171). Diese Zonen werden in der Literatur auch als Zonen 1. Ordnung bezeichnet.

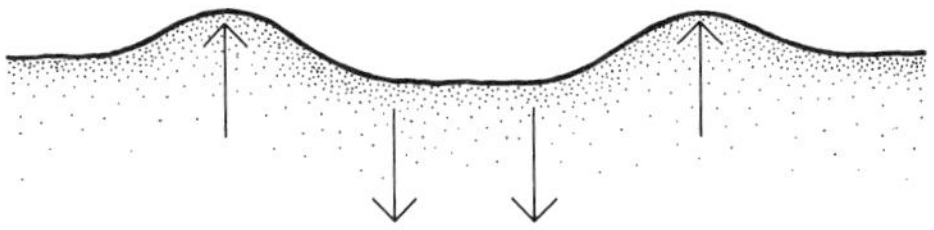

Abbildung 215:
Schematische Darstellung einer Zone 1. Ordnung

2. Alternativ kann man eine diffuse Aufquellung des Bindegewebes in Form einer Verdickung feststellen. In diesem Falle sind voraussichtlich überwiegend die oberen kollagenen bindegewebigen Fasern des Koriums betroffen (s. Abb. 197 a, S. 171). Analog zum Vorgesagten werden diese Zonen als Zonen 2. Ordnung bezeichnet.

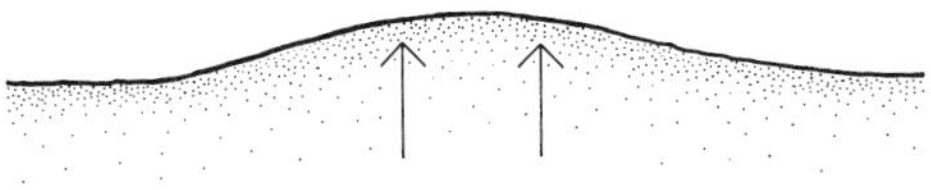

Abbildung 216:
Schematische Darstellung einer Zone 2. Ordnung

Zur Illustration sollen einige Fotografien in Verbindung mit schematischen Darstellungen einen Eindruck über sichtbare Zonen im Rückenbereich vermitteln. (s. Abb. 217–221)

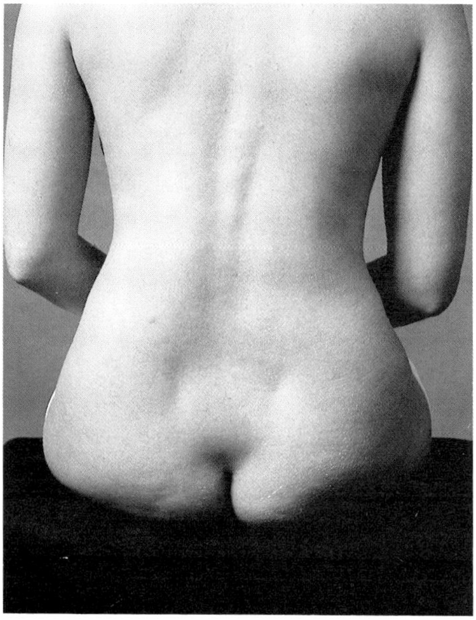

Abb. 217a

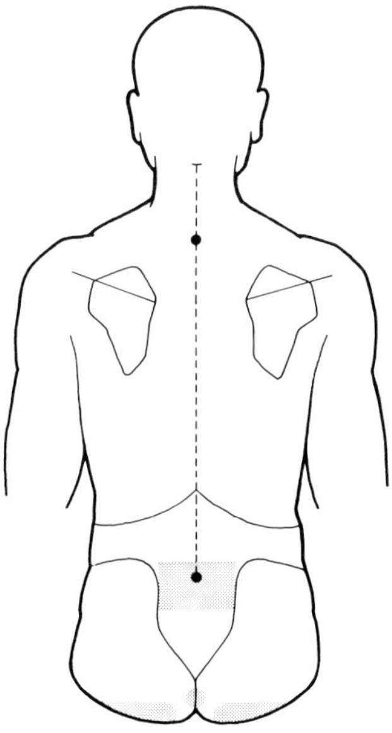

Abbildung. 217b: Darstellung der Genitalzone, Blasenzone, arteriellen Beinzone

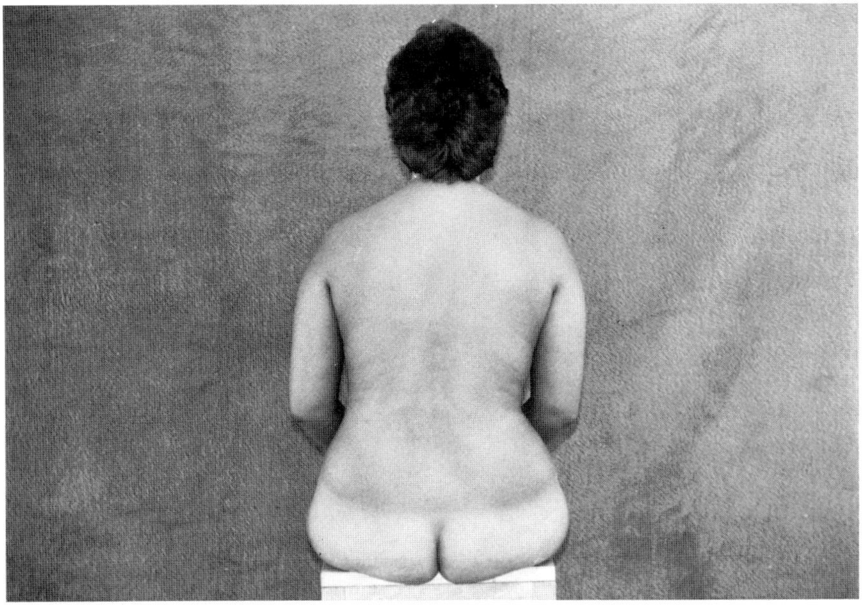

Abb. 218a

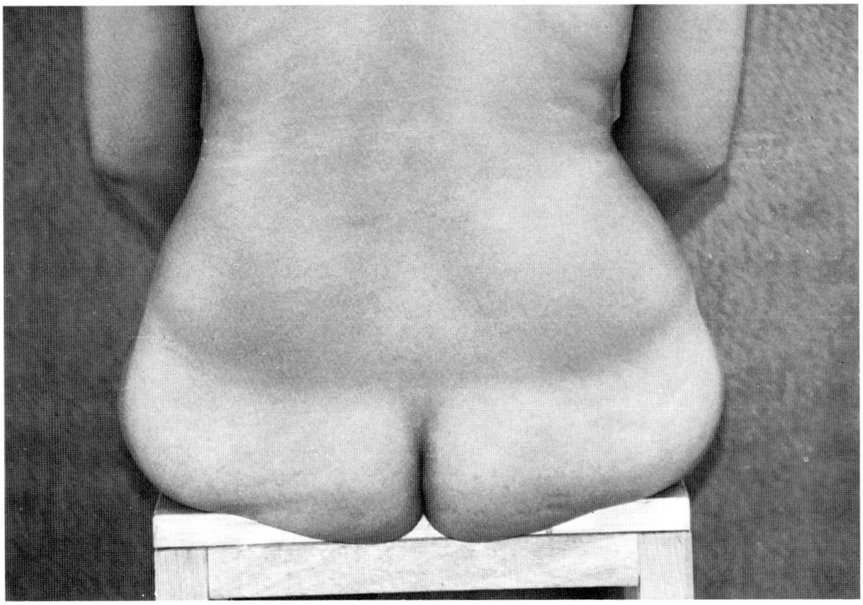

Abb. 218b

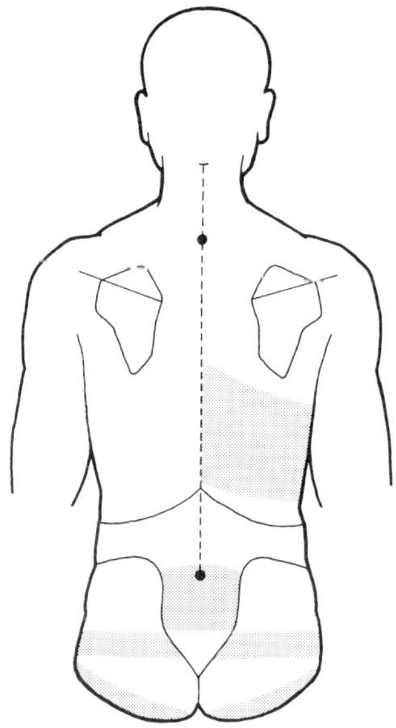

Abb. 218 c

Abbildung 218 a–c: Darstellung von Gallenzone, Venenlymphzone, arterieller Beinzone, Genitalzone

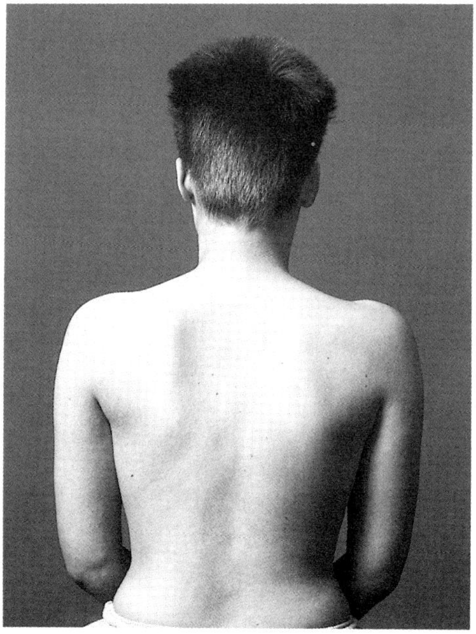

Abbildung 219 a: Darstellung einer Kopfzone

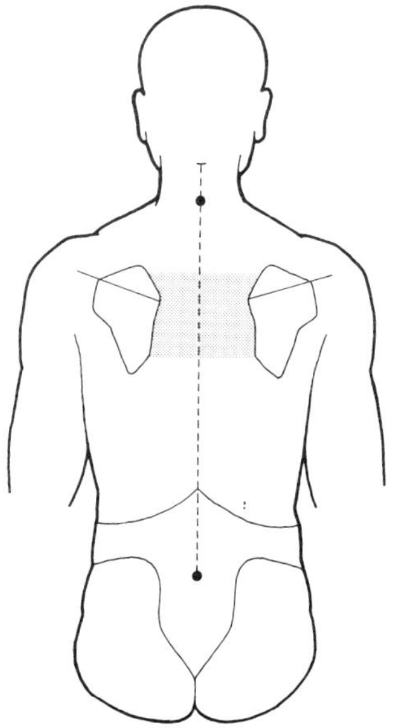

Abbildung 219 b: Darstellung einer Kopfzone

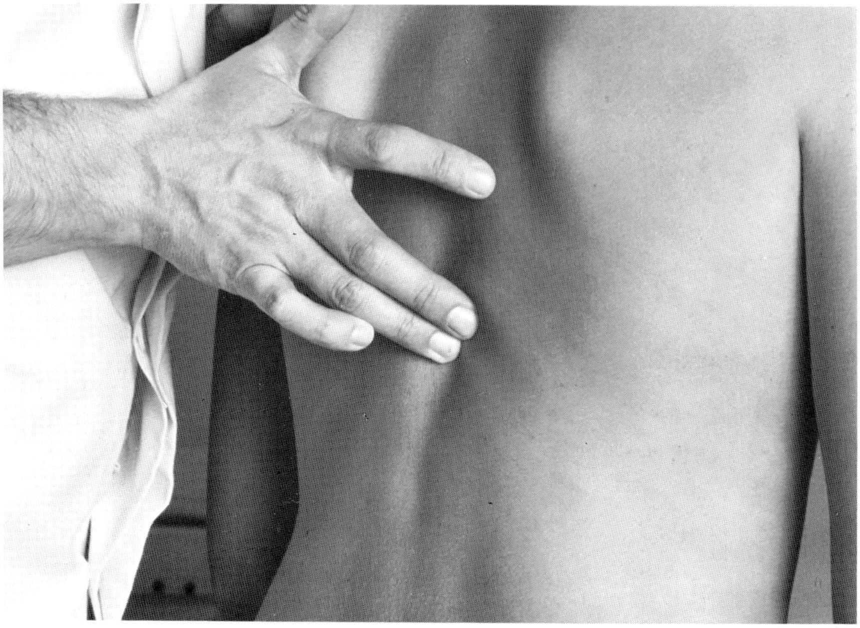

Abbildung 223 c: Paravertebralstrich = diagnostischer Zug

Nach der diagnostischen Abklärung erfolgt die Therapie mit einer für die Bindegewebsmassage typischen Fingerhaltung. Die Fingerkuppen der leicht gebeugten Finger 3 und 4 ziehen nach einem vorgegebenen Ablauf – häufig im Spaltlinienverlauf der Haut (s. Abb. 198, S. 172) – streichend, ziehend und tastend durch die einzelnen Schichten der Körperdecke. Die Geschwindigkeit und der Druck des einzelnen Zuges werden durch die Konsistenz des Gewebes bestimmt.
Je nach anatomischer Lage wird bei oberflächlichen Zonen die im Kraftaufwand wesentlich geringere Hauttechnik als Therapie zum Zuge kommen, insbesondere bei akuten Erkrankungen. Mit der Hauttechnik wird eine oberflächliche Verschiebung bzw. Lösung zwischen der Kutis und Subkutis mit langen Zügen und gering ausgeübtem manuellem Druck erreicht (s. Abb. 224 und 225).

Bei Zonen, die in tieferen Verschiebeschichten der Körperdecke lokalisiert sind, wird man die von der Dosierung her intensivere Unterhaut-/Faszientechnik durchführen. Bei der Unterhauttechnik wird eine Verschiebung bzw. Lösung zwischen der gesamten Haut, insbesondere der Subkutis gegen die Körper-/Gliedmaßenfaszie mit intensiverer Technik und unterschiedlich ausgedehnten Zügen angestrebt (s. Abb. 226 und 227). Die Faszientechnik arbeitet mit kurzen intensiven Anhakstrichen direkt in die Tiefe des Bindegewebes. Diese Massagetechnik wird besonders bei funktionellen Erkrankungen und in der Rekonvaleszenz, also nach Beendigung der akuten Krankheitserscheinungen, ihre Anwendung finden. Die tiefen bindegewebigen Züge werden hier in Längsrichtung zum Muskelverlauf, die kurzen Anhakstriche quer zum Muskelverlauf durchgeführt.

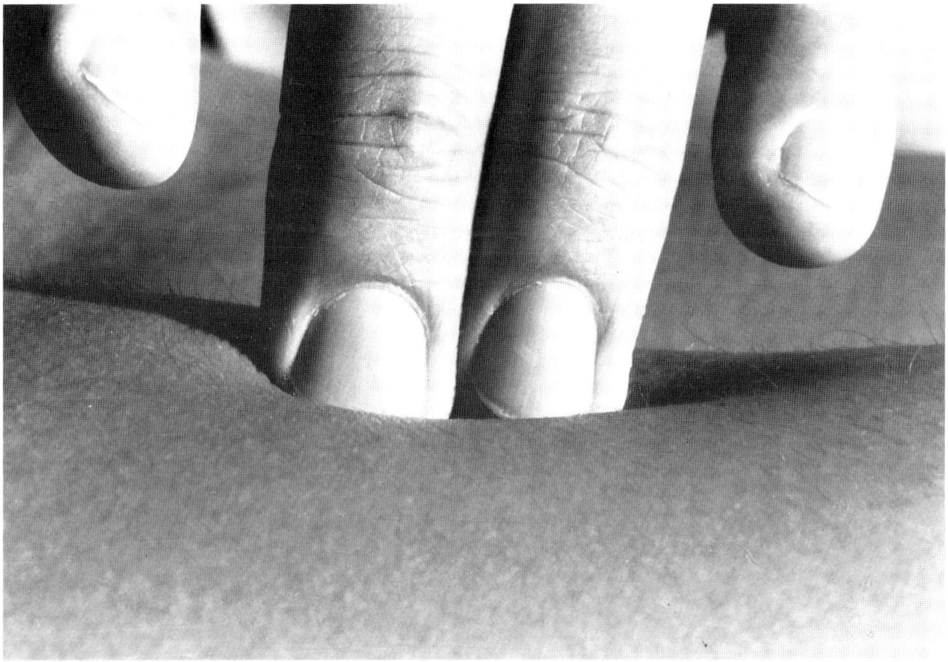

Abbildung 224: Hauttechnik. Die Hauttechnik ist auch bei erhöhter Spannung zwischen Haut und Unterhaut in mehr oder weniger langen Arbeitsgängen möglich, der aufzuwendende Druck ist gering

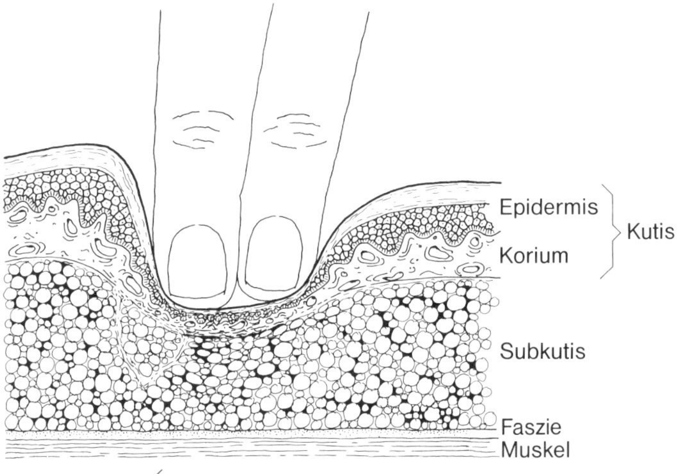

Abbildung 225: Schema zur Hauttechnik

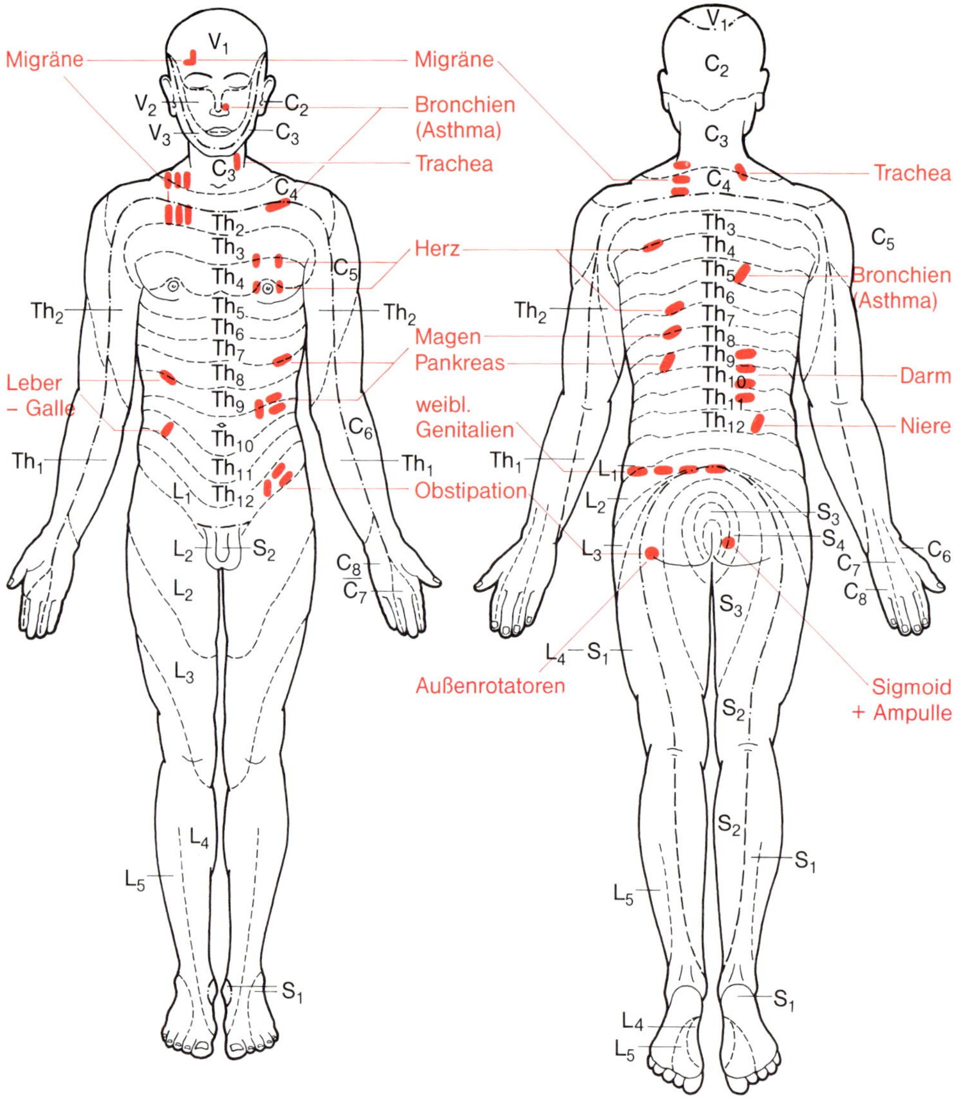

Abbildung 228: Muskuläre Maximalpunkte nach KOHLRAUSCH (Segmentschema nach SCHLIACK)

In diesem Zusammenhang sollen auch der Vollständigkeit halber die muskulären Maximalpunkte Erwähnung finden, die Kohlrausch 1937 beschrieben hat. Diese Punkte, die sich als schmerzhafte lokale Muskelverspannungen manifestieren, sind von inneren Erkrankungen reflektorisch ausgelöst und in Myotomen gelagert. Auch hier bietet sich die Überlegung der Reflexumkehr über den kuti-viszeralen Reflexbogen an, um über die Mitbehandlung dieser organbezogenen muskulären Maximalpunkte Beschwerdefreiheit zu erzielen (s. Abb. 228).

Nach den anatomischen Vorbemerkungen über Aufbau und Aufgabe des Bindegewebes im Rahmen des RES kann bei der Entstehung von lokalen bindegewebigen Veränderungen ätiologisch auch an Stoffwechselfunktionsstörungen und Stoffwechselrückstände gedacht werden. Verbleibende, meist kollagene Veränderungen, wie man sie ja nicht selten trotz therapeutischer Maßnahmen feststellen kann, zeigen nicht nur histologische Veränderungen im Bindegewebe, sondern ebenfalls auch im Faserverlauf zerebro-spinaler und vegetativer Nerven, die das Bindegewebe versorgen (VAN DER ZEPPEN). Es werden weiter im lokalen Bereich pH-Verschiebungen beschrieben (KELLNER) wie auch Veränderungen des elektrischen Spannungspotentials (STACHER) und Bildung von schmerzerzeugenden Gewebshormonen. Hier könnten weitere histologische, biochemische und neurophysiologische Untersuchungen unseren Blickwinkel und damit unser therapeutisches Repertoire erweitern.

7. Indikationen der Bindegewebsmassage

Die Indikationen der Bindegewebsmassage ergeben sich aus den anatomischen, physiologischen und neurophysiologischen Vorbetrachtungen und aus den daraus resultierenden Möglichkeiten zu pathologischen Veränderungen. Unter den vorgegebenen Kriterien sind grundsätzlich *2 Anwendungsbereiche* voneinander zu unterscheiden. Die eine therapeutische Überlegung sieht ihren Ansatzpunkt bei *lokalen* vorwiegend biochemischen kolloidalen oder mechanischen Veränderungen des Bindegewebes und soll dessen Funktionstüchtigkeit als biologisches Grundsystem wiederherstellen. Die andere Überlegung legt unter übergeordneten Gesichtspunkten die Annahme zugrunde, daß das Bindegewebe als *Reflexorgan* des VNS dient und will Irritationen dieses Nervensystems beseitigen. Unter letzterer Vorstellung stellen spasmolytische und vegetativ umstimmende Faktoren das Ziel der Bindegewebsmassage bei Erkrankungen dar, die ihren Niederschlag im Zonenbild der Körperdecke finden.

1. Lokale Indikation

Im örtlichen Bereich kann endogen eine Störung des Bindegewebsstoffwechsels durch mangelnde Speicherung biologisch wichtiger Substanzen von einer mehr übergeordneten Minderung der Abwehraufgabe des Bindegewebes unterschieden werden. In beiden Fällen kommt es zu lokalen gequollenen oder indurierten Veränderungen des Bindegewebes, wobei insbesondere die Elastizität und die Viskosität verändert sind. Auch die lokalen Durchblutungsverhältnisse sind in Mitleidenschaft gezogen. Im allgemeinen medizinischen Sprachgebrauch handelt es sich hier um lokale «*Kollagenosen*». Diese meist unspezifischen bindegewebigen Veränderungen haben aber nicht nur lokale Bedeutung. Sie können auch segmentale Störfelder darstellen und entsprechende Organreaktionen verursachen. Unter der Therapie sind sie im allgemeinen reversibel. Bei vorwiegend lokalistischer Betrachtungsweise sind drei pathogene Möglichkeiten von Bedeutung:

a) Stoffwechselstörung
Wie schon beschrieben, hat das Bindegewebe der Körperdecke – Haut, Unterhaut, Faszien, Muskulatur und Sehnen – neben der Stütz- und Haltefunktion eine Speicherfunktion für Stoffwechselprodukte, Mineralien und Wasser (s. S. 170). Störungen in diesem Bereich beeinträchtigen neben der geminderten biologisch wichtigen Speicherfunktion die Intaktheit des Kapillarsystems. Es muß daher u. a. auch zu nutritiven Veränderungen der Skelettmuskulatur kommen. Somit können Erkrankungen des Bindegewebes auch Muskelerkrankungen durch Störung der Mikrozirkulation bedingen.

b) Störung der Abwehraufgabe
Eine pathologisch verminderte oder aufgehobene Abgabe von Schlackenstoffen kann zu Ausscheidungsstörungen im Bindegewebe – «Ausscheidungskrisen» – mit Rückständen führen, die örtlich pathologische Veränderungen wie pH-Verschiebungen, Änderung des elektrischen Spannungspotentials usw. bedingen (s. S. 207). Hierdurch wird die Abwehraufgabe des Bindegewebes im Bereich des RES gemindert. Bei Wiederherstellung normaler biologischer Verhältnisse mit Hilfe der Bindegewebsmassage und Wiederaufnahme der Speicher- und Abwehrfunktion im lokalen Bereich wird auch unter allgemeinen Gesichtspunkten eine Roborierung des Gesamtorganismus erzielt. Es muß jedoch darauf hingewiesen werden, daß es sich hier um eine gewollte Trennung zwischen lokaler und allgemeiner Indikation handelt. Gedanklich muß in unsere therapeutischen

Überlegungen mit einfließen, daß die beschriebenen Gewebsveränderungen über ihren lokalen Charakter hinaus auch periphere Reiz- oder Irritationszentren darstellen können, die als Störfelder die vegetative Ausgewogenheit beeinträchtigen können.

c) Störung durch Überlastung
Neben dieser endogen ausgelösten Entstehung von Zonen können auch exogen bedingt lokale bindegewebige oder muskuläre morphologische Veränderungen als physische Überlastungsreaktion auftreten. Es ist denkbar, daß bei längerem Bestehen auch von diesen hyperalgetischen Zonen reflektorisch segmentale viszerogene Irritationen ausgelöst werden können.

Bei Lokalerkrankungen des Bindegewebes ist unter therapeutischen Gesichtspunkten abzuwägen, ob die klassische Massage oder die Bindegewebsmassage zur Anwendung kommen sollte. Handelt es sich um ein rein lokales Krankheitsgeschehen, sollte der klassischen Massage der Vorzug gegeben werden, eventuell in Verbindung mit bindegewebigen Zügen. Stellen die lokalen bindegewebigen Veränderungen jedoch viszerogene Störfelder dar, sind sie als Zonen zu betrachten und mit der Bindegewebsmassage zu therapieren.

2. Reflektorische und allgemeine Indikation

a) Die Einwirkung der Bindegewebsmassage auf das VNS soll eine Spasmolyse an Hohlorganen mit glatter Muskulatur erzielen und soll überschießende Reaktionen wie Hypermotilität und Hypersekretion – wie z. B. beim chronischen Reizmagen – dämpfen. Diese Therapieform ist also bei allen funktionellen, d. h. vegetativ bedingten Erkrankungen ohne organpathologisches Substrat die Methode der Wahl. Im Kapitel 10 werden gezielt Krankheitsbilder angesprochen, die spezielle Indikationen der Bindegewebsmassage darstellen.
b) Da aber nicht nur ein viszerogener, sondern auch ein vasodilatatorischer Effekt erzielt wird, kann die Bindegewebsmassage auch bei peripheren arteriellen Gefäßerkrankungen eingesetzt werden (Fontaine I bis III). Bei einer beginnenden Obliteration darf die Bindegewebsmassage nur unter ständiger ärztlicher Kontrolle angewandt werden, wobei die klassische Massage wie auch die Unterwasserdruckstrahlmassage kontraindiziert sind, da das durch diese Massagetechniken bewirkte vermehrte Blutangebot über die größeren Gefäße vom Kapillarsystem nicht aufgenommen werden kann. Es würden somit präkapillare Stauungen erzielt, die eine Vergrößerung des O_2-Defizites im Muskel und damit verstärkte Beschwerden hervorrufen würden. Durch die reflektorische Durchblutungsverbesserung des kapillaren Endstromgebietes kann bei drohenden organischen Veränderungen oder bei in Heilung befindlichen inneren Organerkrankungen eine prophylaktische beziehungsweise kurative regenerative Wirkung erzielt werden. Die Bindegewebsmassage ist hier – neben der übrigen Palette physiotherapeutischer Anwendungen – zumindest als Adjuvans in die therapeutischen Überlegungen einzubeziehen.
c) Bei funktionellen akuten myalgischen Syndromen ist auch an der quergestreiften Skelettmuskulatur eine detonisierende Wirkung mit Hilfe der Bindegewebsmassage über den Reflexweg Körperdecke – Seitenhorn – vegetative Efferenzen – Muskelspindel möglich. Alternativ könnte auch die Unterwasserdruckstrahlmassage mit der flächigen kinetischen Druckstrahltherapie und weiten Düsenquerschnitten durchgeführt werden (s. Unterwasserdruckstrahlmassage S. 283). Auch eine Therapie in der Unterwasserdruckstrahlmassage-Wanne mit bindegewebigen Zügen und mit feinen Düsenquerschnitten ist möglich. Da jedoch weder ein Status erstellt, noch Zonenreaktionen beobachtet werden können, kann das therapeutische Ziel lediglich eine allgemeine muskelrelaxierende Wirkung sein (s. S. 283).
Die übrigen schmerzhaften Tonusänderungen der quergestreiften Muskulatur, die wir unter dem Sammelbegriff *physikalische Myalgie* zusammenfassen und denen häufig ossäre degenera-

tive Veränderungen aus dem orthopädischen Bereich zugrunde liegen, betrachten wir als Indikation der klassischen Massage. Diese hat ebenfalls einen detonisierenden Effekt, ist mit einer Übungsbehandlung besser zu kombinieren und in ihrer Anwendung risikoärmer (s. klass. Mass. S. 56).

d) Weiter kann durch eine Bindegewebsmassage eine umstimmende und einregulierende Wirkung auf das VNS erzielt werden, wie sie bei funktionellen Erkrankungen mit sehr vielschichtiger vegetativer Symptomatik vorgefunden wird, die unter dem Sammelbegriff «Vegetative Dystonie» zusammengefaßt werden. Hier ist die therapeutische Zielsetzung die Umstimmung des gesamten VNS.

Da oft nicht nur ein Organ vegetativ gestört ist, sondern die vegetative Funktionskette zwischen den einzelnen Organsystemen, entwickelt sich häufig ein komplexes Zonenbild, das sorgfältig zu analysieren ist. Auf das Korrespondieren von Zonen und Organ-Systemen sowie auf ein Springen von Zonen und daraus resultierenden Irritationen wurde bereits hingewiesen (s. S. 181). Ebenfalls wurde bereits dargelegt, daß das Bindegewebe als Reflexorgan des VNS angesehen werden kann. Diese Tatbestände stellen für uns die Begründung für die Bindegewebsmassage-Ganzbehandlung dar. Da wir mit der Bindegewebsmassage nicht nur eine symptomatische Behandlung eines Krankheitssymptomes erzielen wollen, führen wir auch nicht eine schematisierte Therapie in Etappen durch, etwa in Form des «kleinen oder großen Aufbaues», wie ihn Frau Dicke zu ihrer Zeit propagierte, sondern wir betonen immer wieder die Ganzbehandlung.

Aus der Komplexität der Indikationen und der ganzheitlichen Betrachtungsweise der Therapie ist bei Durchführung der Bindegewebsmassage eine Serienbehandlung zu fordern. Die Intervalle haben sich nach der Reaktionslage, der vegetativen Dispositionsstörung des Patienten und nach dem Krankheitsverlauf zu richten. Zu Beginn einer Therapie sind möglichst tägliche Behandlungen anzustreben, wobei der Verlauf und Erfolg der Behandlung die weiteren Intervallfolgen bestimmen. Auch die Dosierung wird sich nach der jeweiligen Krankheitsphase zu richten haben. Grundsätzlich führen wir die Therapie im Sitzen auf erhöhten Bindegewebsmassagehockern mit Fußstützen durch, um dem Therapeuten, der auf einem normalen Hocker sitzt, ein gutes Arbeiten bei selbstverständlich guten Lichtverhältnissen zu ermöglichen. Bei kreislauflabilen Patienten ist eine Therapie im Liegen möglich (s. auch Kap. 11, S. 224–226).

Aus dem Vorgesagten ergeben sich zusammenfassend folgende Indikationen:

1. Lokalerkrankungen des Bindegewebes
   a) Umschriebene Stoffwechselstörungen bedingen eine Speicherfunktionsstörung.
   b) Umschriebene Ausscheidungskrisen führen zu Störungen der Abwehraufgaben.
   c) Permanente Lokalreizungen durch physische Überlastung können Irritationen und eventuell segmentale Störfelder darstellen (Tendopathien).

2. Reflektorische, spasmolytische und allgemeine Indikationen.
   a) Funktionelle Erkrankungen innerer Organe.
   b) Prophylaktische oder kurative Indikationen bei beginnenden oder in Regeneration befindlichen organischen Erkrankungen durch Verbesserung der Durchströmung kapillarer Endstrombahnen, insbesondere funktionelle oder beginnende obliterierende arterielle Gefäßerkrankungen (Fontaine I–III).
   c) Da bei blanden Venenerkrankungen wie der Varikose oder der Venenklappeninsuffizienz häufig eine konstitutionelle Bindegewebsschwäche vorliegt, erscheint auch hier eine Bindegewebsmassage therapeutisch sinnvoll.
   d) Myalgische Zervikal- und Lumbalsyndrome können lokal muskelmechanisch und reflektorisch über die Seitenhornschaltung oder die Scheidt'schen Übergangssegmente im detonisierenden Sinne beeinflußt werden.
   e) Bei Paresen mit trophischen Störungen – insbesondere bei spastischen Lähmungszuständen nach Apoplexen – kann die Bindegewebsmassage unter den Gesichtspunkten der Neuralpa-

thologie nach Rieker und Speransky eingesetzt werden und damit durch verbesserte Vaskularisation einem zur Atrophie führenden Muskelprozeß vorbeugen. Voraussetzung ist eine stabile Kreislaufsituation des Patienten. Im Gegensatz zur klassischen Massage kann aber eine Übungsbehandlung nicht direkt im Anschluß an eine Bindegewebsmassage durchgeführt werden.

f) Allgemeine umstimmende Wirkung auf das VNS bei vegetativen Dystonien.

8. Kontraindikationen

Die Kontraindikationen der Bindegewebsmassage sind praktisch deckungsgleich mit denen der klassischen Massage, so daß sich eine erneute Auflistung erübrigt (s. klass. Mass. S. 75). Im Gegensatz zur klassischen Massage empfiehlt es sich aber, bei eingetretener Gravidität die Bindegewebsmassage sofort zu beenden.

Eine temporäre Kontraindikation stellen gehäuft auftretende Fehlschaltungen bei sonst richtiger Technik dar. In diesem Falle sollte die Behandlung mit Ausgleichsstrichen (Abb. 213, S. 191) abgebrochen und zu einem späteren Zeitpunkt wiederholt werden. Eventuell kann auch schon eine zeitlich andere Terminierung im Tagesablauf unter Berücksichtigung des Biorhythmus nützlich sein. So kann bei Sympathikotonikern eine Therapie im Laufe des Nachmittags günstiger sein als in den Vormittagsstunden.

Wegen der besonderen Bedeutung wird an dieser Stelle nochmals darauf hingewiesen, daß bei spastischen arteriellen peripheren Durchblutungsstörungen gelegentlich am Beginn der Therapie eine Dermographia alba zu beobachten ist. Diese stellt keine Indikation zum Abbruch der Therapie dar. Häufig kommt es erst im Laufe mehrerer Sitzungen zur Dermographia rubra und damit auch zur gewünschten Gefäßreaktion im erkrankten Gebiet.

Bei der postoperativen Behandlung nach Billroth I oder Billroth II ist beim Operateur oder beim behandelnden Arzt rückzufragen, ob in Verbindung mit der Magenresektion auch eine Vagotomie durchgeführt ist. Sollte dies der Fall sein, ist zu berücksichtigen, daß die vegetative Symmetrie operativ aufgehoben ist und die neuralen Voraussetzungen zur Durchführung der Bindegewebsmassage erheblich beeinträchtigt oder nicht mehr gegeben sind.

9. Topographie der häufigsten Bindegewebszonen mit segmentalem Bezug

Auf Grund ihrer segmentalen Zuordnung finden innere Organe ihren Niederschlag in Bindegewebszonen, die nach ihrer anatomischen Lage auf die jeweilige Körperseite – oder beidseitig bei paarigen Organen – projiziert werden. Innerhalb dieser Bindegewebszonen können typische Maximalpunkte auftreten, die schon von Head im vorigen Jahrhundert beschrieben wurden (s. S. 184 + 185, Abb. 208–210). Analog hierzu sollen auch die von Kohlrausch beschriebenen muskulären Maximalpunkte Erwähnung finden (s. S. 206, Abb. 228).

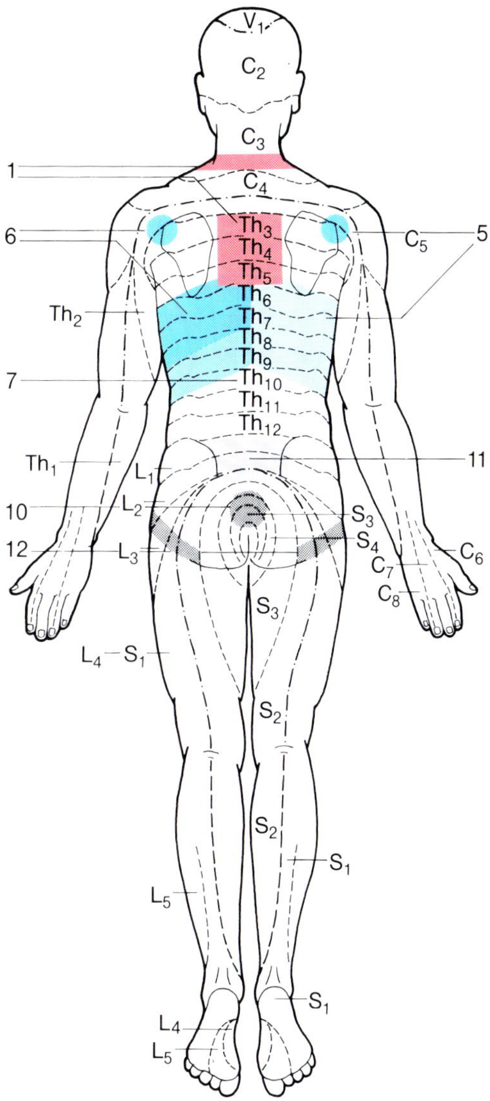

Abbildung 229a: Bindegewebszonen des Rückens
1) Kopfzone
5) Leber-Gallenzone
6) Magenzone
7) Pankreaszone
10) Blasenzone
11) Genitalzone
12) arterielle Beinzone

A. Bei Feststellung eines Nackenbandes sollte auch an eine evtl. Mitbeteiligung oder ein Fokalgeschehen aus dem HNO-Bereich gedacht werden, außerdem muß eine Hyperlordose der HWS ausgeschlossen werden.
B. Beim Hypertonus der Nackenmuskulatur im Rahmen vegetativer Fehlschaltungen können klassische Massage oder Bindegewebsmassage wahlweise eingesetzt werden. Vertebragen bedingte Kopfschmerzen, eventuell in Verbindung mit einer Plexusneuralgie, stellen vorwiegend eine Indikation der klassischen Massage unter Einbeziehung bindegewebiger Züge dar.
C. Bei hypertoner Kreislauflage kann auch eine Mitbeteiligung der Kopfzone mit und ohne Beschwerden vorliegen.
D. Kopfschmerzen infolge Sehstörungen erfordern im allgemeinen augenärztliche Behandlung bzw. Brillenkorrektur.

Armzone

Indikation für Bindegewebsmassagen:
a) Arterielle Durchblutungsstörungen, eventuell mit Plexusbeteiligung (Morbus Raynaud)
b) Posttraumatische Beschwerden (z. B. Morbus Sudeck)

Zu erfragende Beschwerden:
1. Doppelseitiges Einschlafen der Arme (Parästhesien), besonders nachts, eventuell verbunden mit nächtlichen Schmerzen?
2. «Absterben» der Hände oder Finger in kaltem Wasser oder bei kalten Außentemperaturen («Leichenfinger»)?
3. Anschwellen der Finger?
4. Vegetative Zeichen?

Bei einseitigen Beschwerden ist zunächst eine orthopädische Indikation auszuschließen, wie degenerative HWS-Veränderungen, Periarthrose, Tendovaginitis oder posttraumatische Geschehen.

Herzzone

Indikation für Bindegewebsmassagen:
a) Funktionelle vasomotorische Störungen der Koronararterien (beginnende koronare Herzkrankheit = KHK)
b) Vegetativ bedingte Tachykardien oder Rhythmusstörungen («Unfug des Herzens») **Begleitbeobachtung:** Kombination mit Magenzone?
c) Römheld-Symptomen-Komplex

Zu erfragende Beschwerden:
1. Stenokardie oder verstärktes Herzklopfen, besonders bei Aufregung oder beim Liegen auf der linken Seite?
2. Engegefühl, Druck und Schmerzen in der linken Brustseite, eventuell mit Ausstrahlung in die linke Rückenseite?
3. Auftreten in Verbindung mit Magenbeschwerden?
4. «Aussetzen» des Herzens?
5. Dyspnoe in Ruhe oder bei Belastung?

Bronchial/Asthma-Zone

Indikation für Bindegewebsmassagen:
a) Chronische Bronchitis
b) Asthma bronchiale (allergisch/nicht allergisch)
c) Lungenemphysem

Zu erfragende Beschwerden:
1. Chronische Atemnot, besonders bei Belastung mit Husten (Raucherhusten)?
2. Akuter Atemnotanfall?
3. Auslösende allergische Faktoren
   wie Staub, Pollen, Blüten, Tierhaare usw. oder nutritive Allergene
   wie Erdbeeren, Eiweiße etc.?
4. Auswurf, morgendliche «maulvolle» Expektoration?

Leber/Galle – Zone

Unterstützende Indikationen für Bindegewebsmassagen:
a) Hepatogene Erkrankungen, wie Spätstadien nach Hepatitis (posthepatisches Syndrom), Fettleber.
b) Extrahepatische Erkrankungen wie Dyskinesie der Gallenblase, des Schließmuskels (Sphincter Oddi) und der Gallenwege.

Zu erfragende Beschwerden:
zu a) 1. Gelbsucht in der Anamnese?
2. Druck- und Völlegefühl im rechten Oberbauch, besonders nach den Mahlzeiten?
3. Stuhlanomalien, wie Obstipation, Diarrhoe, Farb- und Konsistenzveränderungen?
4. Unverträglichkeit von groben Fetten, Pfannengerichten, Kohl, Hülsenfrüchten bei guter Verträglichkeit von Butter?
5. Bessere Verträglichkeit von Tee oder Kaffee (Röstprodukten)?
6. Alkoholmißbrauch?
7. Allgemeine Abgeschlagenheit?
8. Bevorzugung von Hosenträgern statt Gürteln?

zu b) 1. Zuerst wie bei a), darüberhinaus besonders beim weiblichen Geschlecht:
2. Familiäre Belastung?
3. Gallenkoliken (Schmerzen im rechten Oberbauch, ausstrahlend in den Rücken und die rechte Schulter)?
4. Adipositas?
5. Hartnäckige Obstipation?
6. Zusätzliche Unverträglichkeit von Eigelb und Sahne?

Magenzone

Indikation für Bindegewebsmassagen:
a) Nervöser Reizmagen
b) Gastritis
c) Zustand nach Ulcus ventriculi und duodeni
d) Hyperazidität

Zu erfragende Beschwerden:
1. Magendruck und Schmerzen, besonders nach Aufregung und Ärger?
2. Völlegefühl/Nüchternschmerz?
3. Übelkeit, Aufstoßen, Sodbrennen, eventuell Brechreiz oder Erbrechen?
4. Appetitlosigkeit?
5. Unverträglichkeiten wie bei Lebererkrankungen?
7. Rezidive, besonders im Frühjahr und im Herbst?
8. Zustand nach Magenoperationen, insbesondere Billroth I oder II, Vagotomie?

Pankreas-Zone

Pankreaserkrankungen treten häufig als Begleiterkrankungen der Umgebung auf, z. B. bei Magen-, Zwölffingerdarm- und Leber-Galle-Erkrankungen. Sie führen zu Schmerzen im linken Mittelbauch und Stoffwechselentgleisungen im exokrinen wie im endokrinen Bereich des Pankreas. Auch hier können Bindegewebsmassagen unterstützend im Therapieplan Berücksichtigung finden.

Zu erfragende Beschwerden:
a) Exokrine Fermentstörung:
   1. Schmerzen im Nabelbereich und linken Mittelbauch, eventuell zum Rücken ziehend?
   2. Unverträglichkeiten wie bei Magen- u. Leber-Galle-Erkrankungen?
   3. Stinkende Fettstühle, Fäulnis- oder Gärungsdyspepsie?
b) Endokrine Entgleisung (Diabetes mellitus):
   1. Vermehrter Durst?
   2. Polyurie?
   3. Hautjucken?
   4. Heißhunger?
   5. Allgemeine Leistungsschwäche?

Gefahr: Arterielle periphere Durchblutungsstörung
(Mikroangiopathie)
Suche nach arteriellen Beinzonen!

Darm-Zone

Indikation für Bindegewebsmassagen:
Spastische Obstipation
Colon irritabile
Zu erfragende Beschwerden:
1. Schweregrad der Obstipation?
2. Auftreten besonders auf Reisen, Milieu- oder Klimawechsel?
3. Wechsel von Obstipation und Diarrhoe, besonders bei Aufregungen oder seelischer Anspannung?
4. Auftreten in Verbindung mit Dysmenorrhoe oder Gallenerkrankungen?
5. Form und Beschaffenheit des Stuhlganges?
   a) Spastische Obstipation (= Schafskot)
   b) Atonische Obstipation (= ungeformte harte Stuhlmasse)
6. Familiäre Belastung?
7. Laxantienabusus?
8. Fehlernährung (schlackenarme Kost)?
9. Durchgemachte Darmerkrankungen?

Die typische Indikation der Bindegewebsmassage ist die spastische Obstipation, durch Überwiegen des parasympathischen Anteils des Vegetativums. Die atonische Obstipation sollte mit der klassischen Massage (Bauchmassage und Kolonmassage) angegangen werden, um mechanisch eine Peristaltikanregung und eine reflektorische Darmentleerung herbeizuführen.

Nieren/Blasen-Zone

Indikationen für Bindegewebsmassagen:

A) Niere:
- a) Zustand nach Nephritis und Pyelitis
- b) Nephrolithiasis und Nierenkolik
- c) Ureterspasmen

B) Blase:
- a) Zystitis, nervöse Reizblase, eventuell in Zusammenhang mit Erkrankungen des Urogenitalsystems
- b) Kongestionsprostatitis

Zu erfragende Beschwerden:

zu A) Niere:

Schmerzen und Druckgefühl in den Nierenlagern, eventuell ausstrahlend zur Blase?
Beschwerden wie bei Blasenerkrankungen (B)?

zu B) Blase:

1. Schmerzen und Brennen beim Wasserlassen?
2. Häufiger Harndrang?
3. Miktionsstörungen?
4. Neigung zu kalten Füßen und «Blasenerkältung»?
5. Kälteunverträglichkeit, besonders im Bereich des Abdomens und der Beine?
6. «Blasenempfindlichkeit» schon seit Kindheit?
7. Bettnässen?

Genital-Zone

Indikation für Bindegewebsmassagen:

- a) Dysmenorrhoe / Hypomenorrhoe oder sekundäre Amenorrhoe
- b) Vegetative Ovarialinsuffizienz mit unregelmäßiger Menstruation
- c) Metropathia spastica («vegetative Dystonie des kleinen Beckens»)
- d) Zustand nach Adnexitis
- e) Kinderwunsch bei funktioneller Sterilität

Zu erfragende Beschwerden:

1. Intervalle der Menstruation / Regelmäßigkeit?
2. Starke oder schwache Blutungen / Zwischenblutungen?
3. Unterleibs-/Kreuzschmerzen?
4. Unregelmäßigkeiten, besonders bei Klima- und Mileuwechsel, bei Aufregungen oder seelischer Anspannung?
5. Beginn der Menarche?
6. Familiäre Belastung?
7. Operative Eingriffe?
8. Kombination mit allgemeinen vasomotorischen Störungen, wie Kopfschmerzen, Kreislauf- und Durchblutungsstörungen?

Therapieschema:
Die Verabfolgung der Bindegewebsmassage hat sich nach dem Rhythmus der Menstruation zu richten. Es empfiehlt sich, ungefähr vierzehn Tage vor der Menstruation mit einer Behandlung drei mal wöchentlich zu beginnen und dann in der Woche vor der erwarteten Regelblutung täglich zu massieren. In der 1. und 2. Woche nach der Menstruation genügen ein bis zwei Behandlungen wöchentlich, wobei neben den Genitalzonen auch die Trochanterzone und der Ilio-tibialis-Trakt mit in die Therapie eingeschlossen werden sollen.

Arterielle Beinzone

Indikation für Bindegewebsmassagen:

a) Funktionelle arterielle periphere Durchblutungsstörungen im Rahmen einer vegetativen Dystonie mit Erythema nervosum, Erythrocyanosis crurum puellarum (rot/blaue Beinverfärbung bei jungen Mädchen).
   Funktionelle Ischämie oder Akrozyanose
b) Zu Obliterationen neigende Erkrankungen wie
   Morbus Winiwarter-Bürger (Thrombangitis obliterans)
   Claudicatio intermittens (Raucherbein)
   Beginnende arteriosklerotische Veränderungen.
c) Diabetische Mikroangiopathie

Zu erfragende Beschwerden:

1. Neigung zu kalten Füßen, eventuell schon von Kindheit an?
2. Weiße oder blau/rote Verfärbung der Beine?
3. Rasche Ermüdbarkeit beim Gehen, eventuell mit Wadenkrämpfen?
4. Nachts «heiße» Füße, die der Patient gern aus dem Bett hängen läßt?
5. Empfindlichkeit gegen Kälte?
6. Rauchen / Bewegungsmangel?
7. Endokrine hormonelle Dysregulation wie Diabetes oder Ovarialinsuffizienz, (Dysmenorrhoe, Klimakterium)?
8. Familiäre Belastung?

Festzustellen ist besonders der Schweregrad der Erkrankung durch Prüfen der Fußpulse, des Ratschow-Versuches und der Risikofaktoren nach der Stadiumeinteilung nach Fontaine (I–IV). Dabei ist eine Kombinationstherapie mit der gesamten physikalischen Therapiepalette anzustreben, insbesondere zur Erzielung der verschiedenen Hyperämieformen. Bei Verdacht auf akute arterielle Gefäßverschlüsse dürfen keine physiotherapeutischen Maßnahmen durchgeführt werden. Hier ist der Patient möglichst rasch in ärztliche Behandlung zu bringen.

Venen – Lymphzone

Indikation für Bindegewebsmassagen:

a) Venöse/lymphatische Stauungen
b) Variköser Symptomenkomplex
c) Venenklappeninsuffizienz
d) Postthrombotisches oder postphlebitisches Syndrom
e) Ulcus cruris

Zu erfragende Beschwerden:

1. Schweregefühl der Beine, besonders abends?
2. Anschwellen der Unterschenkel, besonders nach längerem Stehen?

3. Parästhesien?
4. Blaue oder marmorierte Hautfärbung?
5. Herabgesetzte Hauttemperatur (Kälte)?
6. Eventuell nächtliche Wadenkrämpfe?
7. Nachlassen der Beschwerden beim Gehen?

Eine akute Phlebitis oder Thrombophlebitis ist immer auszuschließen, insbesondere durch Ertasten der Payr'schen und Meier'schen Druckpunkte.

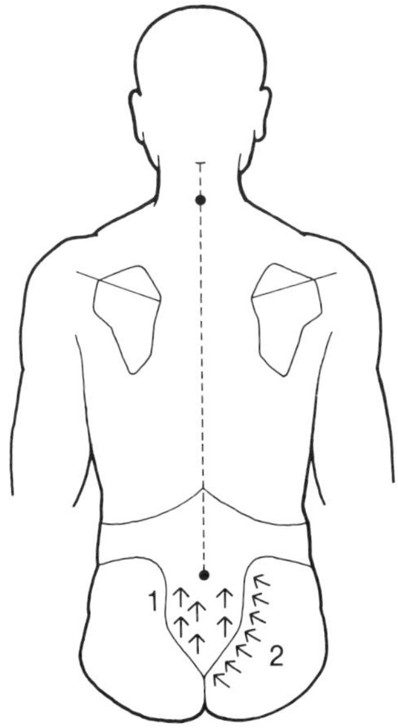

Abb. 231a

1) Die Therapie beginnt grundsätzlich mit Anhaken im Bereich des Kreuzbeins mit beidseitiger Daumentechnik von kaudal nach kranial (Praevalenz des Beckenbereiches)
2) Anhakstriche des Kreuzbeinseitenrandes von der Analfalte ausgehend

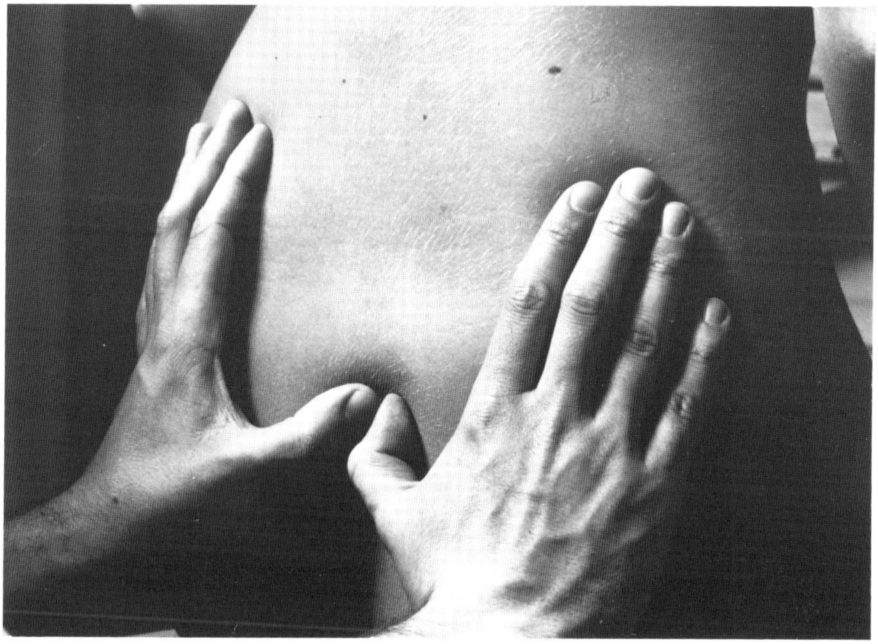

Abb. 231 b

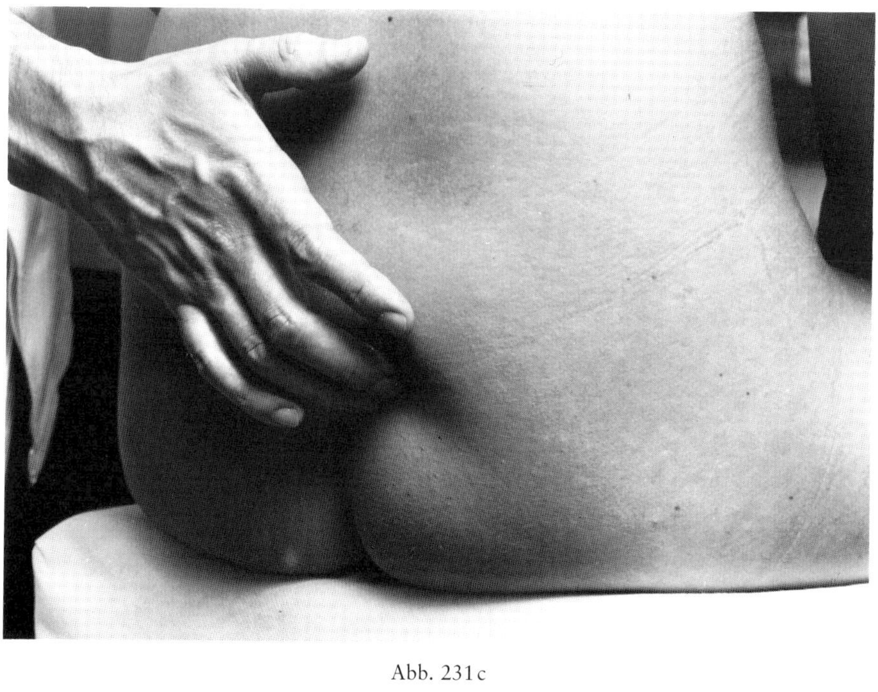

Abb. 231 c

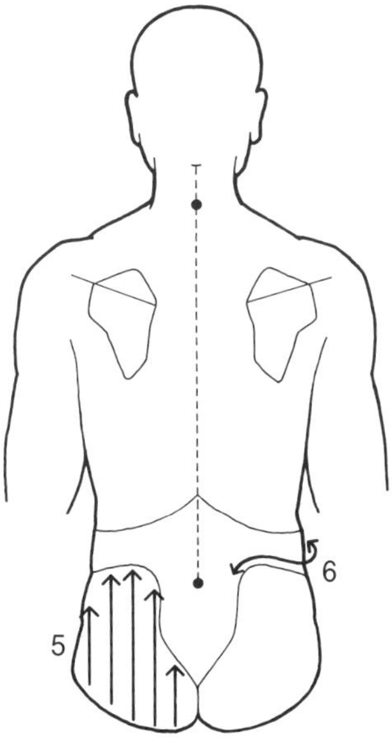

Abb. 233 a

5) Senkrechte Züge über den M. glutaeus
6) Schiebezug über den Darmbeinkamm vom hinteren oberen Darmbeinstachel zum vorderen oberen Darmsteinstachel und zurück

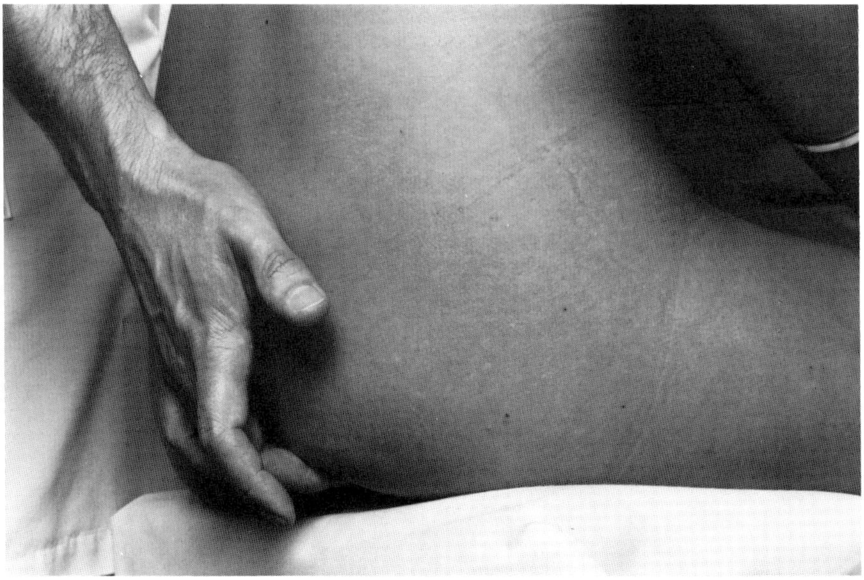

Abb. 233 b

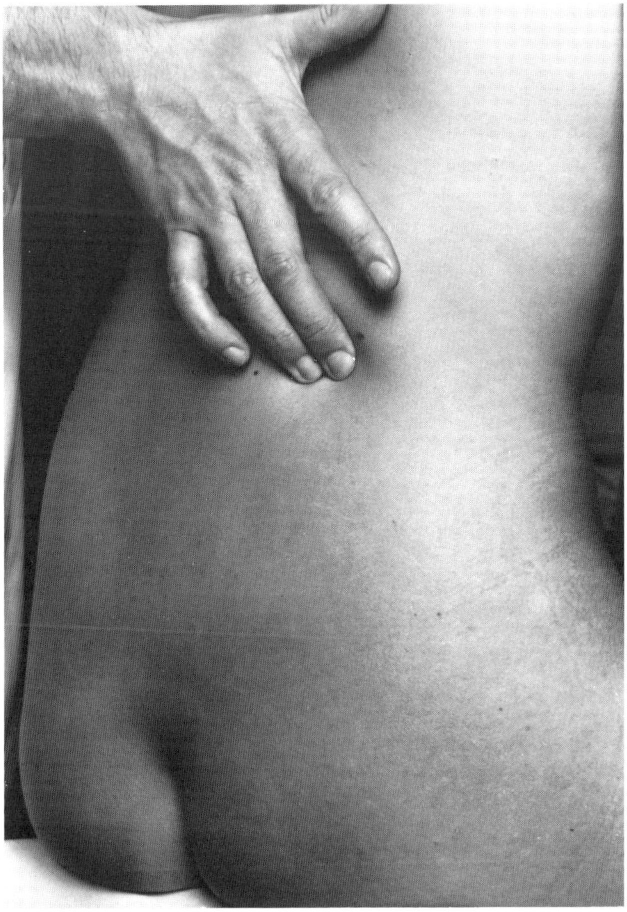

Abb. 233c

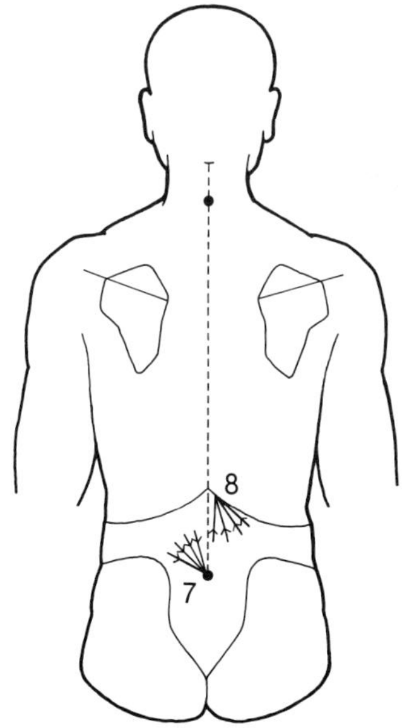

Abb. 234a

7) Ziehen eines Fächers in den Winkel zwischen Kreuzbein und Lendenwirbelsäule
8) Ziehen eines Fächers in den Winkel zwischen Rippenbogen und Lendenwirbelsäule

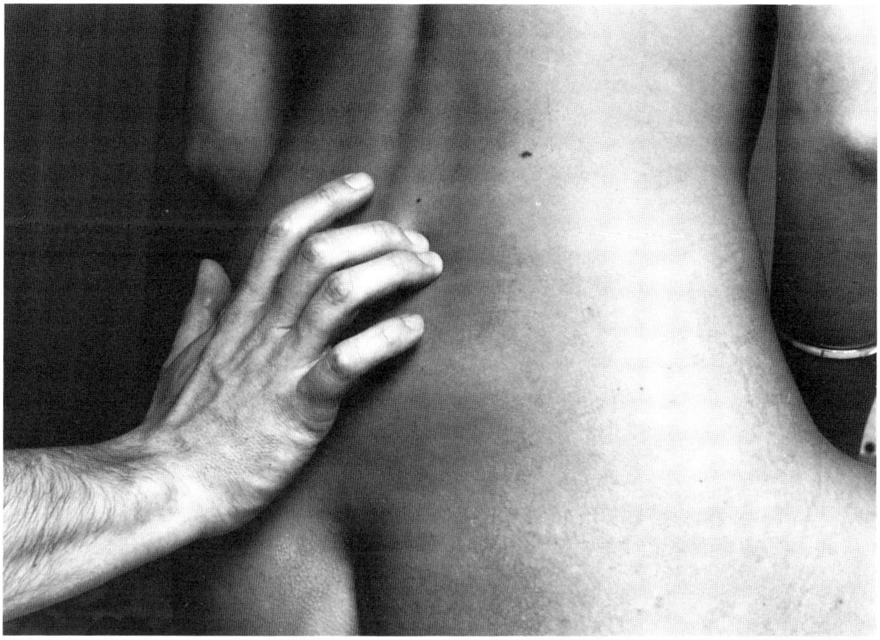

Abb. 234b

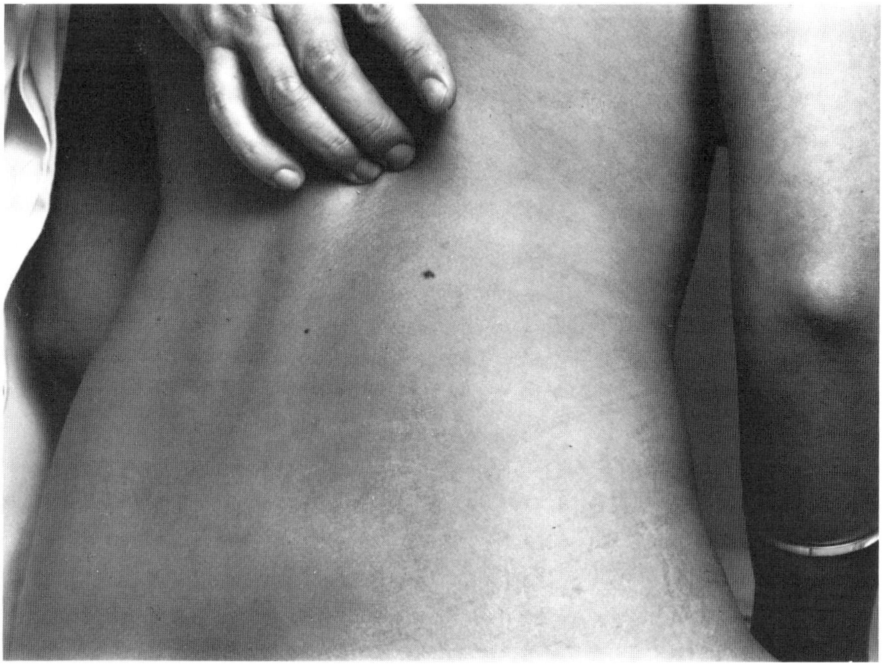

Abb. 234c

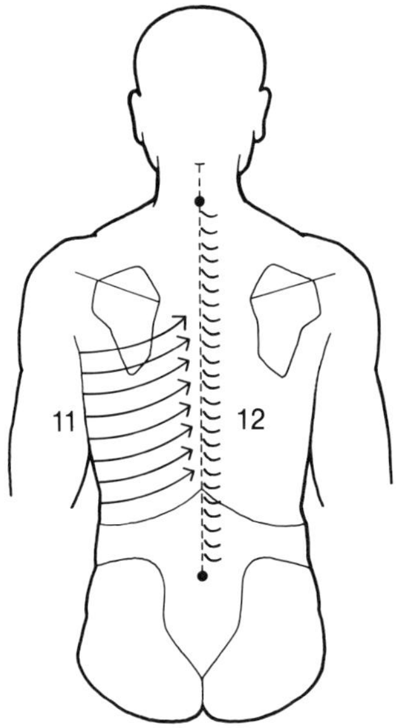

Abb. 236a

11) Züge im Verlauf der Rippenzwischenräume von der Axillarlinie zur Wirbelsäule
12) Bogenförmige Anhakstriche paravertebral zur Wirbelsäule von L 5 zum Prominenz

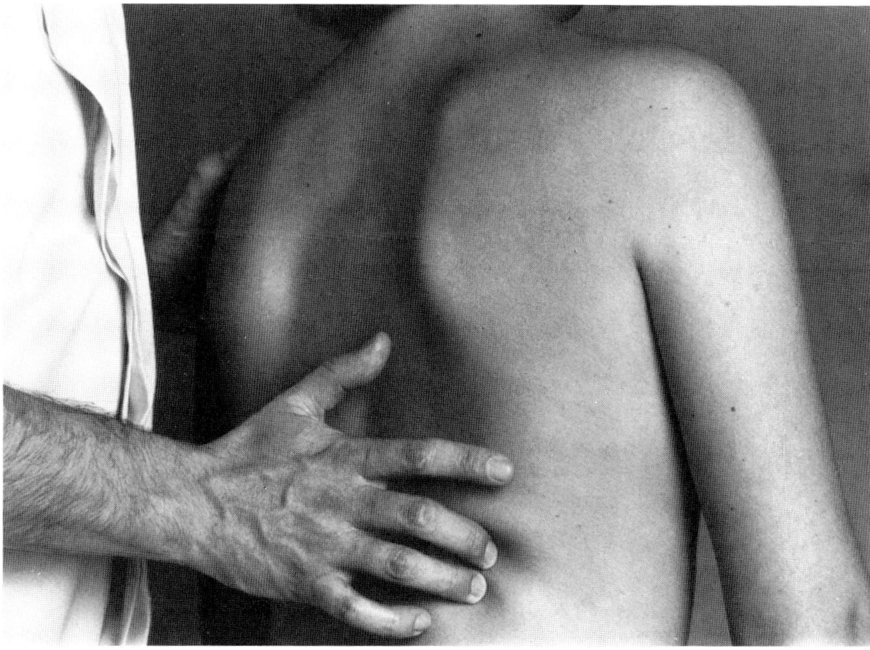

Abb. 236b

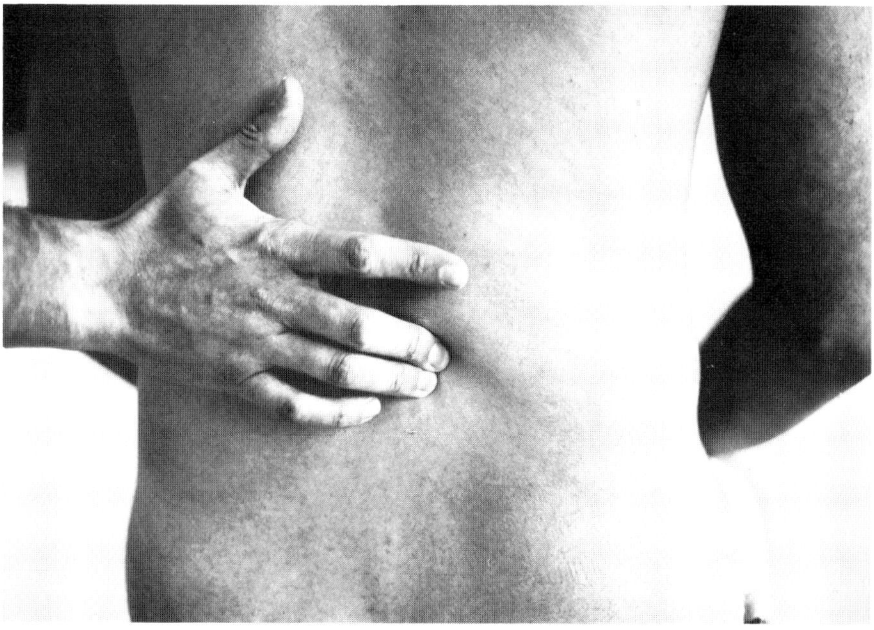

Abb. 236c

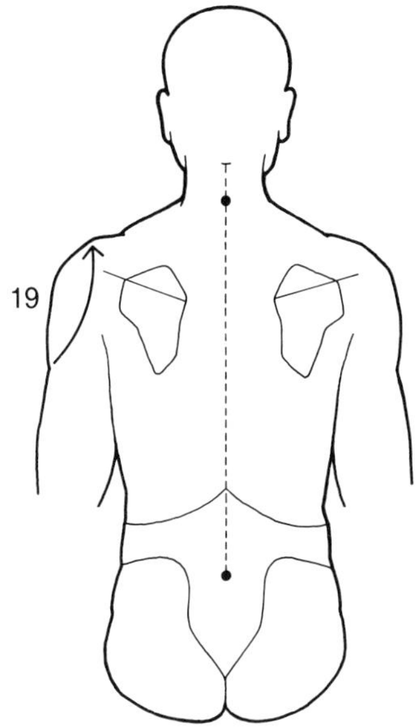

Abb. 240a

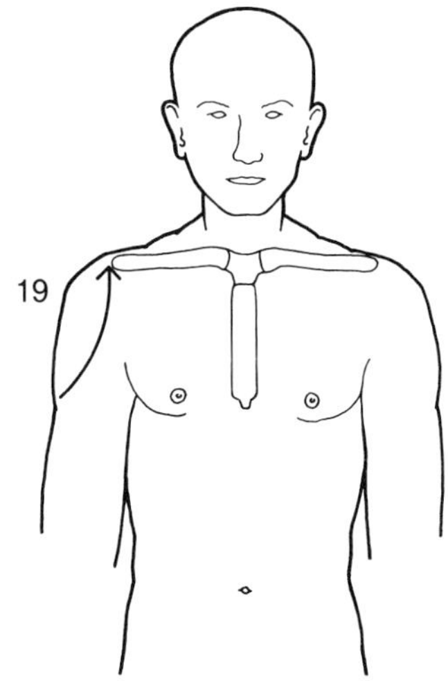

Abb. 240b

19) Bogenförmiger Zug entlang des hinteren, dann entlang des vorderen Deltarandes, erst rechts, dann links. Im Foto dargestellt der hintere Zug

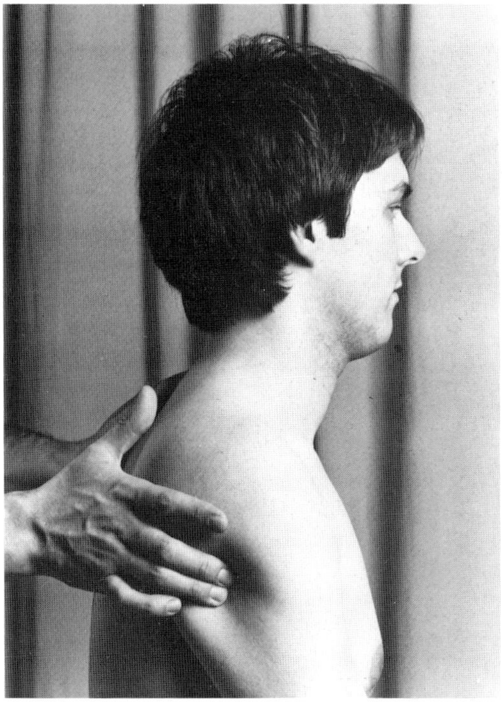

Abb. 240c

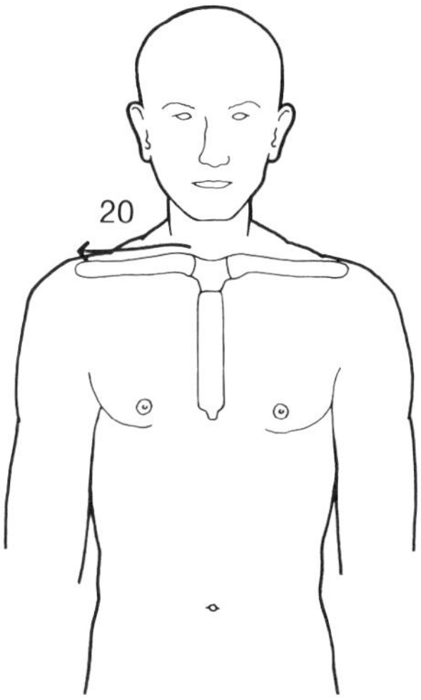

Abb. 241 a

20) Zug über der Klavikula von medial nach lateral, erst rechts, dann links, dann beiderseits

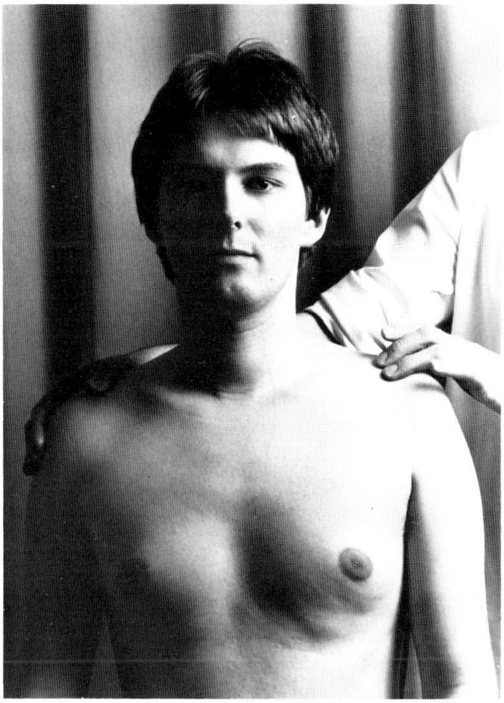

Abb. 241 b

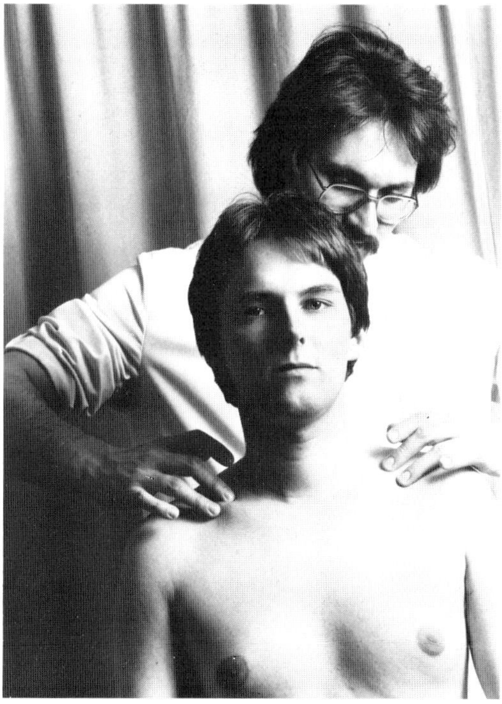

Abb. 241 c

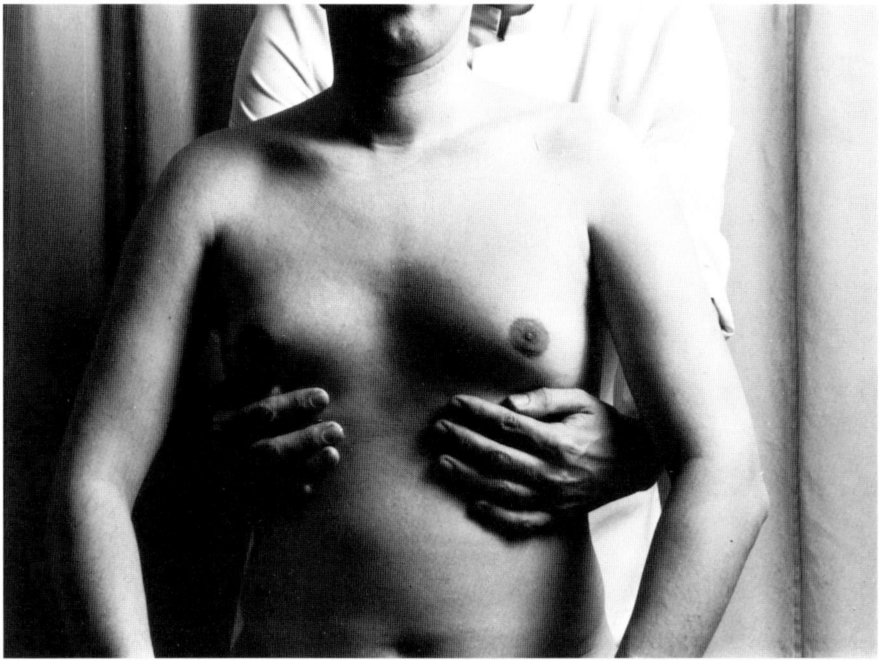

Abb. 243 c

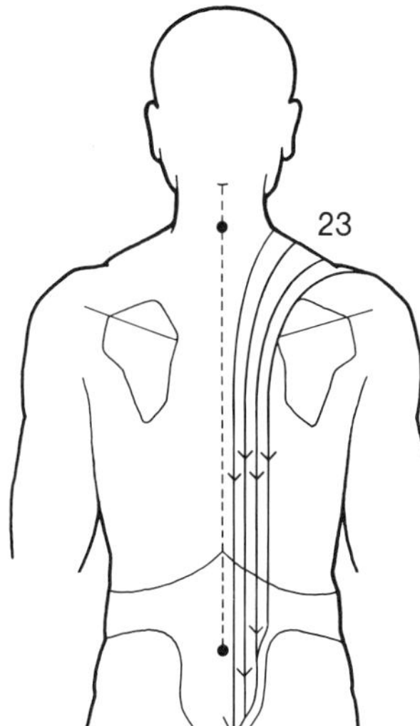

Abb. 244 a

23) Abschließender Spreizgriff vom oberen Trapeziusrand zur Analfalte

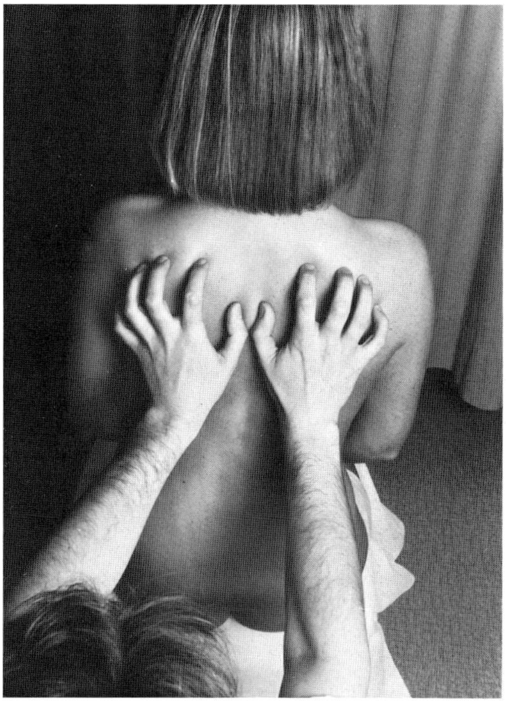

Abb. 244 b

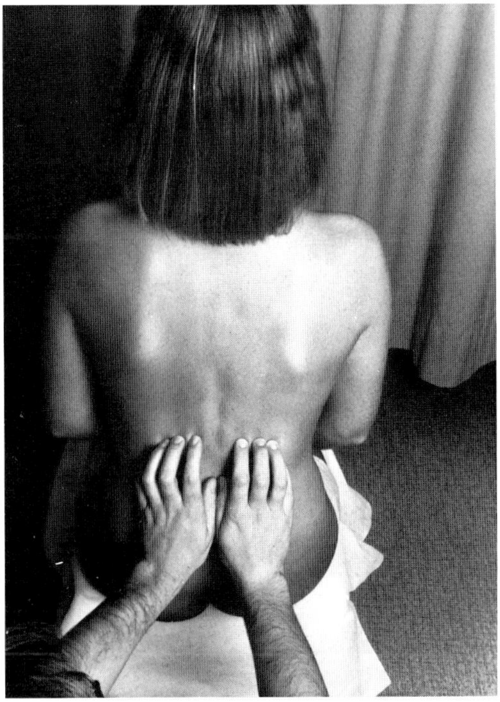

Abb. 244c

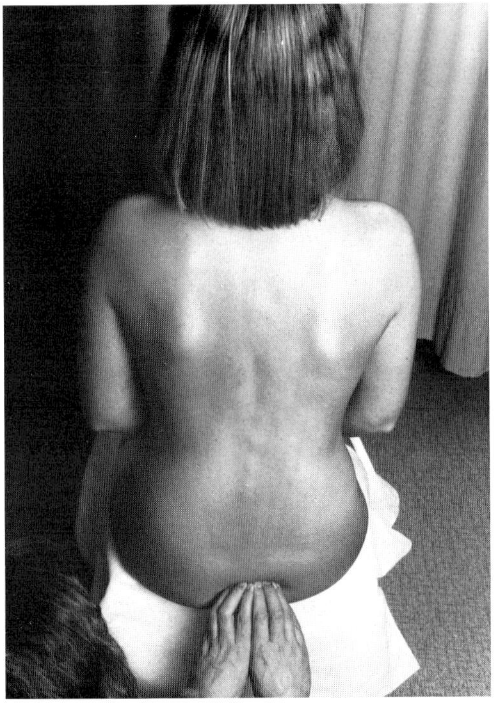

Abb. 244d

Obere Extremitäten

1. Züge durch die Achselhöhle
2. Anhakstriche quer zur Achselhöhle
3. Zug entlang des hinteren und des vorderen Deltoideusrandes
4. Anhakstriche entlang des Bizepsrandes medial und lateral
5. Anhakstriche zu den Epikondylen vom Humerus aus
6. Weicher Zug durch die Ellenbeuge
7. Anhakstriche im Verlauf der Extensoren und Flexoren von der Ellenbeuge bis zum Handgelenk
8. Anhakstriche am Handgelenk vom Unterarm aus
9. Dehnung der Handaponeurose

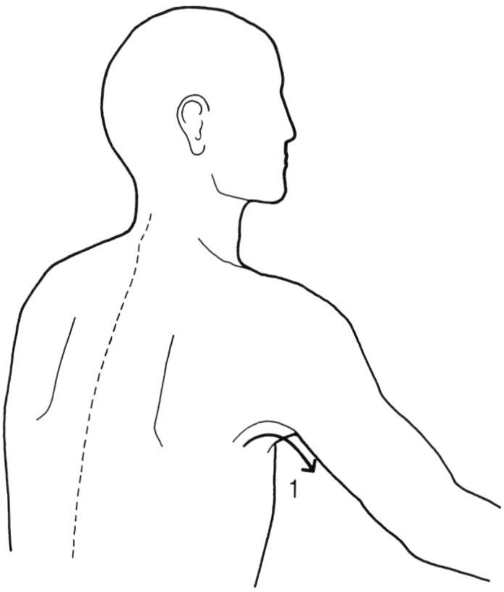

Abb. 245 a

Abbildung 245 a–b: Züge durch die Achselhöhle

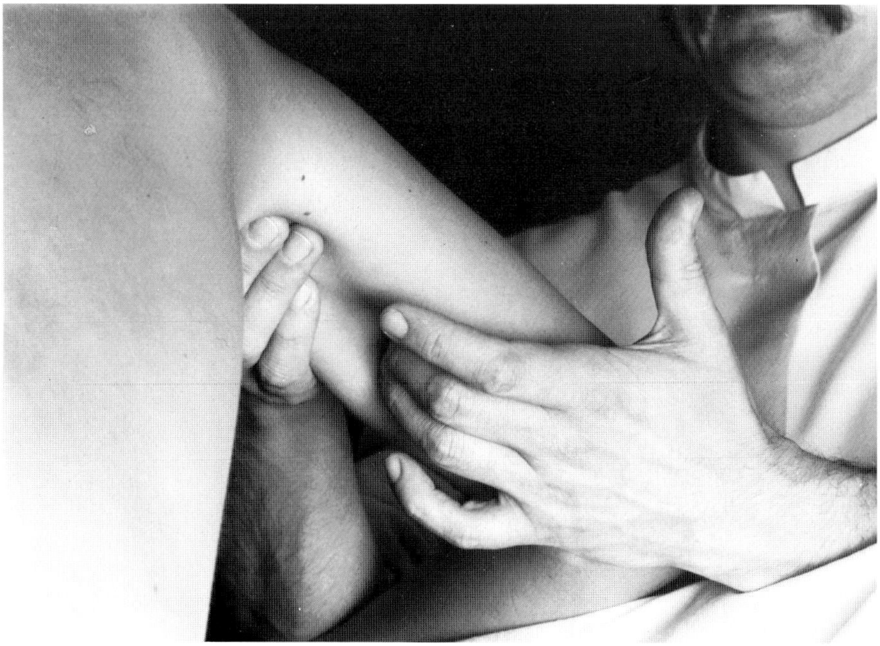

Abb. 245 b

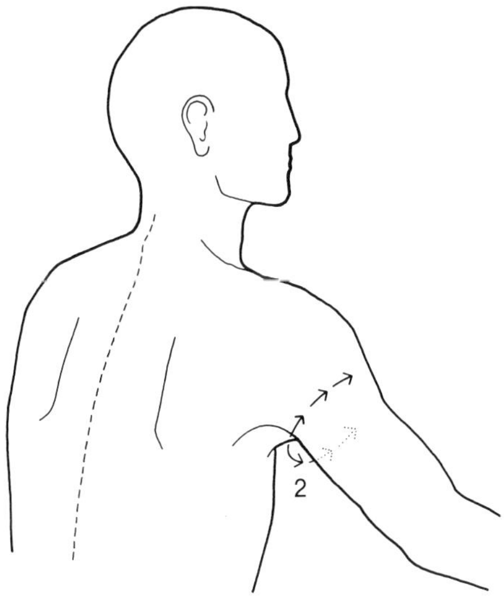

Abb. 246 a

Abbildung 246 a–b: Quere Anhakstriche durch die Achselhöhle

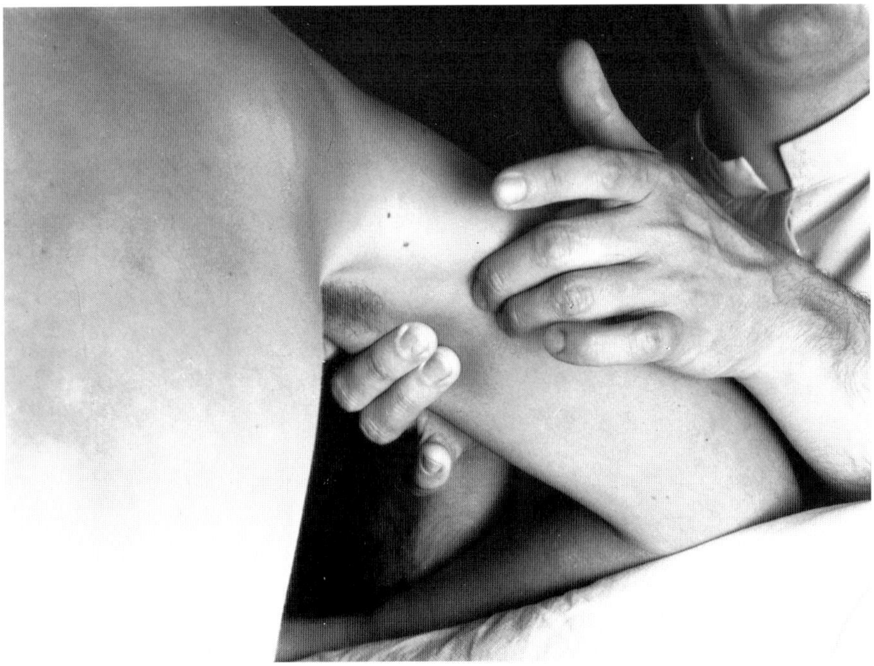

Abb. 246 b

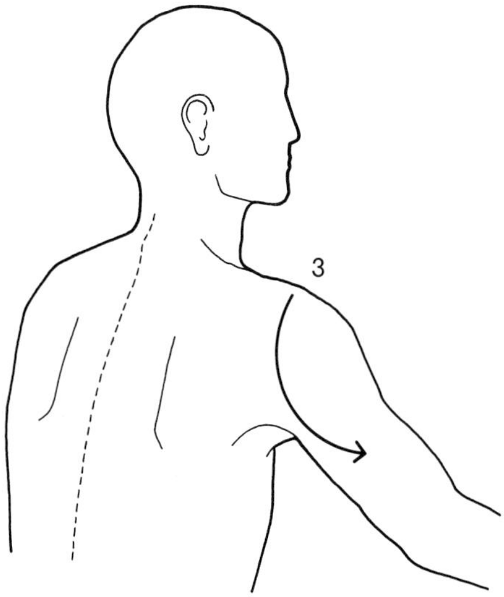

Abb. 247 a

Abbildung 247 a–b: Zug um den M. deltoideus erst dorsal, dann ventral

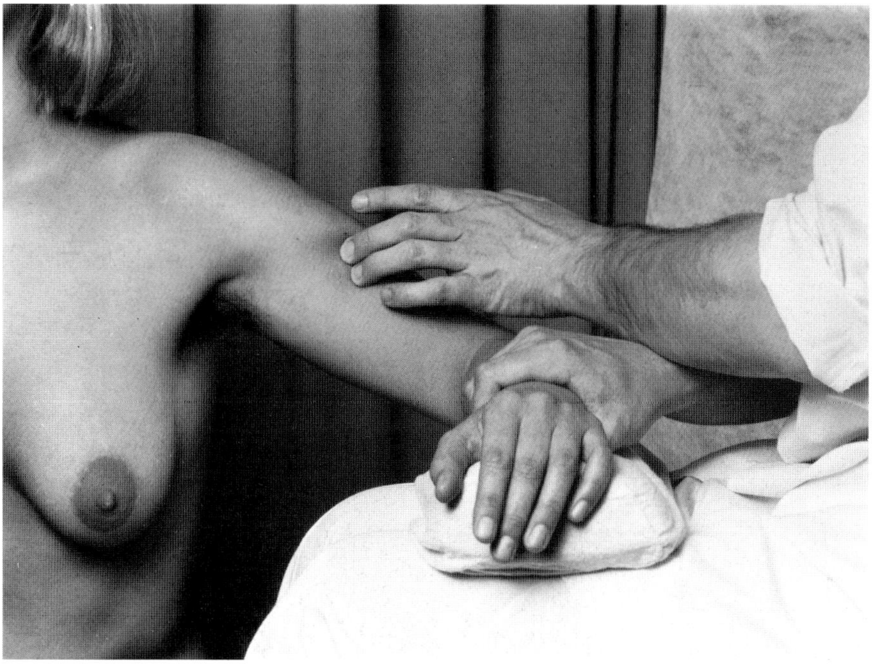

Abb. 247 b

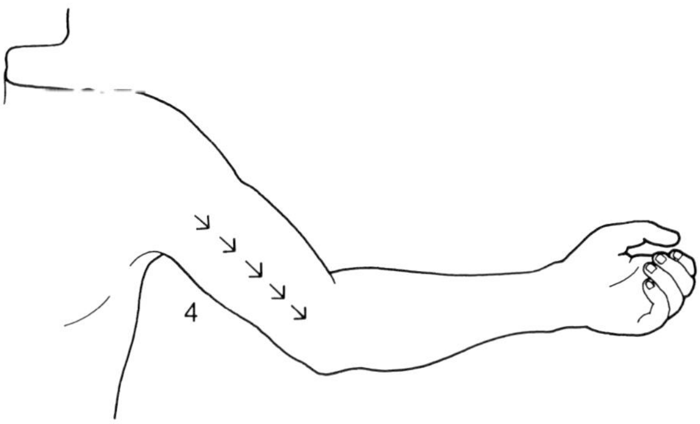

Abb. 248 a

Abbildung 248 a–c: Anhakstriche entlang des Bizepsrandes medial und lateral

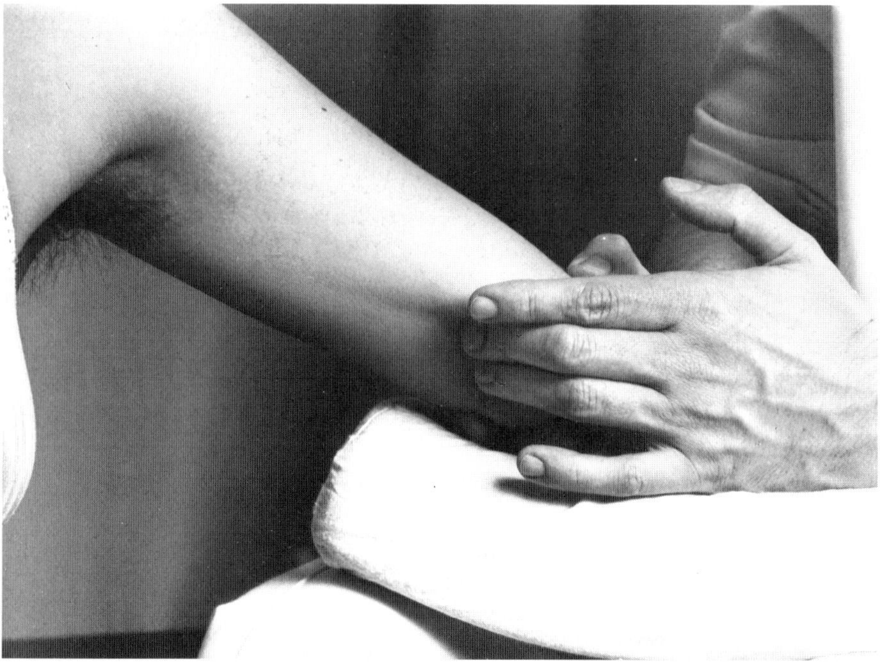

Abb. 248 b

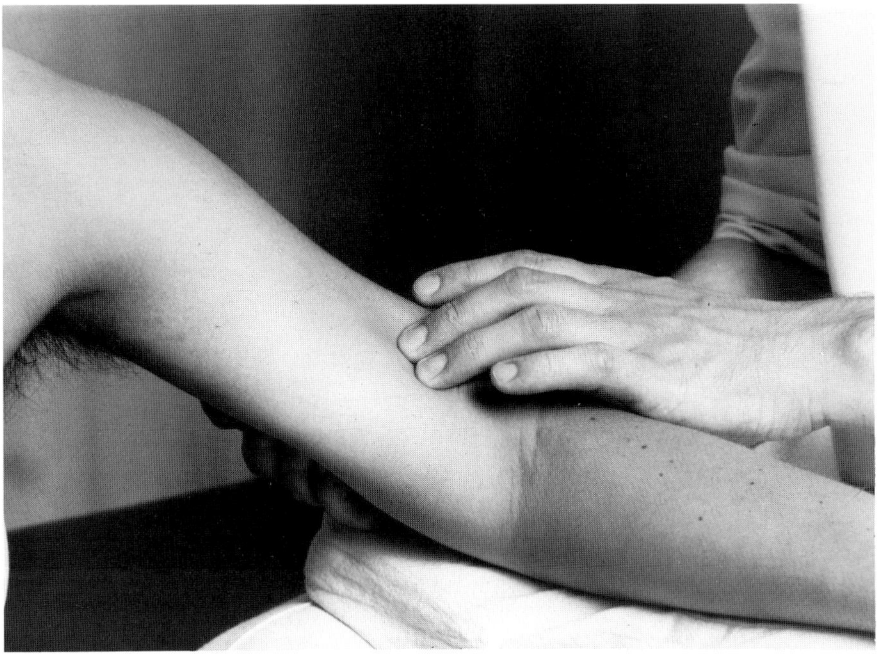

Abb. 248 c

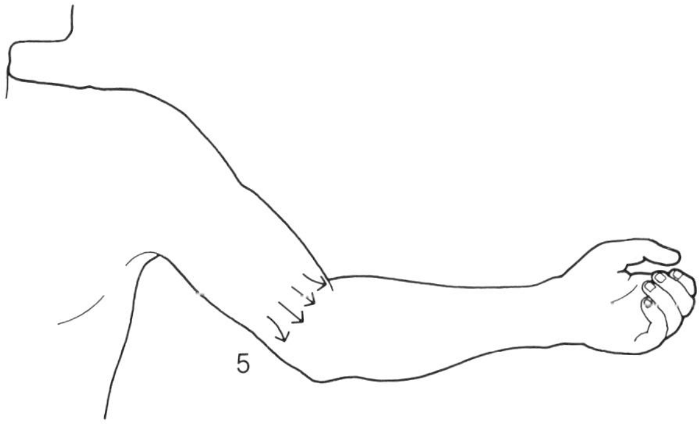

Abb. 249 a

Abbildung 249 a–b: Anhakstriche zu den Epikondylen vom Humerus aus

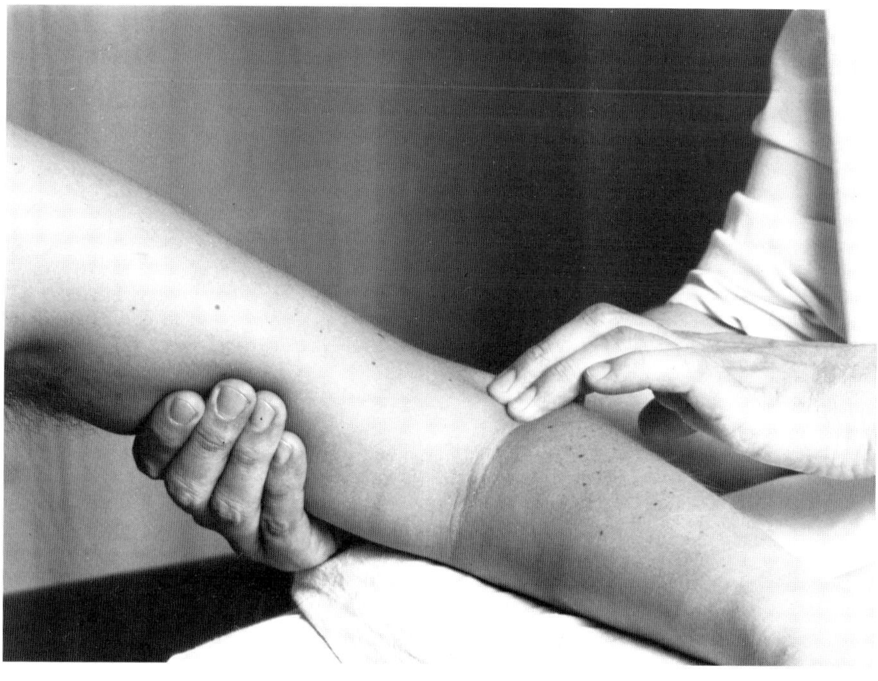

Abb. 249 b

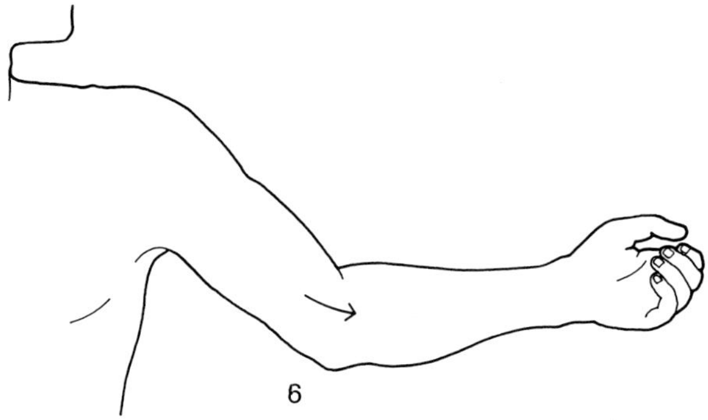

Abb. 250 a

Abbildung 250 a–b: Weicher Zug durch die Ellenbeuge

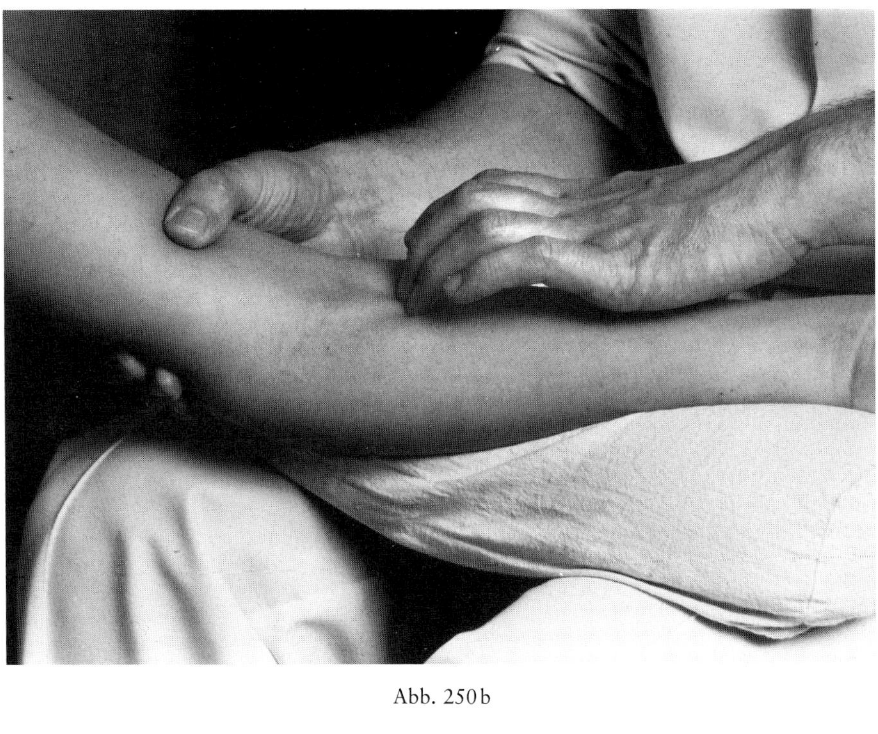

Abb. 250 b

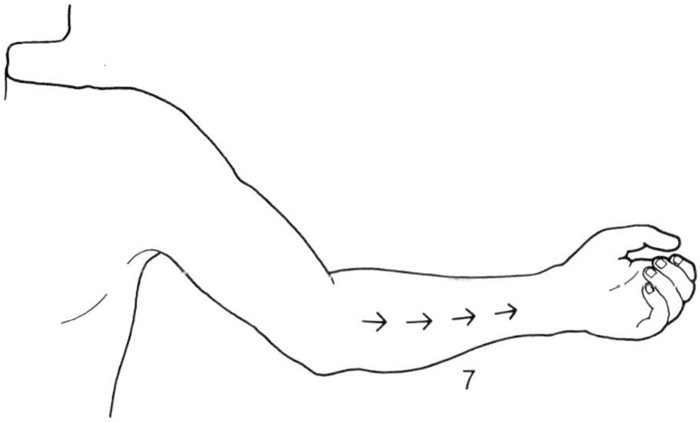

Abb. 251a

Abbildung 251a–b: Anhakstriche im Verlauf der Extensoren und Flexoren von der Ellenbeuge bis zum Handgelenk

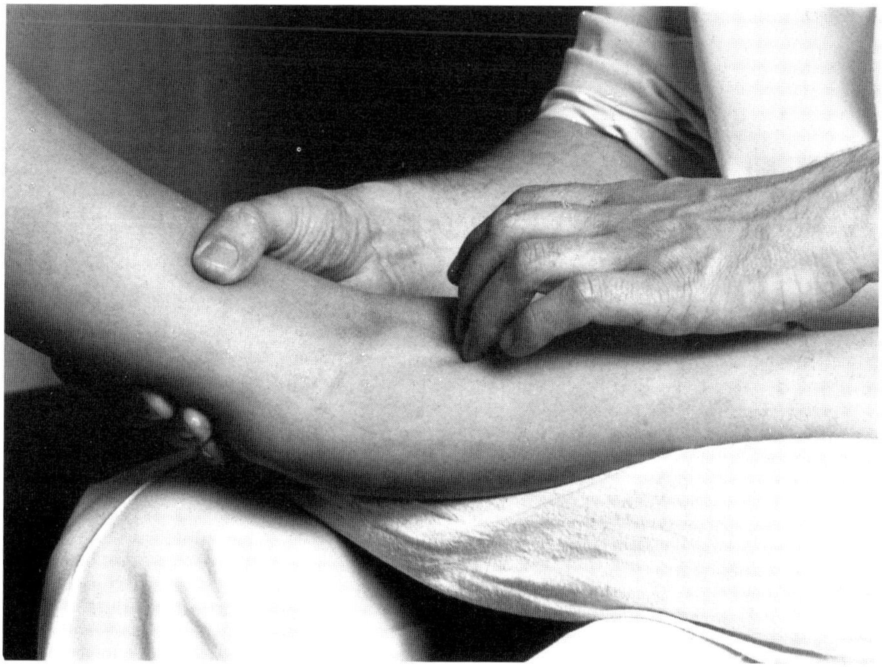

Abb. 251b

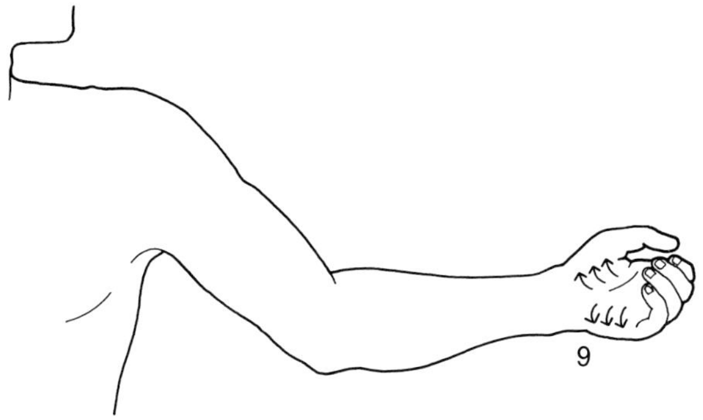

Abb. 253 a

Abbildung 253 a–b: Dehnung der Handaponeurose

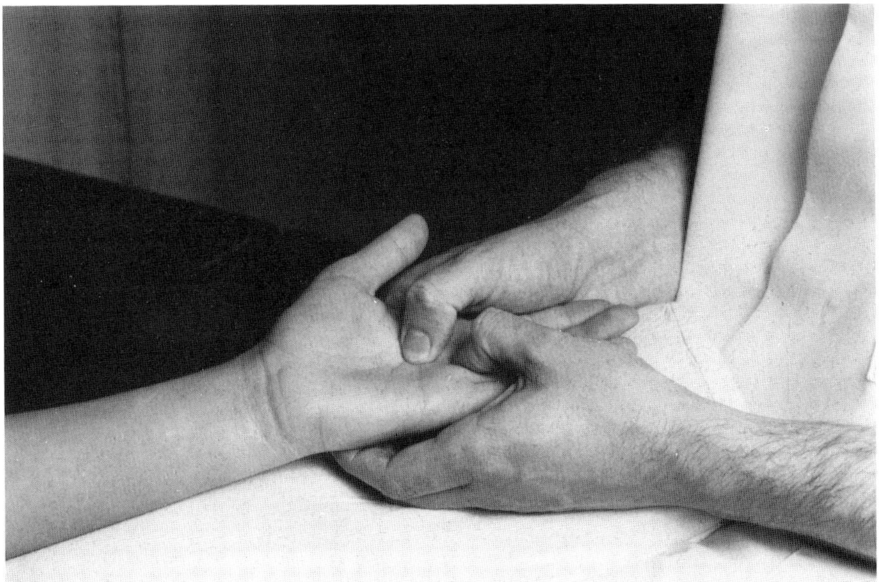

Abb. 253 b

Untere Extremitäten

1. Zug über den Ilio-tibialis-Trakt
2. Anhakstriche quer zum Ilio-tibialis-Trakt
3. Anhakstriche zwischen M. biceps femoris und Semimuskeln
4. weicher Zug durch die Poplitea
5. Anhakstriche über die Gastrocnemiusköpfe medial und lateral
6. Anhakstriche zum oberen Sprunggelenk
7. Zug über die Fußsohle

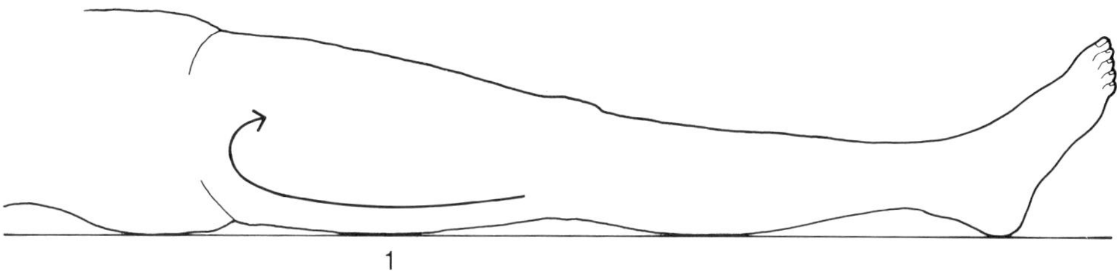

Abb. 254a

Abbildung 254a–c: Zug über den Ilio-tibialis-Trakt

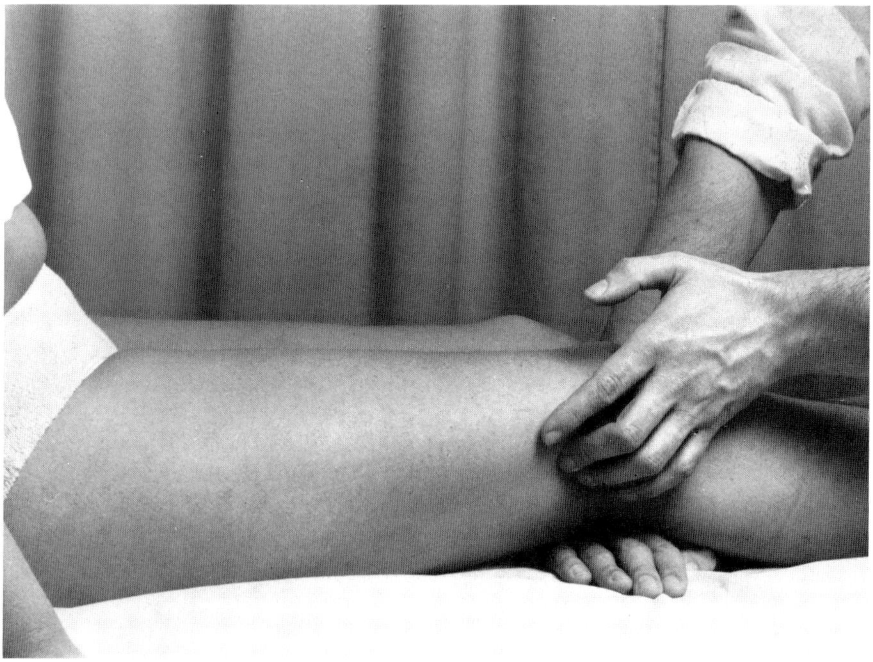

Abb. 254b

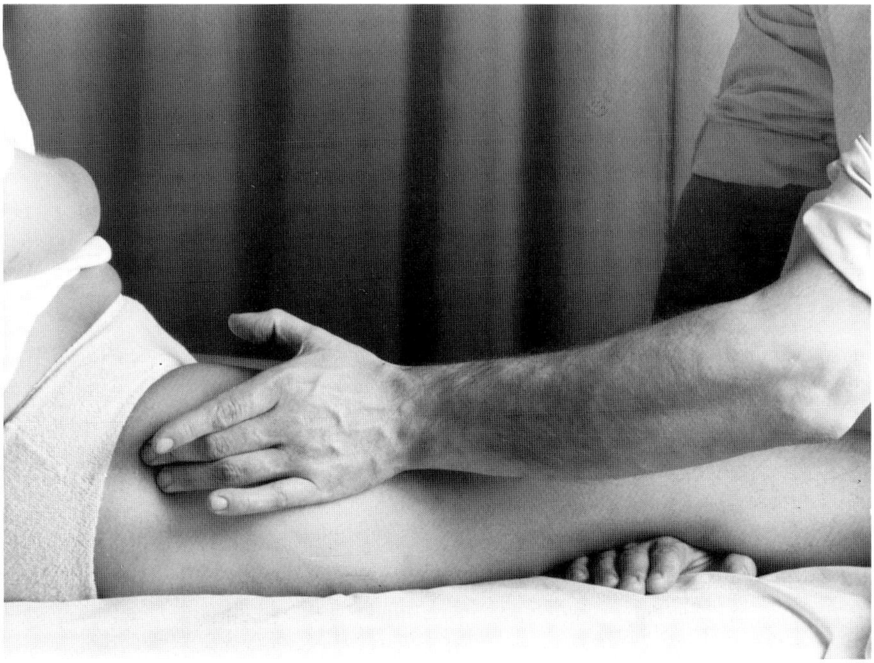

Abb. 254c

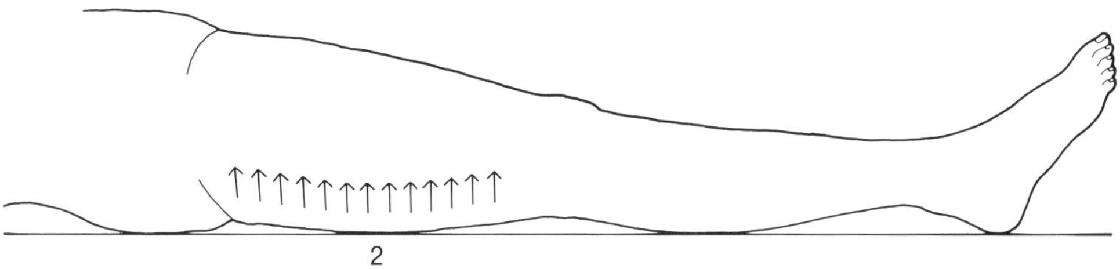

Abb. 255 a

Abbildung 255 a–b: Anhakstriche quer zum Ilio-tibialis-Trakt

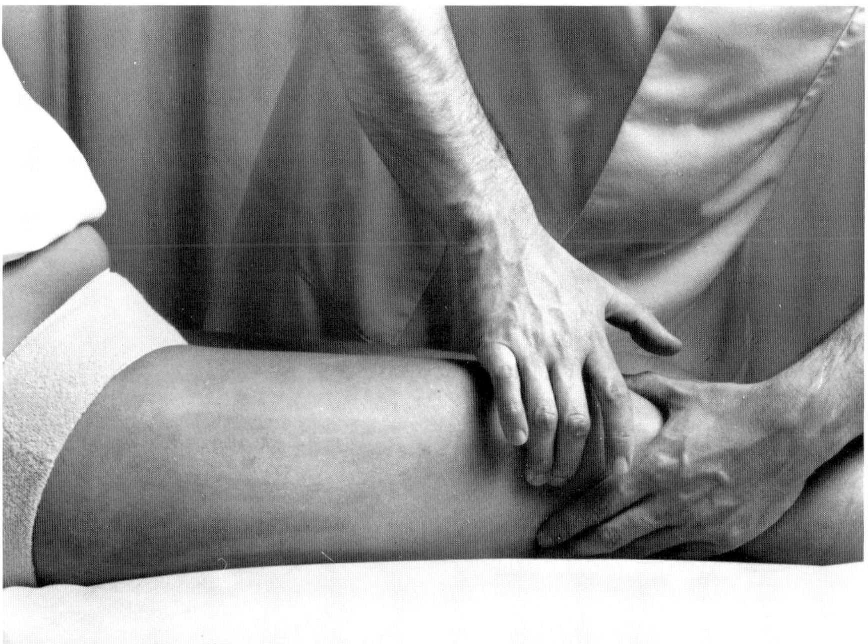

Abb. 255 b

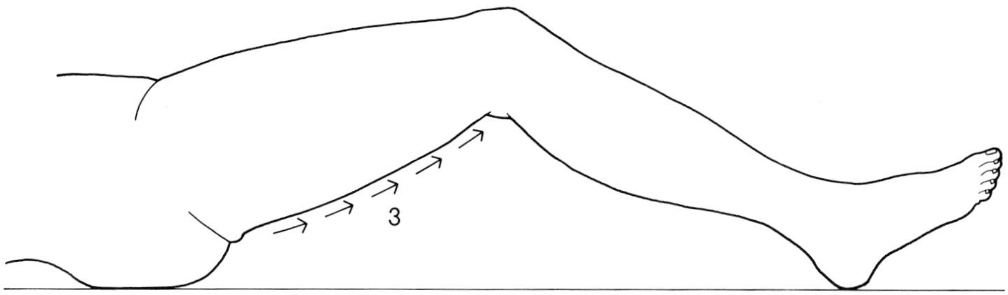

Abb. 256a

Abbildung 256a–b: Anhakstriche zwischen M. biceps femoris und Semimuskeln

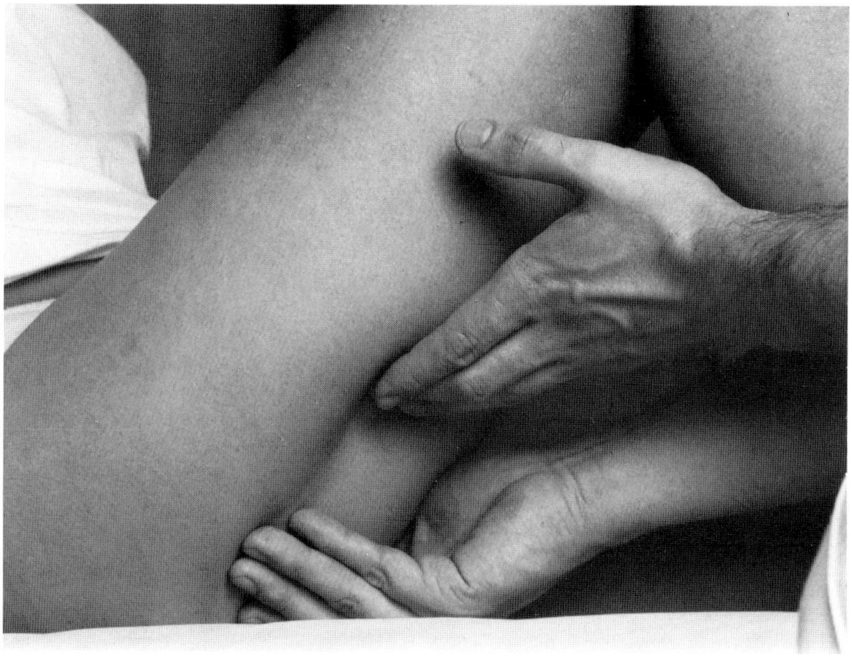

Abb. 256b

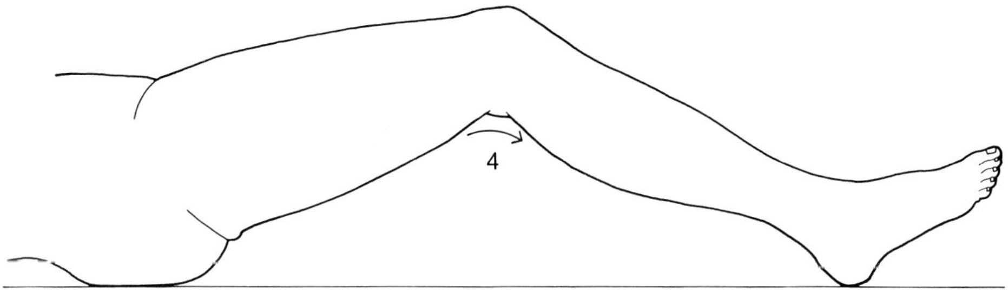

Abb. 257a

Abbildung 257a–b: Weicher Zug durch die Poplitea

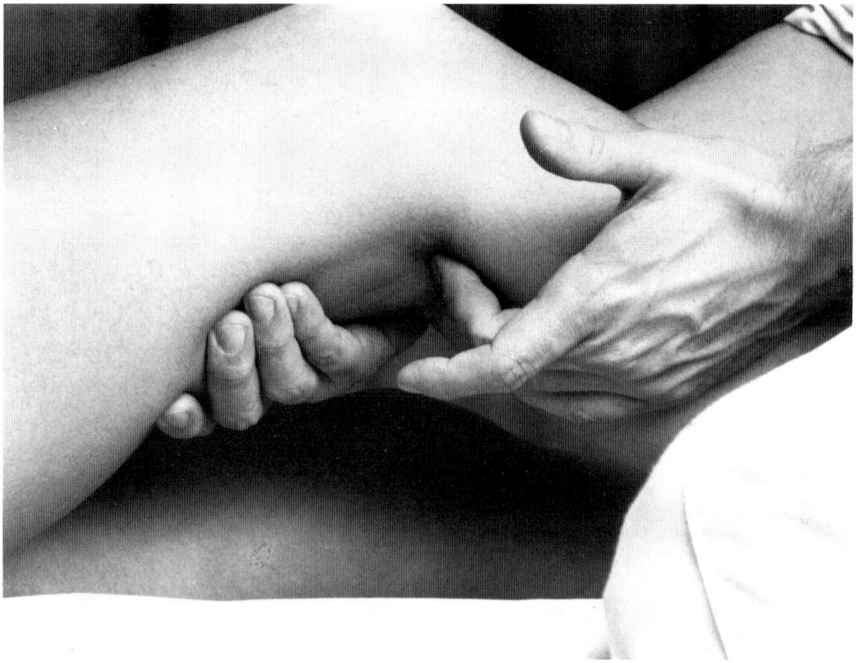

Abb. 257b

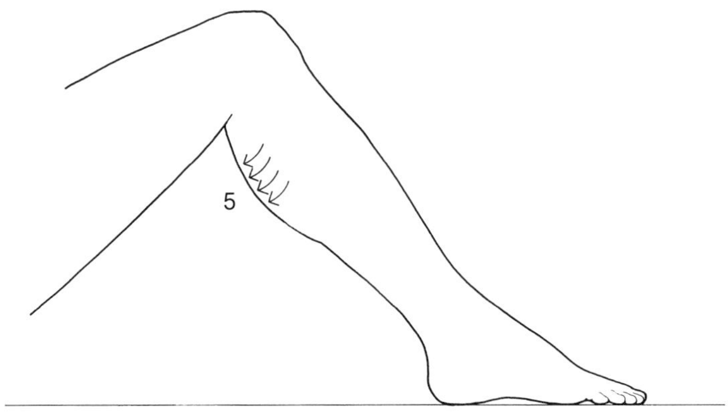

Abb. 258 a

Abbildung 258 a–b: Anhakstriche über die Gastrocnemiusköpfe medial und lateral

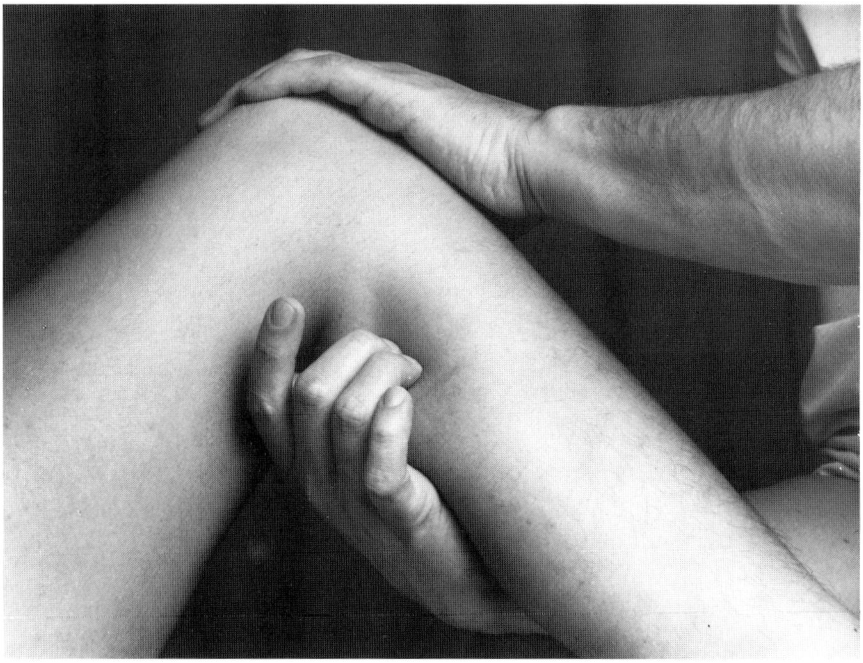

Abb. 258 b

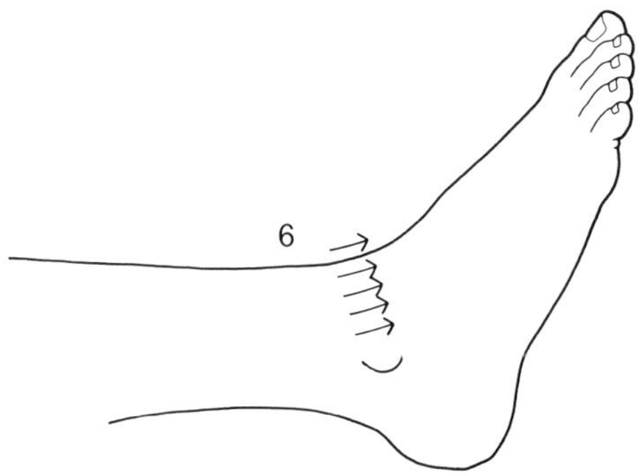

Abb. 259 a

Abbildung 259 a–b: Anhakstriche zum oberen Sprunggelenk

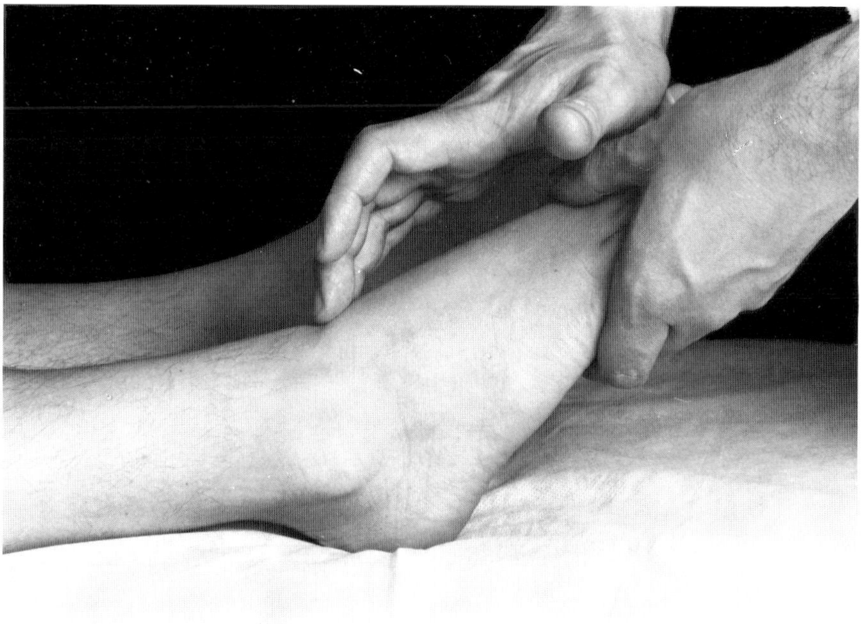

Abb. 259 b

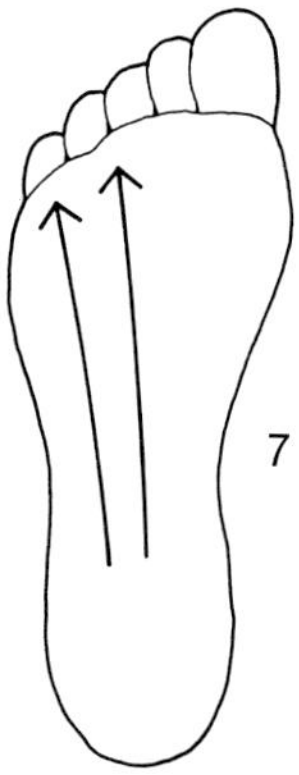

Abb. 260a

Abbildung 260a–b: Zug über die Fußsohle unter Auslassung des medialen Zuges (Payr-Druckpunkte!)

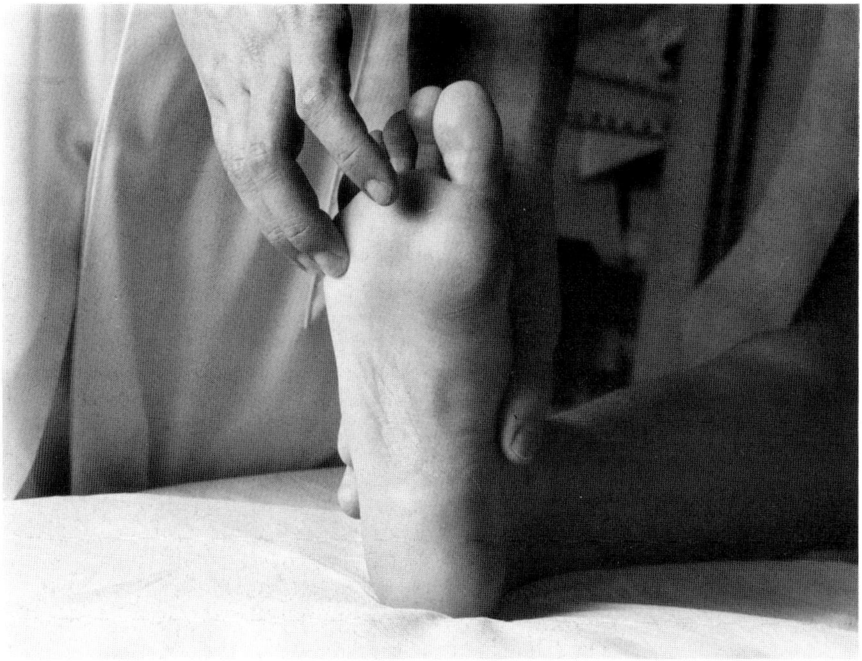

Abb. 260b

13. Gegenüberstellung der Indikationen der klassischen Massage und der Bindegewebsmassage bei Rückenbehandlungen

Erfahrungsgemäß besteht im allgemeinen eine gewisse Unsicherheit bei der Verordnung der einzelnen Massagemethoden. Statistisch fällt auf, daß nach unseren Erfahrungen bei Gegenüberstellung der Verabfolgung von klassischen Massagen/Bindegewebsmassagen die klassische Massage mit etwa 96% deutlich überwiegt. Diese auffallende Diskrepanz mag ihre Begründung in den wesentlich differenzierteren Grundüberlegungen bezüglich der Wirkwege und der Wirkungsweise und den sich daraus ergebenden Indikationen der Bindegewebsmassage haben, die häufig nicht als bekannt vorausgesetzt werden können. Darüber hinaus sind die erzielten Therapieerfolge nicht immer befriedigend, denn die fachgerechte Ausführung der Bindegewebsmassage setzt beim Therapeuten eine große technische Fertigkeit und auch eine längere Erfahrung voraus. Der gewünschte Therapieerfolg läßt unter Berücksichtigung des Ablaufes der geschilderten komplizierten neuralen Schaltvorgänge und bei einer im allgemeinen vorliegenden ausgeprägten vegetativen Dysregulation häufig auf sich warten, ja bisweilen ist diese Therapie mit Komplikationen durch vegetative Fehlschaltungen belastet. Neben der Fertigkeit und Erfahrung des Therapeuten muß daher auch der Arzt in der Lage sein, Zonenbefunde beurteilen zu können, um aus dem Therapieverlauf und dem eventuell wechselnden Zonenbild seine weiteren Verordnungen treffen zu können.
Der Großteil der Massageverordnungen kommt auf Grund von Tastbefunden des Rückens zustande. Da häufig Schwierigkeiten bezüglich der Indikationszuordnung klassische Massage/ Bindegewebsmassage bestehen, soll im Folgenden ein Indikationskatalog nach lokalen Rückenbefunden erstellt werden, ohne daß auf ätiologische Zusammenhänge, Beschwerden und Beschreibung der einzelnen Befunde eingegangen werden kann.

Klassische Massage

Das Hauptanwendungsgebiet der klassischen Massage stellen die Erkrankungen der quergestreiften Muskulatur dar.

A. Schmerzhafte Muskelerkrankungen:

1) Myalgie (Neuro-Myalgie)
   a) Physikalische Myalgie = Verspannung
      - vegetativ / psychisch = funktionell/spastisch
      - mit organpathologischem Hintergrund (isometrisch/isoton/auxoton)
   b) Chemische Myalgie = Verquellung, Verklebung, Muskelkater, Gelosen
   c) Kombinierte gelotische Verspannung
2) Myositis
   a) Die unspezifische akute Myositis stellt eine Kontraindikation für eine Massagetherapie dar.
   b) Die spezifische Myositis = intrazelluläre Fibrositis (Weichteilrheumatismus) ergibt das Bild einer chronischen Myositis mit akuten Schüben und typischen Beschwerden.
      In den Anfangsstadien und außerhalb der akuten Schübe ist die klassische Massage indiziert.

c) Die Myositis ossificans hat als chronische degenerative Verlaufsform bestimmte Prädilektionsstellen. Sie sollte nicht mit Gelosen verwechselt werden und stellt keine Massageindikation dar.

B. Degenerative Muskelerkrankungen

Muskelatrophie
a) Örtliche Ursachen durch Inaktivität
b) Neurologische Ursachen nach Neuropathien oder durch spastische und schlaffe Paresen

C. Lokalerkrankungen des Bindegewebes = Pannikulosen / Kollagenosen

(s. Klass. Mass. S. 68 und Bindegewebsmassage S. 208).

D. Geschwülste

Geschwülste stellen eine Kontraindikation für alle Massagen dar, wobei differential-diagnostisch Gelosen unterschieden werden müssen, die sich durch Schmerzhaftigkeit, Auslösung von Syndromen und bestimmten Prädilektionsstellen auszeichnen (s. S. 56–61).

Bindegewebsmassage

Das Hauptindikationsgebiet der Bindegewebsmassage stellen funktionelle Erkrankungen innerer Organe mit glatter Muskulatur dar.

1. Bindegewebszonen in Dermatomen / Myotomen

a) Sichtbare Zonen vorwiegend im Schulter- und Beckenbereich
= Zonen 1. und 2. Ordnung (Einziehung und Quellung).
b) Tastbare Zonen vorwiegend im Thorakal-Lumbal-Bereich
= Verklebung und Verspannung oberflächlicher und/oder tiefer Schichten der Körperdecke. Beim Abheben sind die Verschiebeschichten deutlich verbacken, gespannt und schmerzhaft.

Sichtbare und tastbare Zonen können von ihrer Aktivität her stumm, klinisch stumm oder akut sein. Ihre Ausdehnung ergibt aber keinen Hinweis auf die Intensität der Beschwerden des Patienten, ihre segmentale Lokalisation jedoch Hinweise auf betroffene Organe.

2. Head'sche Zonen

= hyperalgetische Hautzonen bei akuten inneren Erkrankungen, dem Dermatom-Schema entsprechend, evtl. in Verbindung mit hyperalgetischen Maximalpunkten (s. S. 183), wobei paarig angelegte und mittelständige Organe ihre Zonen beidseitig projizieren, einseitig liegende Organe an der jeweiligen Körperseite.

3. Mackenzie-Zonen

= hyperalgetische Muskelzonen, eventuell mit muskulären Maximalpunkten (s. S. 205). Mackenzie-Zonen können paravertebral bei akuten inneren Erkrankungen auftreten, da sich hier Dermatome und Myotome anatomisch weitgehend decken. Ansonsten treten sie im Spätstadium innerer Erkrankungen auf und wurden früher fälschlicherweise als «Rheumatoide» bezeichnet.

Literatur

1 Dicke, E., Schliack, H., Wolff, A.: Bindegewebsmassage. Stuttgart 1982.
2 Hamann, A., u. a.: Massage in Bild und Wort, 3. Auflage. Stuttgart 1980.
3 Head, H.: Die Sensibilitätsstörungen der Haut bei Visceralerkrankungen. Berlin 1898.
4 Scheidt, W.: Die Bindegewebsmassage nach Leube-Dicke im Spiegel der Leitwerklehre. Hamburg 1953.
5 Schliack, H.: Segmentprobleme. Stuttgart 1966.
6 Teirich-Leube, H.: Grundriß der Bindegewebsmassage, 10. Auflage. Stuttgart 1983.

Die Unterwasserdruckstrahlmassage

Eine Massage mit der technisch armierten Hand

Geschichte der Unterwasserdruckstrahlmassage

Es wurde bereits anfangs beschrieben, daß verschiedene Handgriffe der sogenannten «klassischen Massage» seit mehreren tausend Jahren bekannt sind. Auch die Nutzung der Heilbehandlung durch Quellen und andere balneologische Maßnahmen geht in die Frühzeit menschlicher Kulturen zurück. Interessant ist, daß aus der Badekultur der Römer Thermen bekannt sind, die man als Vorlaufer einer Unterwasserdruckstrahlmassage bezeichnen konnte. Auch anderen Kulturepochen vergangener Jahrhunderte sind Hinweise zu entnehmen, daß manuelle Massagen teilweise auch in warmem Wasser durchgeführt wurden.
In den 20-er Jahren unseres Jahrhunderts wurde dann der natürliche Druck von Thermalquellen mit Hilfe von Schlauchverbindungen für Therapiemaßnahmen am Patienten genutzt. 1928 entwickelte der Diplom-Ingenieur Trautwein auf Anregung des Freiburger Chirurgen Professor Rehn eine Anlage, aus der die heutige Unterwasserdruckstrahlmassage entwickelt wurde. Bei dieser Apparatur wurde das zur Druckstrahltherapie nötige Wasser über ein Pumpenaggregat aus einer Wanne durch Umwälzverfahren entnommen. Dadurch konnte die Wassertemperatur in der Wanne konstant gehalten werden. Durch unterschiedliche Düsenöffnungen und Wasserdruckstrahlvariationen konnten differenzierte Tiefenwirkungen erzielt werden. Neben Professor Rehn werden auch dem Münchener Internisten Professor *Böhm* Verdienste um die Aufnahme der Unterwasserdruckstrahlmassage in das physiotherapeutische Repertoire zugeschrieben.

Definition

Unter «Unterwasserdruckstrahlmassage» (Uwa) versteht man die großflächige Behandlung der Körperdecke und Muskulatur in Spezialwannen mit Hilfe eines regulierbaren Düsen-Druckstrahles unter Ausnutzung der Wassertemperatur und des Auftriebes des Wassers sowie unter Berücksichtigung des hydrostatischen Druckes zu Heilzwecken.

Prinzip und Technik

Neben der Temperatur und dem Auftrieb des Wassers, der nach dem Gesetz des Archimedes zur Verringerung des Körpergewichtes und damit zur Erleichterung von Körperbewegungen führt, spielt die Anwendung des Wasserdruckstrahles die entscheidende Rolle. Dieser Druckstrahl kann unter therapeutischen Gesichtspunkten von 0,5 bis 3 Atü (1 Atü = 1 kg/cm^2) variiert werden. Im Rahmen von Sportmassagen können mit speziellen Düsen auch höhere Drucke bis zu 4 Atü verwendet werden.
Technisch liegt der Unterwasserdruckstrahlmassage ein Wasserumwälzverfahren zugrunde. Bei diesem Verfahren wird durch ein Pumpenaggregat, das eine Leistung von etwa 5–6 Atü erbringt, das erforderliche Wasser aus der Wanne angesaugt und über ein Druckregelventil durch einen Massageschlauch gepreßt. Die Pumpleistung beträgt ca. 200 l/min. Der Wasserstrahl wird unter der Wasseroberfläche auf den im Wasser liegenden Patienten gerichtet. Das freie Schlauchende ist mit auswechselbaren Düsen verschiedener Querschnitte versehen. Die Temperatur des Massagedruckstrahles entspricht im allgemeinen der des Wannenwassers, ist aber beliebig regulierbar. Bei

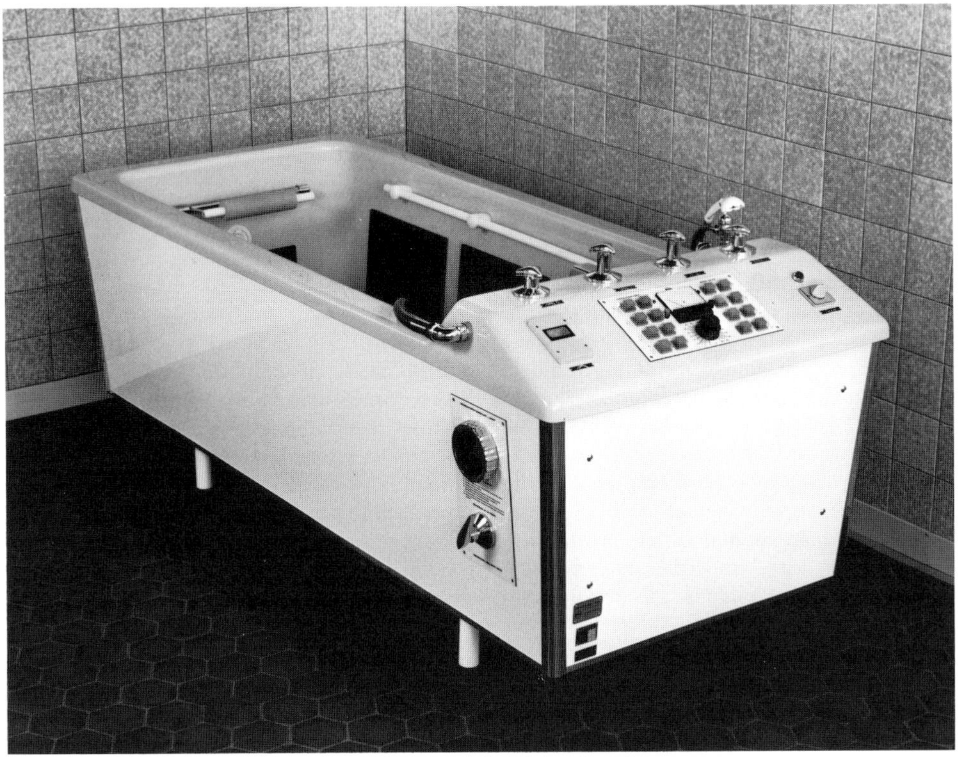

Abbildung 261: Unterwasserdruckstrahlmassage-Anlage, hier kombiniert mit elektrogalvanischem Vollbad (Stangerbad). Die Wanne verfügt über eine säurebeständige Kunststoffverkleidung und über die erforderlichen Schalt- und Bedienungseinrichtungen wie
1 Wannenfüllarmatur und Handbrause
1 Druckregulierungseinrichtung
1 Strahlüberwärmungseinrichtung
1 Temperiereinrichtung
1 Luftperlmassageeinrichtung
1 Manometer, 1 Thermometer
1 Anschluß für Massageschlauch
1 Ein-Ausschalter für Pumpenmotor
1 Hochdruck-Massageschlauch mit Gewinde, sowie 1 Satz Massagedüsen mit unterschiedlichen Öffnungen, evtl. mit Rotationsdüse

Erforderliches Zubehör:
Wanneneinsteigetreppe
Verstellbare Fußstütze
Verstellbarer Lagerungsgurt zum Einhängen in die seitlichen Haltestangen

Anwendung wärmeren Druckstrahlwassers empfiehlt sich der Einbau einer Temperiergabel in der Wanne, um bei höherer Erwärmung des Badewassers über diese Gabel eine Kühlung durch Kaltwasserzuführung erreichen zu können, da größere Temperaturerhöhungen eine vermehrte Kreislaufbelastung des Patienten darstellen. Die Wanne selbst sollte 500–700 l Wasserinhalt haben, um dem Patienten auch räumlich eine völlige körperliche Entspannung zu gewährleisten.

Der Auftreffwinkel des Behandlungsstrahles auf die Körperdecke ist variabel. Er sollte anfangs 45 Grad, später maximal 90 Grad betragen. Der Abstand der Düse zum Körper wird im allgemeinen ca. handbreit (8–10 cm) sein. Die Behandlungszeit beträgt zehn bis zwanzig Minuten. Nach der Behandlung ist eine Ruhezeit von etwa dreißig Minuten erforderlich. Diese angegebenen Werte stellen Richtwerte dar, die im einzelnen je nach Befund und Therapieverlauf variiert werden können. Schon bei Anwendung mit geringen Druckwerten lassen sich bei entsprechender Düsenwahl schonende und schmerzlose Auflockerungen in tieferen Gewebeschichten erreichen.

Druckregulierung

Die genaue Dosierung des Druckes ist für die Therapie besonders wichtig. Hierbei muß berücksichtigt werden, daß der auf dem Manometer angezeigte Druck nicht der gleiche ist, der auf den Körper auftrifft. Je weiter der Abstand der Düse vom Körper entfernt ist, umso stärker wird der Druck durch den Wasserwiderstand gebremst. Der Therapeut hat auch zu beachten, daß bei Einschalten des Druckregelventils mit einem Rückstoßeffekt zu rechnen ist, der durch festes Halten des Massageschlauches bzw. der Düse aufzufangen ist.

Düsendurchmesser

Der Düsenquerschnitt beträgt normalerweise 4–12 mm und ist in einem Standardsatz von 4, 6, 8, 10 und 12 mm enthalten. Kleinere Düsenquerschnitte haben zwar eine größere Tiefenwirkung, können aber durch das entstehende Schneidegefühl zu einer Anspannung der Muskulatur führen und die Tiefenwirkung dadurch einschränken.
Durch größere Düsenquerschnitte wird eine flächige Massagewirkung erzielt und in Verbindung mit der Wassertemperatur eine maximale Muskelentspannung und Tiefenwirkung erreicht. Es ist selbstverständlich, daß die Dosierung des Wasserdruckstrahles für den Erfolg der Behandlung von Bedeutung ist und somit auch bei der Verabfolgung der Unterwasserdruckstrahlmassage Erfahrung und Einfühlungsvermögen des Therapeuten eine wesentliche Rolle spielen.

Düsenarten

Neben den Standarddüsen mit den angegebenen unterschiedlichen Düsenöffnungen können auch verschiedene Spezialdüsen Anwendung finden, die ebenfalls auf den Gewindestutzen des Schlauches aufgeschraubt werden können. Bei intensiven Sportmassagen wird gern eine Rotationsdüse verwendet. Diese Düse besitzt Bohrungen von verschiedener Größe, die wechselweise den Wasserstrahl freigeben. Je nach Abstand und Auftreffwinkel auf die Körperdecke können unterschiedliche Wirkungen erreicht werden. (s. Abb. 263 a) Zur Erzielung eines weichen breitflächigen Massagestrahles werden Brause- oder Weichstrahldüsen u. a. eingesetzt (s. Abb. 263 b). Allen Düsen kann über ein besonderes Ventil auch Luft beigemischt werden, um einen Sprudeleffekt und damit eine sogenannte «Mikromassage» zu erreichen. Bindegewebige Züge unter Wasser, wie sie im Abschnitt «Bindegewebsmassage» mit allen Vorbehalten Erwähnung finden, können mit Hilfe von

Behandlung der unteren Extremitäten einschließlich der Glutäen in Bauchlage

Nach Beendigung der Behandlung in Rückenlage nimmt der Patient die Bauchlage ein, wobei der Kopf zur Seite gedreht ist. Falls die Bauchlage nicht möglich ist, nimmt der Patient eine leichte Seitenlage ein. (Chronologische Numerierung der Behandlungsmaßnahmen 14–18, Abb. 268).

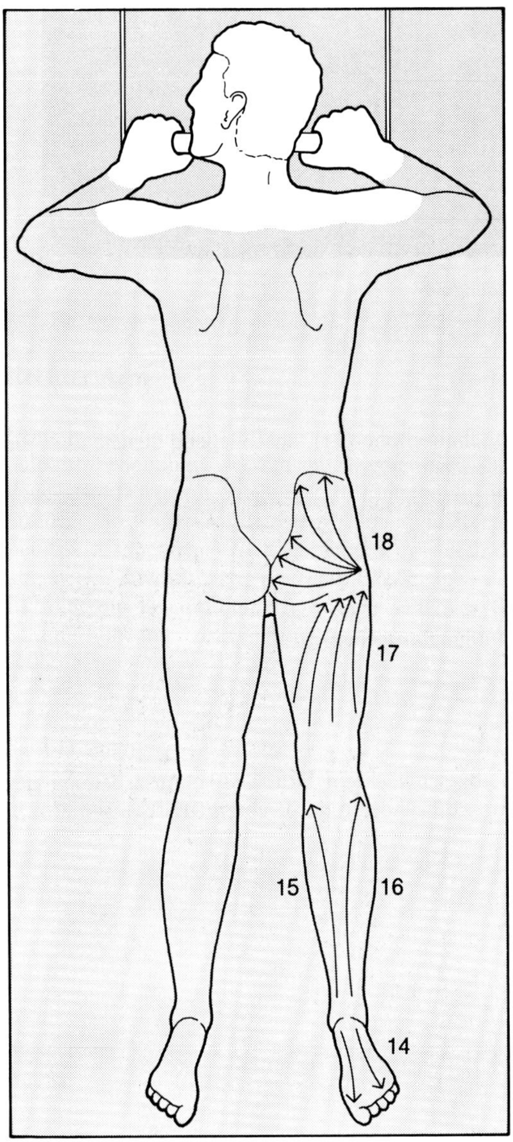

Abbildung 268: Schematischer Behandlungsablauf der unteren Extremitäten in Bauchlage

Rechtes Bein

Ausarbeitung der Fußsohle von der Ferse bis zu den Zehen (14).
Unterschenkel: Mediale Seite von distal nach proximal mit Ausarbeitung der Umgebung der Achillessehne, Abgang über dem medialen Kopf des M. gastrocnemius (15).
Die laterale Seite wird wie die mediale Seite behandelt. Der Abgang erfolgt über dem lateralen Kopf des M. gastrocnemius etwa am Fibula-Köpfchen. Die Kniekehle wird ausgelassen und gegebenenfalls durch die Hand des Therapeuten einschl. des Fibulaköpfchens abgedeckt (16).
Oberschenkel: Strichführung lateral beginnend, in Längsrichtung des Oberschenkels langsam nach medial wandernd, Abgang über der Glutaealfalte zum Trochanter major. Die Analfalte wird durch die Hand des Therapeuten geschützt (17).

Linkes Bein

Behandlung wie rechtes Bein.

Rechter Glutaeus

Strichführung fächerförmig vom Trochanter major zum Beckenkamm, dann vom Trochanter schräg zum Kreuzbeinseitenrand und anschließend vom Trochanter quer in Richtung Analfalte, wobei diese unbedingt ausgelassen werden muß (18).

Linker Glutaeus

Behandlung wie rechter Glutaeus. (s. Abb. 269)

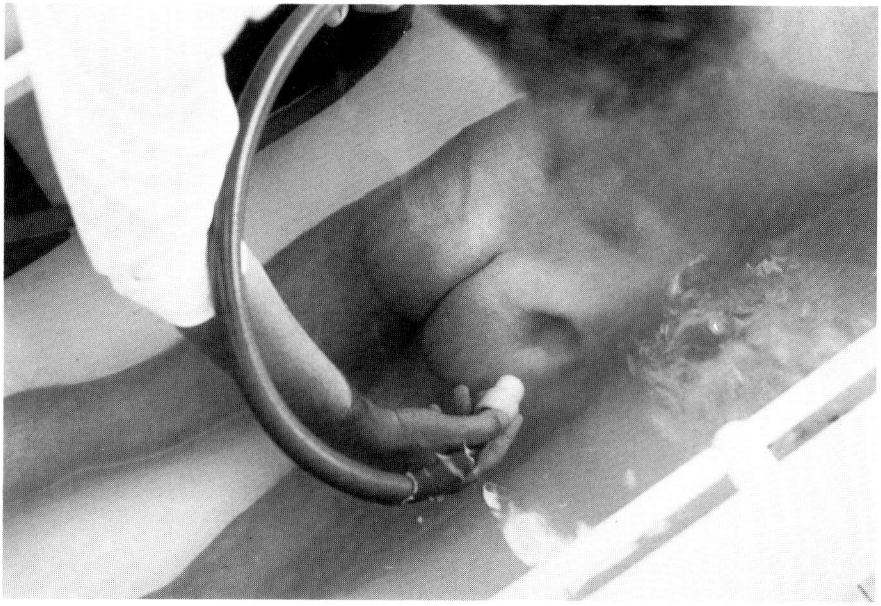

Abbildung 269

Behandlung des Rückens in Seitlage

Rechte Rückenseite

Lagerung: Der Patient liegt in leichter rechter Seitenlage.
Strichführung vom Beckenkamm paravertebral zum oberen Trapeziusrand Zug für Zug langsam nach lateral wandernd, dann Abgang an der hinteren Axillarfalte (19). (s. Abb. 270 u. 271)

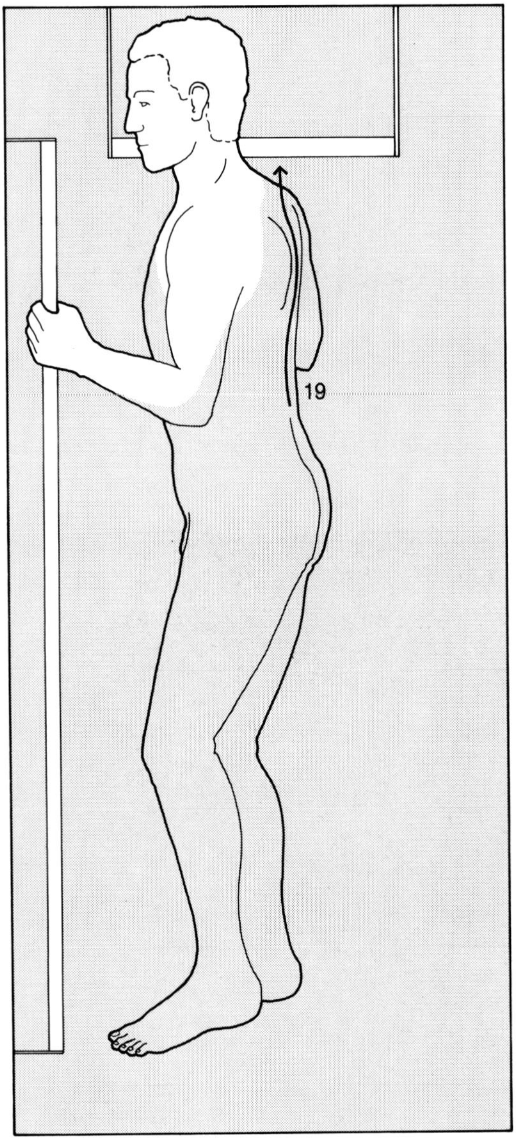

Abbildung 270: Schematischer Behandlungsablauf des Rückens in Seitenlage

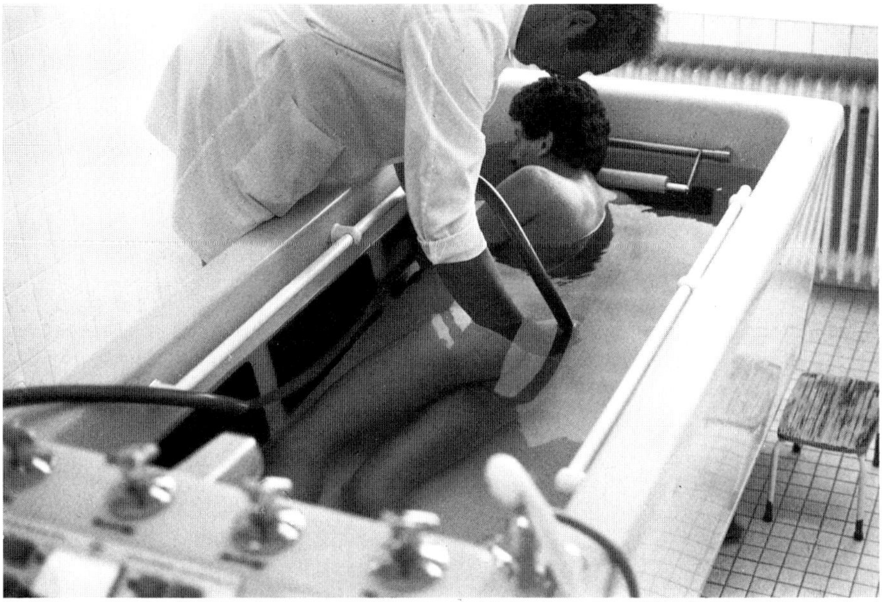

Abbildung 271

Linke Rückenseite

Lagerung: Der Patient liegt in leichter linker Seitenlage, die Behandlung erfolgt wie bei der rechten Seite beschrieben. (s. Abb. 272)

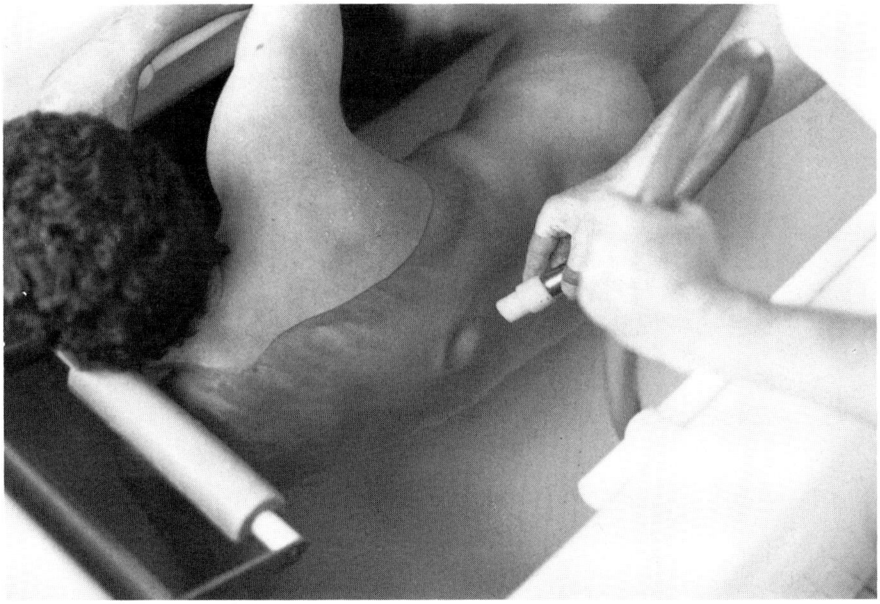

Abbildung 272

Behandlung des Nacken-Schulterbereiches in Sitzposition

Lagerung: Der Patient rutscht in Rückenlage bis an das Fußende der Wanne, stützt sich dort mit den Füßen ab, umfaßt mit beiden Händen den Handlauf der Wanne und richtet den Oberkörper in einer Schräglage auf. Der Therapeut fixiert mit der freien Hand den Hinterkopf des Patienten und beginnt die Behandlung im rechten Nacken-Schulterbereich. Die Strichführung erfolgt vom Nacken (oberer HWS-Bereich) über den oberen Trapeziusrand in Richtung Schulterhöhe, anschließend vom Nacken (unterer HWS-Bereich) über die Obergrätengrube zur hinteren Achselfalte, auslaufend am hinteren Deltarand (20).
Anschließend erfolgt die Behandlung der linken Seite. (s. Abb. 273 u. 274)
Anzumerken ist, daß der Nackenbereich technisch nur unvollkommen behandelt werden kann, da eine manuelle Abstützung des Patienten vom Therapeuten im Nacken- und Hinterkopfbereich zu erfolgen hat.

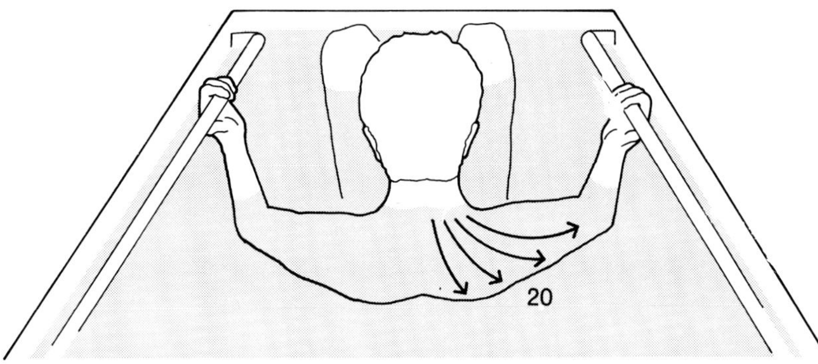

Abbildung 273: Schematischer Behandlungsablauf des Nackens und der Schulter am sitzenden Patienten

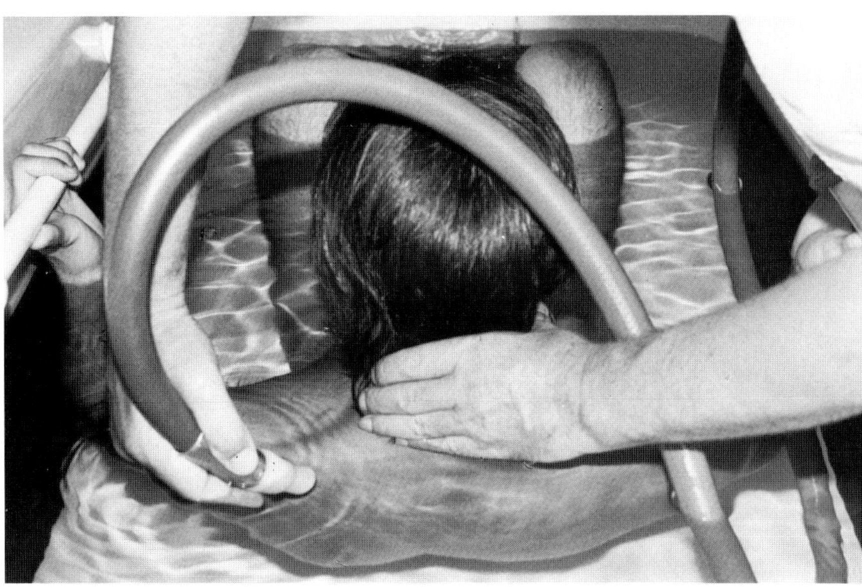

Abbildung 274

Zum Abschluß der Unterwassermassagebehandlung wird zur Entspannung der sogenannte Sprudeleffekt durchgeführt. dabei wird in Rückenlage des Patienten der Wasserstrahl vom unteren Ende der Wanne knapp unterhalb der Wasserfläche über den Patienten geführt. Nach der Unterwassermassagebehandlung verläßt der Patient bei ablaufendem Wasser die Wanne (s. Kreislaufeffekt, Seite 282) trocknet sich ab und soll ca. eine halbe Stunde zugedeckt Nachruhe einhalten.
Die Unterwasserdruckstrahlmassage ist im allgemeinen eine Ganzkörperbehandlung, wobei jedoch bei besonderen Indikationen die Hauptintensität der Behandlung auf das jeweilige Krankheitsbild gelegt werden muß. So wird z. B. bei einer akuten Lumbalgie die Anfangs- und Endphase der Behandlung abgekürzt und eine mindestens zehn-minütige Rücken-Glutaeus-Behandlung durchgeführt.

Register